Margit Wölfhuber 30.8.2002

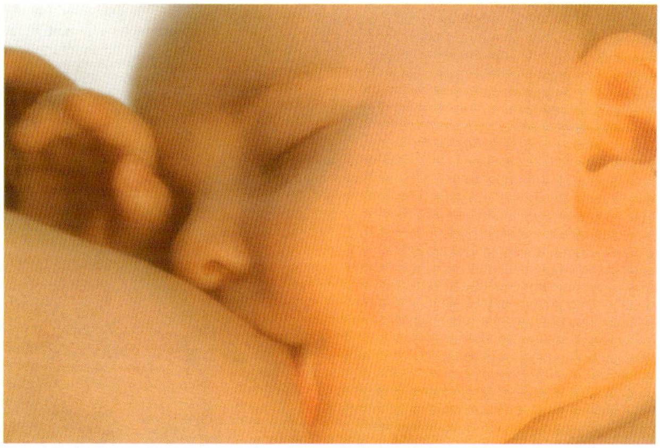

MÁRTA GUÓTH-GUMBERGER
ELIZABETH HORMANN

Stillen

Rat und praktische Hilfe für alle Phasen der Stillzeit

Viel Spaß beim Lesen

Birgit

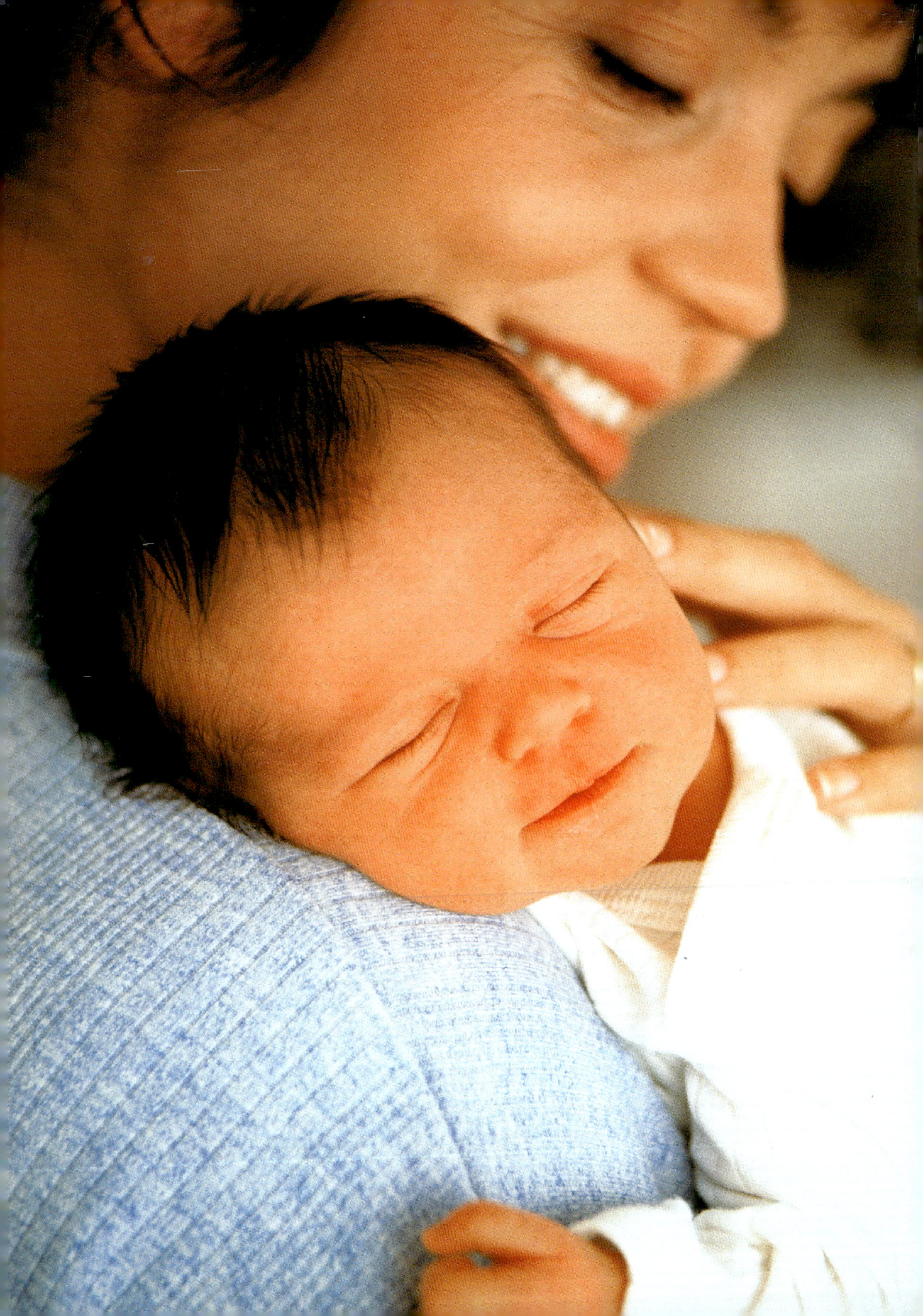

Liebe Leserin, lieber Leser,

wenn Ihr Baby an der Brust saugt, stillt es damit sowohl seinen Hunger nach Nahrung als auch sein Bedürfnis nach Liebe und Geborgenheit. Das Verlangen eines Babys, gestillt zu werden, ist ein grundlegendes menschliches Bedürfnis. Auch Ihr Wunsch als Mutter zu stillen, das Baby an Ihrer Brust zu nähren, ist natürlich und entspringt einer tiefen menschlichen Sehnsucht, die Sie mit vielen anderen Müttern teilen. Bei einigen Frauen wächst dieser Wunsch erst allmählich.

Viele praktische Fragen zum Stillen beschäftigen Mütter in der Schwangerschaft und vor allem nach der Geburt. In diesem Buch finden Sie ausführliche Beschreibungen und Lösungsvorschläge für zahlreiche Fragen. Sie können sich bereits vorab über das Stillen informieren oder Kapitel für Kapitel nachlesen, was Sie in den einzelnen Phasen der Stillzeit erwartet.

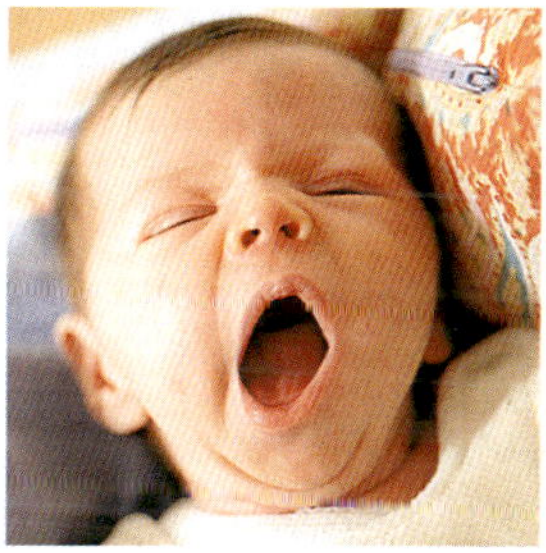

Ein guter Stillbeginn in den ersten Stunden und in der Wochenbettzeit erleichtert die folgenden Monate entscheidend, und Sie erfahren, worauf es dabei besonders ankommt. Wie können Sie Ihr Baby so anlegen, dass es gut saugt, viel Milch bekommt und es für Sie angenehm ist? Wie häufig und wie lang trinkt ein Baby? Wie können Sie mit Schwierigkeiten umgehen? Was ist wichtig, bis das Stillen ausklingt?

In jeder Phase steht die Beziehung zwischen Ihnen und Ihrem Kind an erster Stelle. Auch wenn es nicht so läuft, wie Sie es sich erträumt haben, lesen Sie von vielen Möglichkeiten, die Bindung zu Ihrem Baby zu fördern.

Wenn in diesem Buch von Ärzten, Heilpraktikern und Laktationsberaterinnen die Rede ist, meinen wir damit selbstverständlich immer beide Geschlechter.

Wir wünschen Ihnen, dass die Stillzeit für Sie eine Bereicherung wird.

Márta Guóth-Gumberger **Elizabeth Hormann**

Inhalt

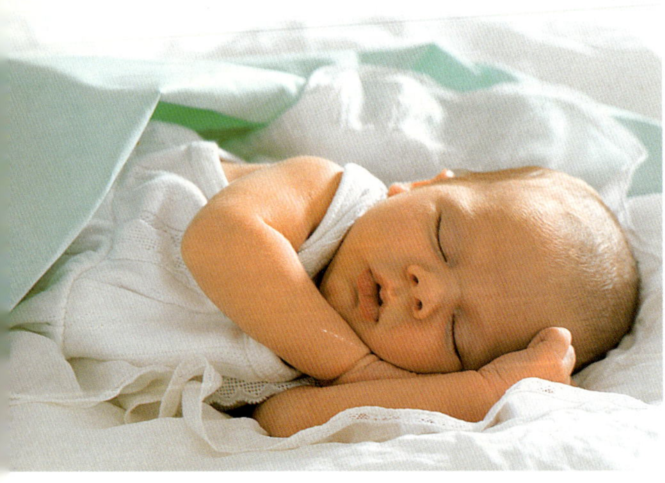

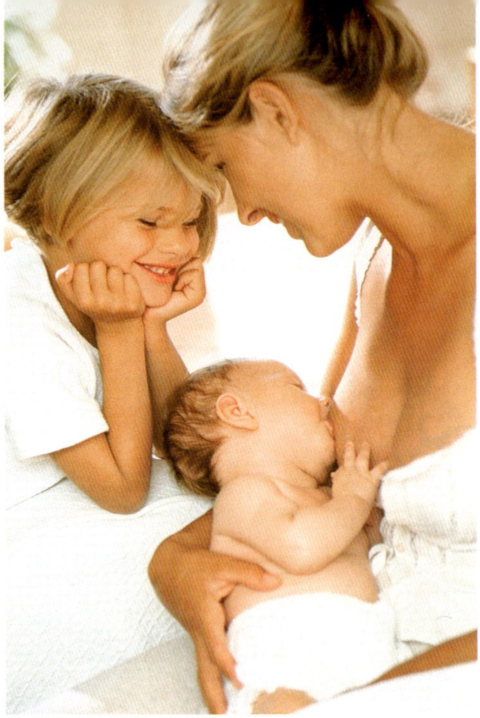

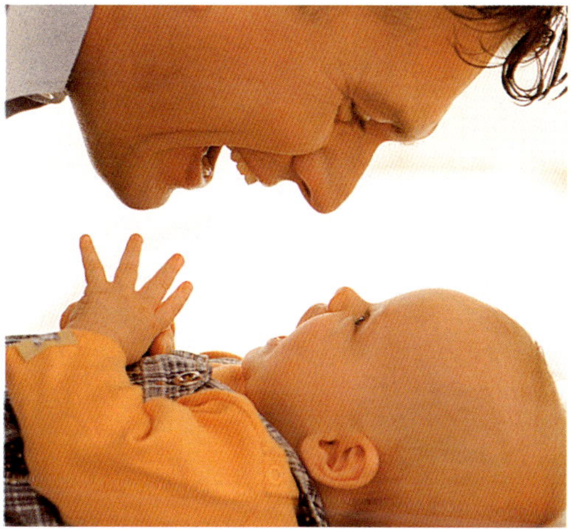

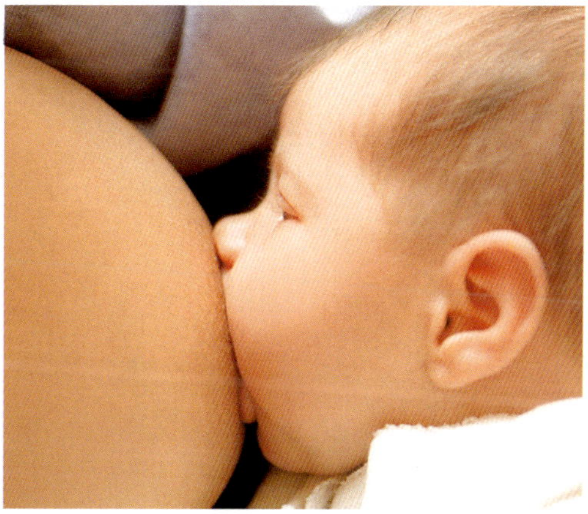

Inhalt

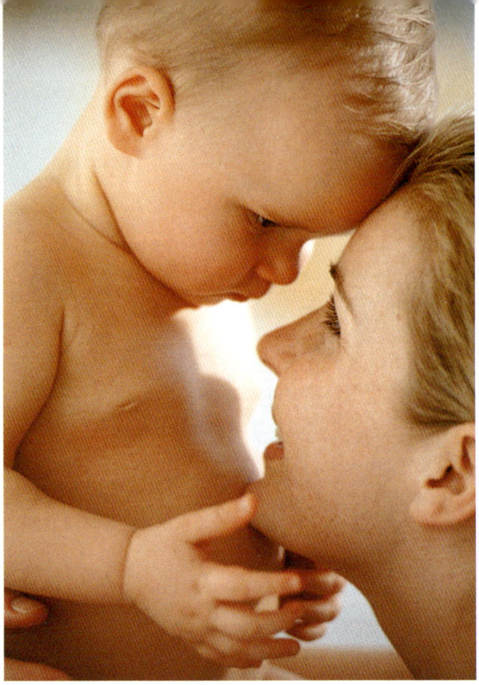

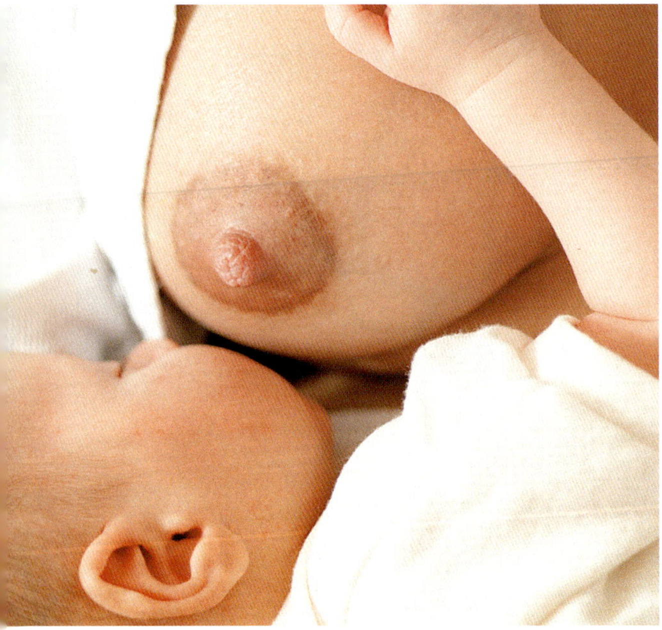

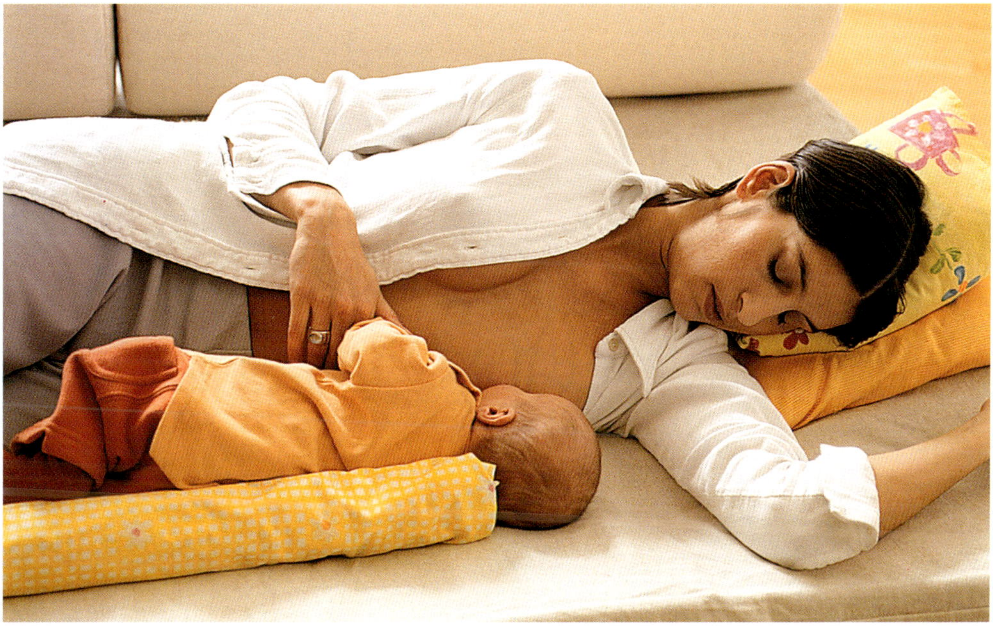

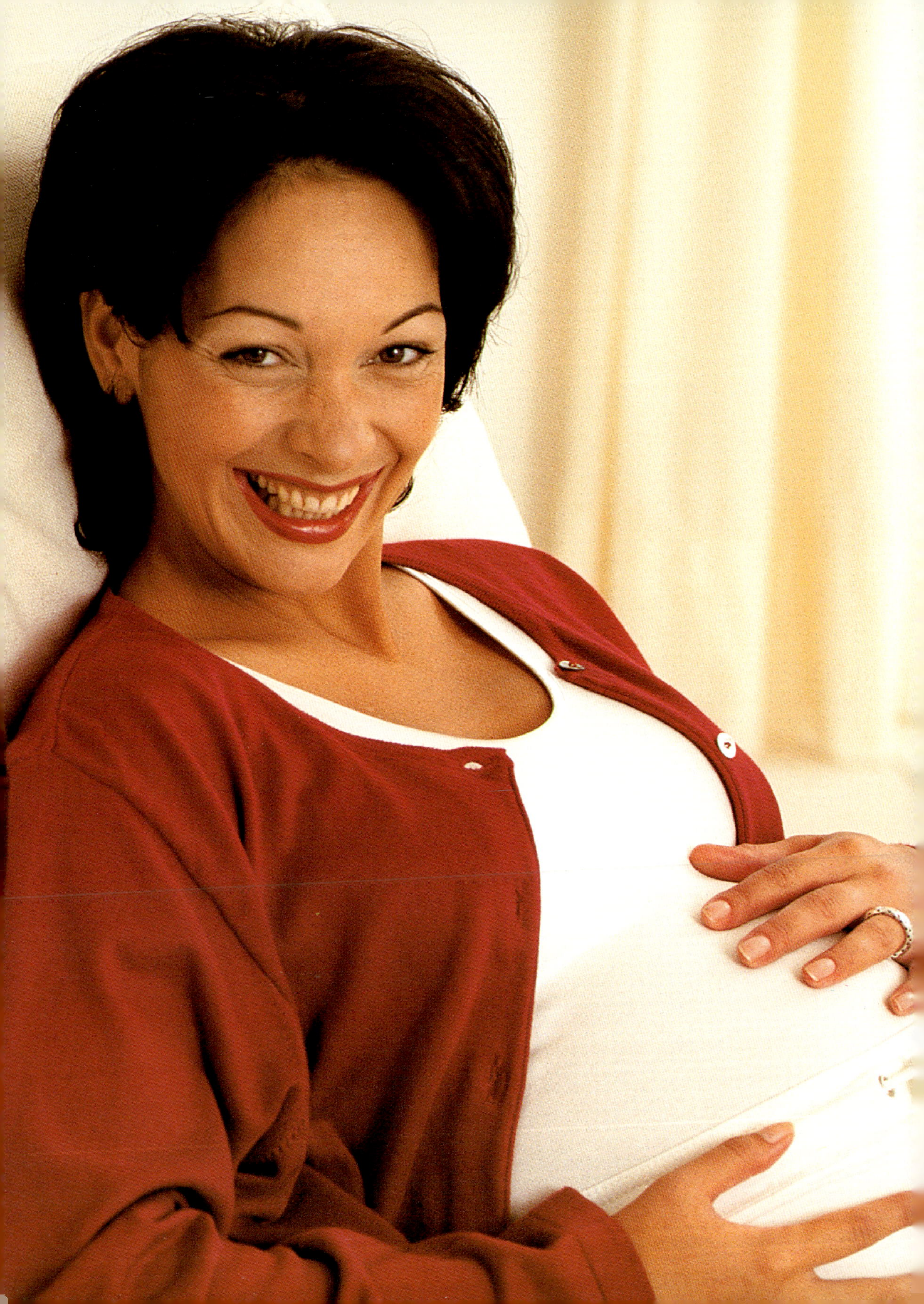

Ein Geschenk fürs Leben

Ihr Baby zu stillen ist ein kostbares Geschenk – für das Kind, für Sie als Mutter und für die ganze Familie.

Durch die Geburt verhelfen Sie Ihrem Kind zum Leben, mit dem Stillen geben Sie ihm Nahrung und Geborgenheit. Ihr Körper und das aktive Saugen des Babys bewirken gemeinsam, dass Ihr Baby die wertvolle Muttermilch bekommt.

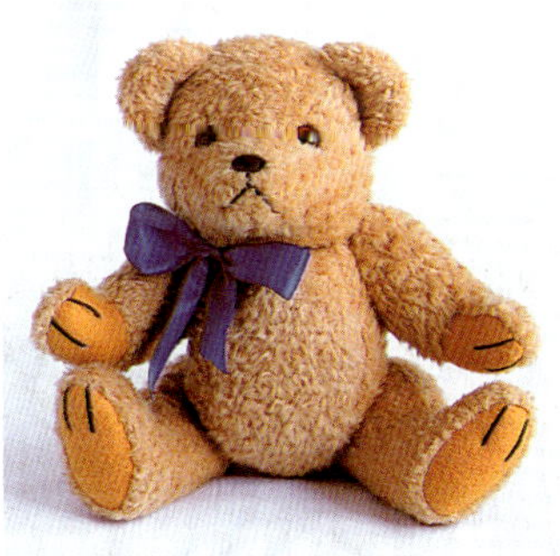

Das Stillen entfaltet seine positiven Wirkungen nicht nur in der Babyzeit, sondern hat auch langfristige Folgen für Ihre eigene Gesundheit und die Ihres Kindes. Außerdem knüpft es ein enges Band zwischen Ihnen und Ihrem Kind. Mit dem Stillen hat die Natur die Ernährung des Babys und die Erfüllung seiner grundlegenden seelischen Bedürfnisse in wunderbarer Weise kombiniert.

Was geschieht beim Stillen?

Stillen ist eine fein abgestimmte Wechselbeziehung zwischen Mutter und Kind. Die Brust bildet Muttermilch und das Baby entleert sie. Dabei spielen sowohl der weibliche Körper als auch das Saugen des Kindes eine gleichermaßen wichtige Rolle.
Die spätere Fähigkeit einer Frau, ein Baby zu stillen, wird bereits im Mutterleib veranlagt. Der weibliche Embryo verfügt schon über Milchleisten, aus denen später Milchgänge und Brustwarzen entstehen. Während der Kindheit ruhen diese Anlagen.
In der Pubertät bemerken die Mädchen das allmähliche Wachstum ihrer Brüste. In dieser Zeit verzweigen sich die Milchgänge und das Drüsengewebe fängt an zu wachsen. Ab der ersten monatlichen Regelblutung entwickelt sich das Drüsengewebe bei jedem Zyklus aufgrund des hormonellen Einflusses weiter.

Die Schwangerschaft bereitet auch auf das Stillen vor

Wachstum und Spezialisierung des Drüsengewebes bereiten die Brust auf das Stillen vor.

Viele Frauen beobachten als erstes Anzeichen einer Schwangerschaft deutliche Veränderungen ihrer Brüste: Das Drüsengewebe wächst und bereitet sich auf die Milchbildung vor. Dies geschieht durch einen erhöhten Spiegel des Milchbildungshormons Prolaktin. Während der Schwangerschaft verhindern die Plazentahormone (Östrogen und Progesteron) fast vollständig, dass Ihr Körper jetzt schon Milch bildet.
Äußerlich bemerken Sie, dass die Brüste größer, schwerer und meist auch empfindlicher werden. Das wachsende Drüsengewebe verdrängt einen Teil des Fettgewebes. Die Brustwarzenhöfe verfärben sich dunkler, damit das Baby sie später besser erkennen kann. Manchmal verändert sich auch die Form der Brustwarzen etwas. Bei manchen Frauen ist als Zeichen einer besseren Durchblutung eine stärkere Venenzeichnung zu erkennen.

Je häufiger und wirkungsvoller das Kind saugt, desto mehr Milch fließt.

Nach der Geburt stellt sich der Hormonhaushalt innerhalb kürzester Zeit um, ausgelöst vor allem durch die Geburt der Plazenta. Das Milchbildungshormon Prolaktin kommt jetzt voll zur Geltung, es spielt die entscheidende Rolle bei der Milchbildung. In der ersten Zeit wird sie in erster Linie durch die Hormone gesteuert. Danach aber bestimmt das Saugen des Babys, wie gut die Milchbildung in Gang kommt und ob sie aufrechterhalten wird.

Das Kunstwerk Brust

Sobald Ihre Brust Milch bildet, erkennen Sie auf Ihren Brustwarzen winzige Öffnungen: die Mündungen der Milchgänge. Diese weiten sich hinter der Brustwarze zu den Milchseen, in denen Milch gespeichert wird. Dahinter werden die Milchgänge wieder hauchdünn. An jedem dieser Gänge hängt ein Drüsenlappen, der wie ein Baum aufgebaut ist. Die Milchgänge verzweigen sich. Gruppen von Milchbläschen hängen traubenförmig an ihren Ästen. Diese bilden das Drüsengewebe. Jedes Bläschen hat innen einen Hohlraum, in dem sich die Milch sammelt. Seine Wand besteht aus milchbildenden Zellen, die dem Blut Wasser und alle zur Milchbildung nötigen Stoffe entnehmen. Daher werden die Milchbläschen von zahlreichen ganz feinen Blutgefäßen versorgt. Außen sind die Milchbläschen korbartig von winzigen, länglichen Muskelzellen überzogen. Wenn diese sich zusammenziehen, entleert sich die Milch in die Milchgänge.

Im Inneren der Brustwarze befindet sich eine Ringmuskulatur. Bei äußeren Reizen zieht sie sich zusammen und die Brustwarze richtet sich auf, was dem Baby das Fassen erleichtert.

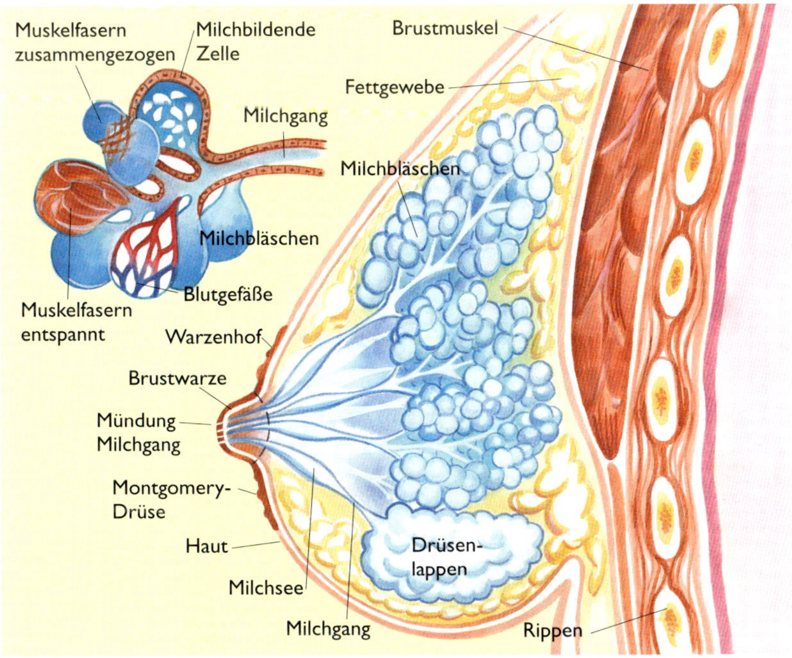

Der Aufbau der weiblichen Brust: Sie ist dazu geschaffen, ein Baby zu ernähren.

Zusätzlich zu den Milchgängen und den Blutgefäßen befinden sich in der weiblichen Brust ein System von Lymphgefäßen und ein dichtes Nervennetz. Die meisten Nerven sind im Bereich der Brustwarze und des Warzenhofes angesiedelt. An der Oberfläche des Warzenhofes liegen die Montgomery-Drüsen, die ein leicht antiseptisches und schützendes Gleitmittel absondern.

Das Drüsengewebe wird von Frau zu Frau mit unterschiedlich viel Fettgewebe umhüllt. Das Fettgewebe ist hauptsächlich für die äußere Größe der Brust verantwortlich, daher besteht kein Zusammenhang zwischen der Größe der Brust und der Fähigkeit, Milch zu bilden.

Das Baby wirkt aktiv mit

Mit der Milchbildung allein ist es nicht getan. Das Stillen ist eine Wechselbeziehung zwischen Mutter und Kind. Nur wenn das Baby an der Brust saugt, wird genügend Milch gebildet.

Mehr über das Saugen des Babys **→ Seite 36 ff.**

Ein Baby, das die Brust gut erfasst hat und wirkungsvoll saugt, hat die Brustwarze und zusätzlich viel Brustgewebe im Mund. Seine Kieferleisten drücken auf die Milchseen. Das hat zur Folge, dass die Milch nicht mehr zurück in die winzigen Milchgänge, sondern nach außen, in den Mund des Babys gedrückt wird. Wenn sich der Druck der Kieferleisten lockert, weiten sich die Milchseen und saugen neue Milch aus den Milchgängen, bis diese wieder gefüllt sind. Dieser Vorgang wiederholt sich rhythmisch. Hat sich im Mund des Babys genügend Milch angesammelt, wird der Schluckreflex ausgelöst.

Der Milchspendereflex

Das Milchspendehormon löst angenehme Gefühle aus und verstärkt die Bindung zum Kind.

Die Milchbildung und das Saugen des Babys sind auf beeindruckende Weise miteinander gekoppelt. Die Berührungsreize an Brustwarze, Warzenhof und Brustgewebe werden über Nervenbahnen zum mütterlichen Gehirn geleitet und bewirken dort die Ausschüttung des Milchbildungshormons Prolaktin sowie des Milchspendehormons Oxytozin. Über die Blutbahnen gelangen diese beiden Stillhormone in die Brustdrüse.

Prolaktin aktiviert die milchbildenden Zellen der Milchbläschen. Zusätzlich wirkt es entspannend und macht die Mutter mitunter etwas schläfrig. Prolaktin wird auch als Mütterlichkeitshormon bezeichnet, weil es Gefühle des Umsorgens und Beschützens weckt. Zudem hebt es ihre Frustrationstoleranz und macht sie gelassener.

Etwa eine Minute nach Beginn des Saugens schüttet Ihr Körper Oxytozin aus, wodurch der Milchspendereflex ausgelöst wird. Innerhalb einer Stillmahlzeit kann es mehrere Milchspendereflexe geben. Dabei ziehen sich die feinen Muskelfasern um die Milchbläschen zusammen und drücken die Milch in die Milchgänge. Aufgrund des Milchspendereflexes wird zusätzlich zu der oben beschriebenen Entleerung durch das Baby aktiv Milch in die Milchgänge und Milchseen befördert – manchmal fließt sogar etwas Milch spontan aus der Brust.

Manche Mütter nehmen den Milchspendereflex nicht wahr, andere spüren ein Kribbeln oder einen kurzen Schmerz. Der Milchspendereflex kann bis zu einem gewissen Grad konditioniert oder eingeübt werden, zum Beispiel, indem Sie an Ihr Baby denken, durch seinen Geruch, seinen Anblick oder die Vorstellung von fließender Milch.

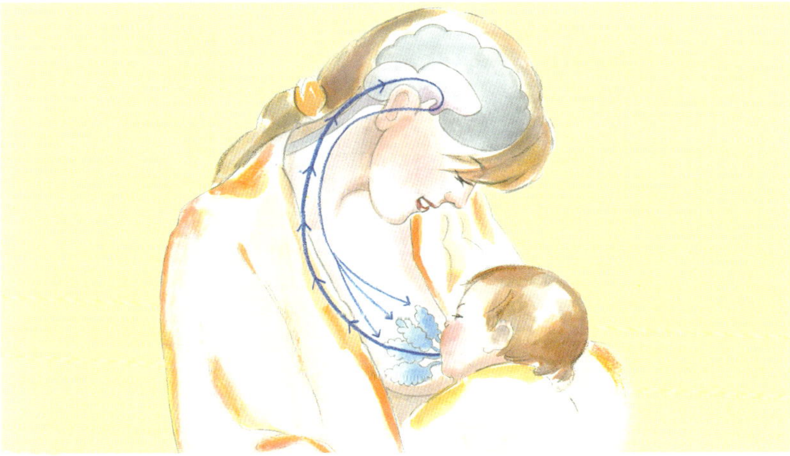

Nervenbahnen übertragen den Saugreiz zum Gehirn. Dort werden die Stillhormone ausgeschüttet und gelangen über die Blutbahnen zur Brust.

Neben dem Auslösen des Milchspendereflexes hat Oxytozin noch weitere wichtige Funktionen: Während der Geburt sorgt es dafür, dass sich die Gebärmuttermuskeln zusammenziehen, und nach der Geburt trägt es entscheidend zur schnelleren Rückbildung der Gebärmutter bei. In der ersten Zeit spürt die Mutter beim Stillen deutliche Gebärmutterkontraktionen.

Während der Stillzeit bildet Ihr Körper laufend Milch: Tag und Nacht. Wenn das Baby gerade nicht trinkt, sammelt sich die Milch in den Milchbläschen, Milchgängen und Milchseen an. Das Speichervolumen ist allerdings begrenzt und von Frau zu Frau recht unterschiedlich. Zwischen den einzelnen Mahlzeiten vergrößert sich die Brust nur minimal, das heißt, dass ein beträchtlicher Teil der Muttermilch erst während des Stillens gebildet wird.

Angebot und Nachfrage

Ihr Körper bildet immer genau so viel Milch, wie gerade gebraucht wird – für das neugeborene, ältere oder sich abstillende Baby, aber auch für Zwillinge.

Durch sein Saugen reguliert das Baby die Ausschüttung der Hormone und damit die Milchbildung. Wenn es häufig gestillt wird, steigt der Prolaktinspiegel und damit die Milchbildung an. Dieser fein abgestimmte Regelkreis bewirkt, dass die Milchbildung nach Angebot und Nachfrage geregelt wird: Je häufiger und intensiver das Baby saugt, desto mehr Milch fließt und umgekehrt! Dies gilt sowohl für den Tagesablauf als auch für die gesamte Stillzeit.

Die Bedeutung des Stillens

Das Stillen dient nicht nur der Ernährung des Babys, es hat auch eine wichtige Bedeutung für die Mutter und die ganze Familie; nicht zu vergessen die Entlastung der Umwelt: Stillen spart Rohstoffe.

Muttermilch – die optimale Nahrung

Das Baby braucht eine Nahrung, die das schnelle Wachstum des Gehirns und des Körpers ermöglicht und vor Krankheiten schützt – die Milch seiner Mutter.

Muttermilch ist als Nahrung für einen Säugling einzigartig. Das menschliche Baby wird im Vergleich zu einem Tierbaby in einem ziemlich unreifen Zustand geboren. Es kann weder stehen noch gehen und ist auf die liebevolle Pflege seiner Eltern angewiesen. Die ersten Monate sind gekennzeichnet vom schnellen Wachstum des Gehirns, aber auch des gesamten Körpers. In dieser Zeit macht das Kind enorme Lernschritte. Tierbabys dagegen müssen schon bald nach der Geburt selbstständig sein, bereits stehen und laufen, da ihre Eltern sie nicht in der Art versorgen, wie menschliche Eltern das mit ihrem Nachwuchs tun. Entsprechend brauchen Tierbabys Nährstoffe für einen schnellen Muskel- und Knochenaufbau; an die Entwicklung des Gehirns werden dagegen weit geringere Anforderungen gestellt. Die Milch für ein menschliches Baby oder auch für ein Tierbaby ist an deren jeweilige Erfordernisse angepasst. Die Bestandteile der menschlichen Muttermilch ermöglichen dem Baby das optimale Wachstum seines Gehirns und des gesamten Körpers.

Die Zusammensetzung der Muttermilch

Wegen des hohen Wasseranteils der Muttermilch benötigt das Baby keinerlei zusätzliche Flüssigkeit.

Muttermilch besteht zu 88 Prozent aus Wasser. Sie reguliert sowohl den Wasser- als auch den Nährstoffhaushalt des Säuglings. Ein Baby braucht sehr viel Wasser für seine Temperaturregelung, als Baustoff sowie als Lösungs- und Transportmittel für andere Stoffe.

Daneben enthält Muttermilch eine Vielzahl anderer lebenswichtiger Bestandteile, nämlich Fette, Kohlenhydrate, Eiweiße, Nichteiweißstickstoffe, Vitamine, Mineralstoffe, Spurenelemente und Zellen. Insgesamt sind bisher mehrere Hundert verschiedene Bestandteile der Muttermilch nachgewiesen worden und die Forschung liefert laufend neue Erkenntnisse. All diese Bestandteile tragen auf ihre Weise zur Entwicklung des kindlichen Gehirns und des zentralen Nervensystems bei, insbesondere der Milchzuckeranteil der Kohlenhydrate, die mehrfach ungesättigten Fettsäuren und die Aminosäuren. Andere Stoffe bewirken den Aufbau einer optimalen Darmflora. Die vorhandenen Eiweiße dienen nicht nur als Baustoffe für das Wachstum des Kindes, sondern enthalten auch Immunglobuline, Enzyme und Hormone. Arteigene Eiweiße, Vitamine und Zellen sind entscheidend an der Infektabwehr beteiligt. Die Muttermilch liefert dem Baby wichtige Abwehrstoffe in regelmäßigen Dosen, während sein eigenes Immunsystem langsam reift. Vitamine, Mineralstoffe und Spurenelemente kommen in geringen bis winzigen Mengen vor, erfüllen aber jeweils eine wesentliche Funktion im kindlichen Organismus. Ein Tropfen Muttermilch enthält etwa 4 000 lebendige Zellen. Manche ähneln den Zellen im Blut, andere fressen Bakterien, und wieder andere transportieren Immunglobuline, die als Antikörper wirken. Die Zusammensetzung der Muttermilch ist nicht immer gleich, sondern verändert sich. Die Neugeborenenmilch, das Kolostrum, enthält beispielsweise mehr Eiweiße und damit auch mehr Abwehrstoffe, mehr Mineralstoffe und mehr fettlösliche Vitamine, dafür aber weniger Fett und Kohlenhydrate als die reife Muttermilch. Im Laufe der ersten zwei Wochen geht die Neugeborenenmilch in die reife Frauenmilch über.

In den ersten Tagen wird das Kolostrum, die Neugeborenenmilch, gebildet. Sie enthält viele Abwehrstoffe und schützt Ihr Baby vor Krankheiten.

Auch innerhalb einer Mahlzeit variiert die Zusammensetzung: Am Anfang enthält die Muttermilch mehr Milchzucker, am Ende mehr Fett.

Muttermilch ist eine lebendige Flüssigkeit, die im Organismus des Babys biologische Reaktionen hervorruft. Muttermilchersatzprodukte können zwar die Zusammensetzung der wesentlichsten Bestandteile nachahmen, aber nie lebende und im Organismus bioaktiv wirkende Stoffe enthalten. Die wertvolle Muttermilch kann einzig und allein die Brust einer Frau bilden.

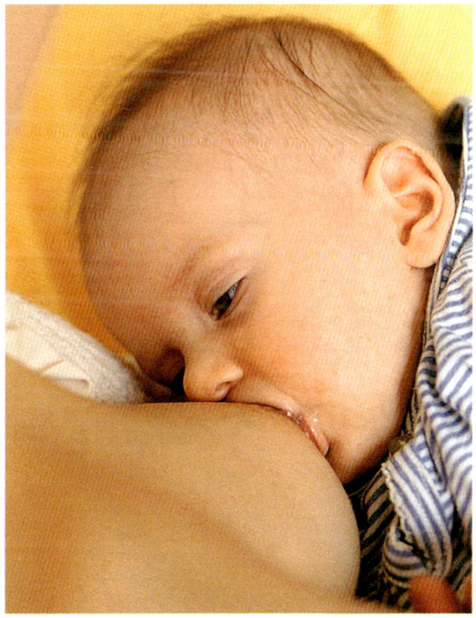

Stillen schenkt Mutter und Kind nicht nur viel Freude, sondern es hat auch zahlreiche positive Auswirkungen.

Die Auswirkungen des Stillens

Stillen hat viele wesentliche Vorteile, und zwar für Mutter und Kind. Die Neugeborenenmilch, das Kolostrum, kleidet als erste Nahrung den kindlichen Darm von innen aus und erschwert damit das Eindringen von Keimen und allergieauslösenden Stoffen. Das Baby wird optimal mit Flüssigkeit und leicht verdaulichen Nährstoffen versorgt. Sie stehen immer in der richtigen Temperatur, Menge und Zusammensetzung zur Verfügung und sind frei von Verunreinigungen. Leber und Niere des Kindes werden durch den geringen Eiweiß- und Mineralstoffgehalt entlastet.

Muttermilch schützt vor Krankheiten

Durch Muttermilchernährung gesündere Babys benötigen weniger medizinische Behandlung.

Häufiges Stillen im Wochenbett reduziert das Risiko einer Neugeborenengelbsucht. Voll gestillte Kinder leiden durch den einzigartigen Immunschutz der Muttermilch unter anderem deutlich weniger an Durchfallerkrankungen, Atemwegsinfekten, Mittelohrentzündungen und Harnwegsinfekten und werden nicht so oft ins Krankenhaus eingewiesen. Allergien – wenn sie überhaupt vorkommen – brechen seltener, später oder in abgeschwächter Form aus. Auch späteres Übergewicht, Diabetes und einige Krebsformen treten bei diesen Kindern deutlich seltener auf.

Stillen fördert die Entwicklung des Kindes

Mehr über die Auswirkungen längeren Stillens **→ Seite 166 ff.**

Das Stillen fördert die innige Beziehung zwischen Mutter und Kind.

Die positiven Auswirkungen auf das Kind reichen weit über die Stillzeit hinaus. Das Saugen an der Brust begünstigt die Entwicklung des gesamten Mundbereiches. Es bewirkt ein Gleichgewicht der Muskelkräfte und führt dazu, dass die Knochen optimal weiterwachsen und sich in der richtigen Form verfestigen. Eine durch das Stillen trainierte Mundmuskulatur unterstützt das Sprechenlernen. Außerdem wirkt sich das Saugen an der Brust positiv auf die Stellung der bleibenden Zähne aus. Eine logopädische Behandlung ist bei gestillten Kindern seltener erforderlich. Der regelmäßige Seitenwechsel beim Stillen trägt zudem zur Entwicklung der Auge-Hand-Koordination bei. Neuere Forschungen deuten darauf hin, dass die intellektuelle Entwicklung durch das Stillen positiv beeinflusst wird.

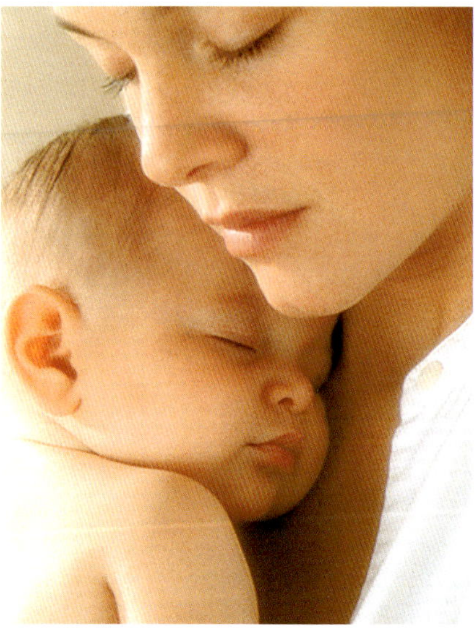

Zahlreiche Vorteile auch für die Mutter

Stillen tut auch der Mutter gut. Die Stillhormone fördern die Rückbildung der Gebärmutter, reduzieren die Blutungsgefahr nach der Geburt und verzögern meist das Eintreten der Regelblutung, was viele Mütter ebenfalls als großen Vorteil empfinden. Außerdem wirken sie sich insgesamt beruhigend auf die Gefühle der Mutter aus. Der zusätzliche Kalorienverbrauch durch das Stillen erleichtert zudem die Gewichtsabnahme nach der Geburt. Darüber hinaus verringert sich das Risiko, in späteren Jahren an Osteoporose, Brust- oder Eierstockkrebs zu erkranken.

Ein Kind zu stillen ist praktisch und macht unabhängig. Auch die Geldersparnis ist beträchtlich: in einem halben Jahr etwa 1 200 DM.

Eine befriedigende Stillzeit stärkt das weibliche Selbstbewusstsein und erleichtert es der Mutter, sich in ihre neue Rolle einzuleben. Mütter, die ihr Baby stillen, entlasten die Umwelt. Sämtliche Rohstoffe und Energie für die Muttermilch trägt die Mutter in sich.

Stillen stärkt die Mutter-Kind-Bindung

Für seine psychische Entwicklung braucht ein Baby vor allem viel Körper- und Augenkontakt und eine feste Bezugsperson. Stillen bringt dies fast automatisch mit sich und auch die unerfahrene Mutter wächst dadurch leichter und schneller in ihre neue Rolle hinein. Es fördert in wunderbarer Weise die Bindung und Verständigung zwischen Mutter und Kind. Nicht zuletzt schenkt das Stillen unzähligen Müttern angenehme Gefühle und viel Freude.

! Wichtig

Auch wenn Sie Ihr Baby mit der Flasche ernähren, können Sie die Bindung zu Ihrem Kind durch Körperkontakt und liebevolle Verständigung stärken. Sie müssen nur aktiv daran denken, denn es läuft nicht so automatisch ab wie beim Stillen.

Mehr zum Thema Nähe und Flaschenernährung → Seite 160 f.

Hat Stillen auch Nachteile?

Wenn Mütter gefragt werden, ob das Stillen eines Kindes für sie Nachteile mit sich bringt, sind unterschiedliche Meinungen zu hören. Die einen finden das Stillen sehr praktisch und genießen es in vollen Zügen. Andere äußern, dass sie sich angebunden fühlen. Stillen geht mit einer engen Mutter-Kind-Bindung einher, und manche Frauen empfinden diese große Nähe, den ständigen Einsatz des eigenen Körpers und die alleinige Verantwortung für das Gedeihen des Kindes als große Herausforderung und Belastung, vor allem in der ersten Zeit. Genauer betrachtet ist aber gerade die anfängliche Intensität beim Stillen sinnvoll, um dem Baby eine stabile psychische und körperliche Entwicklung zu ermöglichen.

Da Muttermilch leicht verdaulich ist, trinken gestillte Babys im Tagesablauf meist öfter als flaschenernährte, was einige Mütter als Nachteil empfinden. Dabei darf aber nicht übersehen werden, dass es deutlich aufwändiger und zeitintensiver ist, Flaschennahrung herzurichten als ein Baby zu stillen. Vor allem nachts sind die meisten Mütter froh, wenn sie nicht aufstehen müssen, um ein Fläschchen zuzubereiten.

Stillen ist nicht aufwändiger als Flaschenernährung – ganz im Gegenteil.

Stillvorbereitung in der Schwangerschaft

Sie können sich bereits während der Schwangerschaft nicht nur auf die Geburt, sondern auch auf das Stillen vorbereiten. Dabei geht es vor allem um die geistige Einstimmung auf die Zeit nach der Geburt.

Tipp

Daneben können Sie sich mit einigen wenigen praktischen Veränderungen im Haushalt wesentliche Erleichterungen für die spätere Stillzeit schaffen.

In Gedanken beim Stillen

Ihr Körper bereitet sich während der Schwangerschaft von selbst auf die Stillzeit vor.

Stillvorbereitung spielt sich nicht äußerlich an der Brust, sondern im Kopf und im Herzen ab. Beim Stillen hängt vieles von der inneren Haltung ab, diese wiederum ist geprägt von Ihren bisherigen Erfahrungen und Erlebnissen. Vielleicht spüren Sie eine vorsichtige Erwartung oder Sehnsucht nach dem Stillen oder Sie freuen sich einfach auf diese Erfahrung mit Ihrem Kind.

Wenn Sie stillende Mütter bisher vor allem ausgeglichen und zufrieden erlebt haben, ist Ihre Einstellung zum Stillen vermutlich auch eher positiv. Bei manchen Müttern werden Sie das Gefühl haben: »Ja, so würde ich es auch gerne machen.« Pflegen Sie den Kontakt zu diesen Müttern und tauschen Sie sich mit ihnen aus.

Gleichzeitig werden Sie möglicherweise mit weniger positiven Stillberichten konfrontiert, die Sie zweifeln lassen. Versuchen Sie, sich durch die negativen Erfahrungen anderer Mütter nicht verunsichern zu lassen. Der Großteil der Mütter erlebt einen unkomplizierten Stillbeginn. Die meisten Schwierigkeiten lassen sich vermeiden beziehungsweise, sollten sie auftreten, durch rechtzeitige Unterstützung lösen.

Vielleicht haben Sie gemischte Gefühle, wenn Sie an das Stillen denken. Doch das Stillen ist nur ein Teil des Mutterseins. Als Mutter sind Sie nicht nur für die Ernährung Ihres Kindes verantwortlich, sondern auch für seine tägliche Pflege – sein körperliches und seelisches Wohlbefinden. Je älter Ihr Kind wird, desto mehr gewinnen andere Bereiche neben der Ernährung an Bedeutung. Sie freuen sich auf viele Jahre, in denen Sie Ihr Kind auf seinem Lebensweg begleiten werden. Stillen ist sehr wichtig und ein elementarer Bereich der ersten Zeit, aber es ist nicht der einzige Angelpunkt Ihrer Elternschaft. Mutter zu sein bedeutet mehr als nur Stillen.

Informieren Sie sich schon in der Schwangerschaft

Die körperlichen Voraussetzungen für die Ernährung an der Brust sind Mutter und Baby angeboren – den Ablauf müssen beide erst lernen, denn Stillen ist nicht immer ein intuitiver Vorgang. Mütter, die gleich nach der Geburt ohne jegliche Anlaufschwierigkeiten stillen, haben oft durch entsprechende Stillvorbilder in der Vergangenheit schon unbewusst gelernt.

Die Schwangerschaft ist eine gute Gelegenheit, sich einige grundlegende Informationen über das Stillen anzueignen. Dabei ist es in erster Linie wichtig, dass Sie die Zusammenhänge verstehen und wissen, worauf es beim Stillen vor allem in der ersten Zeit ankommt. Vielleicht besuchen Sie einen Stillvorbereitungskurs, am besten mit Ihrem Partner. Dort erfahren Sie viel Wissenswertes rund um das Stillen. Solche Kurse werden von Laktationsberaterinnen angeboten. Auch Geburtsvorbereitungskurse oder Seminare für werdende Eltern enthalten oft einen Teil, der sich mit dem Stillen beschäftigt.

Mehr über Stillgruppen und Laktationsberaterinnen finden Sie im Service-Teil
→ Seite 179 f.

Auch der Besuch einer Stillgruppe ist bereits in der Schwangerschaft lohnend. So bekommen Sie schon vor der Geburt eine Vorstellung davon, wie Ihr Leben in einigen Monaten vermutlich aussehen wird, und sammeln gleichzeitig viele wertvolle Tipps.

Vorbereitung der Brust – notwendig oder überflüssig?

Ihre Brust verändert sich während der Schwangerschaft und bereitet sich auf die künftige Stillzeit vor. Es ist nicht nötig, dass Sie diesen Prozess mit äußerlichen Maßnahmen unterstützen. Vielmehr genügt es, einige Dinge zu beachten. Werden Sie mit Ihrer Brust etwas vertraut, schauen Sie sich im Spiegel an und bewundern Sie die sichtbaren körperlichen Veränderungen.

Tipp Brust und Brustwarzen brauchen keine äußerliche Vorbereitung auf das Stillen. Entscheidend ist später vor allem das korrekte Anlegen.

Mehr zum Thema richtiges Anlegen
→ Seite 34 ff.

Es tut Ihrer Brust gut, wenn Sie Luft und Sonne (in Maßen) an Ihre Haut lassen. Waschen Sie sie nur mit klarem Wasser. Meiden Sie starke Manipulationen der Brustwarze. Cremen Sie sich gerne ein, dann sparen Sie Brustwarze und Warzenhof aus, um die Funktion der Montgomery-Drüsen nicht zu beeinträchtigen. Bringen Sie weder Sei-

fe noch Alkohol (in Parfüms) auf Brustwarze und Warzenhof, beides trocknet die Haut aus. Starkes Frottieren kann den natürlichen Säuremantel der Haut entfernen, also bitte nicht zu heftig rubbeln!
Auch sollten Sie unbedingt vermeiden, während der Schwangerschaft Milch auszudrücken. Das könnte zu einer unnötigen Entzündung Ihrer Brust führen.
Ob Sie einen BH tragen möchten oder nicht, entscheiden Sie am besten selbst. Das hängt nicht zuletzt von der Größe Ihrer Brust ab. Wenn Sie einen BH tragen, sollte dieser gut sitzen und aus Baumwolle sein. Luftdurchlässige Kleidung ist das Beste für Ihre Brust.
Etwas Vorbereitung und besondere Informationen vorab brauchen Sie nur bei einer Flach- oder Hohlwarze und nach einer vorausgegangenen Brustoperation.

Weitere Informationen zu Hohlwarzen und Brustoperation → Seite 127 f. und 151

Die Auswahl des Geburtsortes im Hinblick auf das Stillen

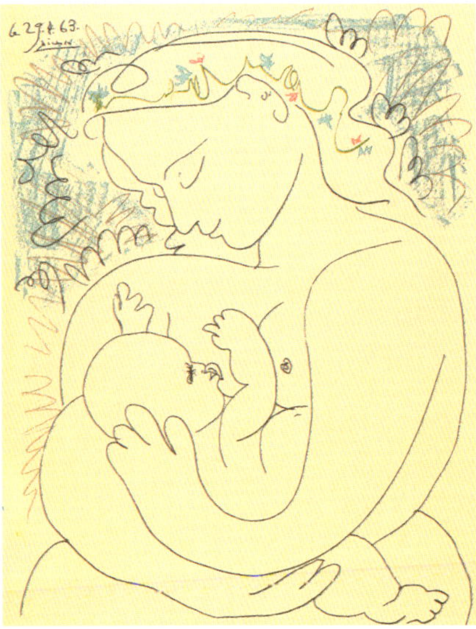

Die Erkennungsplakette der »Initiative Stillfreundliches Krankenhaus«.

Bei der Wahl der Klinik beziehungsweise bei der Entscheidung für eine Entbindung im Geburtshaus oder eine Hausgeburt denken Sie vermutlich in erster Linie an die bevorstehende Geburt. Es ist natürlich, dass Sie in der Schwangerschaft zunächst nur das große Ereignis im Auge haben und die Zeit danach und das Stillen Ihres Babys nicht im Mittelpunkt stehen, weil Sie sich ihrer Bedeutung jetzt nicht bewusst sind.
Bedenken Sie aber, dass die Bedingungen für den Stillbeginn und die Betreuung im Wochenbett für Sie und Ihr Baby ebenfalls sehr wichtig sind. Beides wirkt sich langfristig auf den gesamten Stillverlauf aus. Wenn Sie an einem Informationsabend in einer Geburtsklinik teilnehmen, besuchen Sie nicht nur den Kreißsaal, sondern lassen sich auch die Wochenstation zeigen. Informieren Sie sich über nachstehende Punkte oder besprechen Sie den Stillbeginn mit Ihrer Hebamme. Auch bei einer Hausgeburt und bei einer Entbindung im Geburtshaus ist es wichtig, bereits im Vorfeld über den Stillbeginn zu sprechen.

Tipp Besprechen Sie mit Ihrem Partner oder einer anderen Begleitperson, wie Sie sich den Stillbeginn vorstellen. Diese können mithelfen, dass die äußeren Bedingungen für den Stillbeginn für Sie möglichst günstig sind, und sich dafür einsetzen, dass Ihre Vorstellungen berücksichtigt werden.

Darauf sollten Sie bei der Wahl des Geburtsortes achten

- Wird das Baby nach der Geburt Haut an Haut auf den Bauch der Mutter gelegt und kann es – auch während der Versorgung eines Dammschnittes oder -risses – mindestens eine Stunde lang, besser zwei beziehungsweise bis zum ersten Stillen ununterbrochen dort bleiben?
- Besteht die Möglichkeit, dass das Baby die Brust selbst sucht, beziehungsweise findet das erste Stillen im Entbindungszimmer statt?
- Werden die ersten routinemäßigen Untersuchungen des Babys auf dem Bauch der Mutter durchgeführt oder finden sie erst nach den ersten zwei Stunden beziehungsweise nach dem ersten Stillen statt?
- Werden vor dem ersten Stillen Medikamente in Augen oder Mund des Neugeborenen vermieden?
- Wird das Baby zusammen mit der Mutter, am besten in ihrem Bett, auf die Wochenstation verlegt?
- Gibt es Vorkehrungen, die verhindern, dass das Baby aus dem Bett der Mutter fallen kann (ein Bettgitter, Platz, um das Bett an die Wand zu stellen, oder andere)?
- Gibt es die Möglichkeit zu 24-Stunden-Rooming-in?
- Stehen den Müttern genügend Abstützmöglichkeiten zum Stillen zur Verfügung (Kissen, Stillkissen, Deckenrollen oder andere)?
- Gibt es im Wochenbett ein Erstgespräch und ein Entlassungsgespräch? Wie läuft die Anleitung zum Stillen ab?
- Sind dieselben Schwestern sowohl für die Mutter als auch für das Baby und das Stillen zuständig?
- Wird auf die routinemäßige Gabe von Tee, Wasser oder künstlicher Nahrung verzichtet?
- Sehen Sie viele Babys mit Schnuller?
- Sehen Sie Plakate, Schilder, Artikel, die Firmennamen von Babynahrung tragen, oder schmücken Stillbilder die Station?

Günstige äußere Bedingungen erleichtern den Stillbeginn.

Die Vorbereitung auf das Stillen wird Ihre Vorfreude vertiefen und den Anfang erleichtern. Gelassen können Sie sich auf diese neue Erfahrung einlassen.

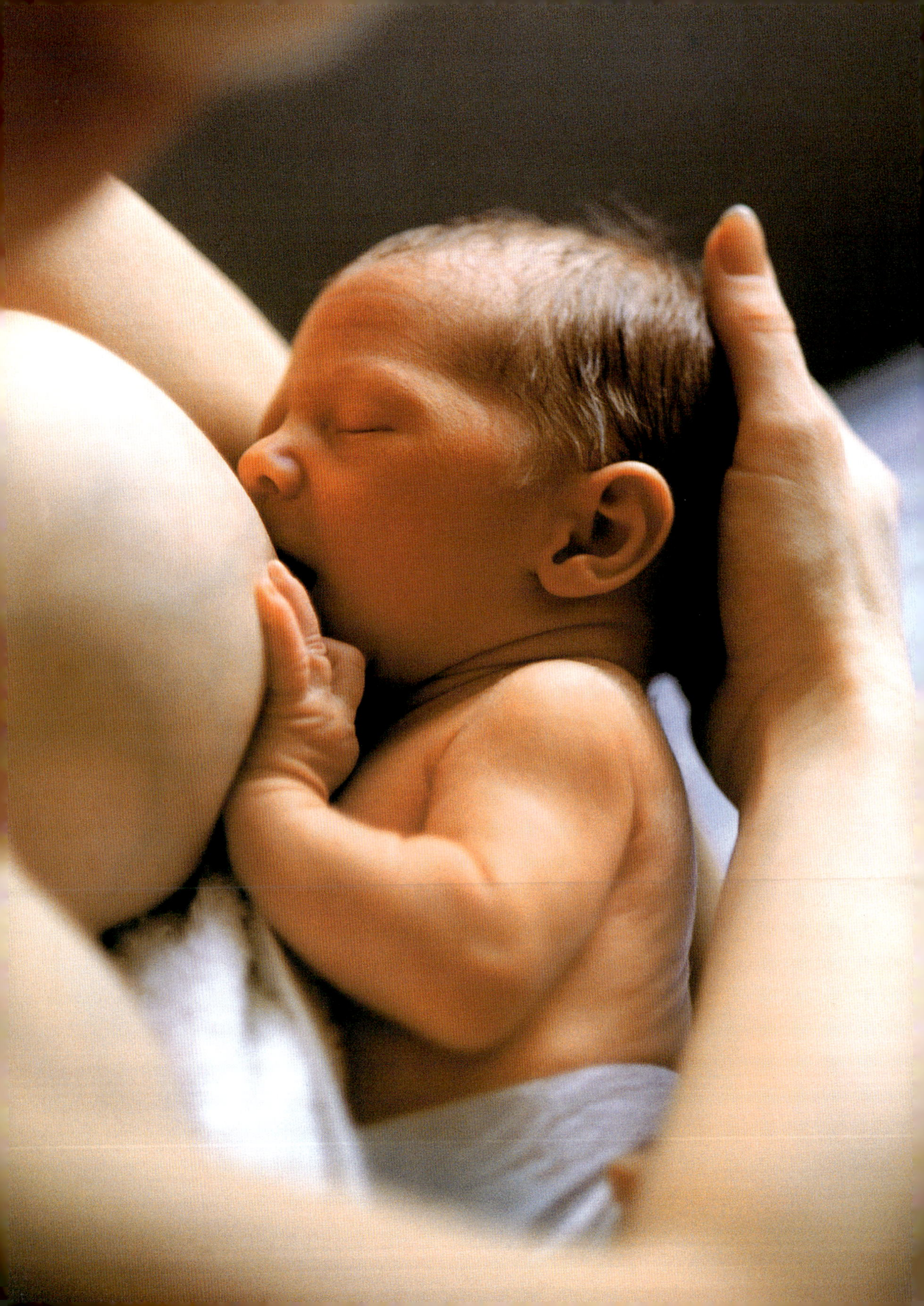

Bereit zum Stillen

In den vergangenen Monaten der Schwangerschaft ist die Beziehung zu Ihrem ungeborenen Kind kontinuierlich gewachsen. Jetzt – nach der Geburt – beginnt eine neue und intensive Phase der inneren Verbundenheit mit Ihrem Kind: Sie lernen einander kennen und verstehen. Die Liebe und eine feine Abstimmung zwischen Ihnen und Ihrem Baby nehmen täglich zu.

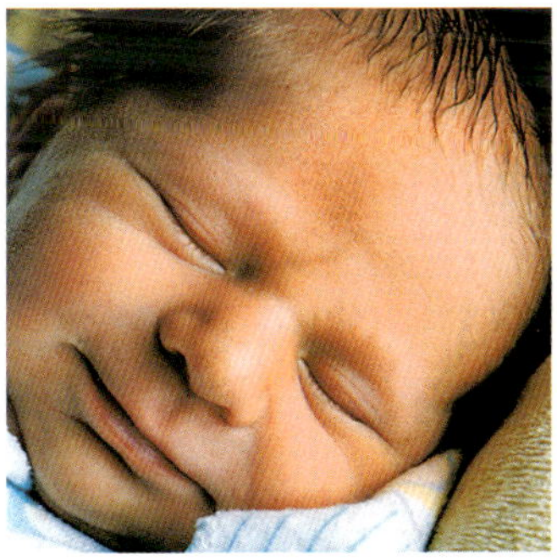

Beim gegenseitigen Kennenlernen spielt das Stillen Ihres Babys eine wichtige Rolle. Es ist eine wunderbare Möglichkeit, die Nähe und Vertrautheit der Schwangerschaft in einer neuen Art und Weise fortzusetzen. Gleichzeitig festigt es die Mutter-Kind-Beziehung und stellt die Gesundheit Ihres Kindes auf stabile Grundlagen. Auch auf Ihr eigenes Wohlbefinden wirkt sich das Stillen positiv aus: Es fördert die Rückbildung der Gebärmutter und macht Sie ruhiger und gelassener.

Die ersten Stunden

Der ungestörte Eltern-Kind-Kontakt nach der Geburt wirkt sich positiv auf die seelische und körperliche Entwicklung des Neugeborenen aus.

Die Liebe und Verbundenheit zwischen Eltern und Kind sind die Grundlage für sein Vertrauen und seine gesunde Entwicklung. Nach der Geburt bauen Sie auf der Bindung auf, die bereits während der Schwangerschaft entstanden ist. Die ersten Stunden sind dabei von besonderer Bedeutung.

Das intensive Sicheinlassen auf Bindung wird mit dem englischen Wort »Bonding« bezeichnet – sich ineinander verlieben, könnte man es auch nennen. Mutter und Kind schauen sich in die Augen, berühren sich, genießen den intensiven Körperkontakt, die Mutter streichelt ihr Baby und spricht mit ihm. Wenn der Vater dabei ist, nimmt er selbstverständlich an dem Prozess teil.

Unmittelbar nach der Geburt sind Mutter und Kind besonders bereit für die Bindung aneinander – vor allem wenn die Geburt ohne größere Komplikationen verlaufen ist. Das erste Stillen kann diese Erfahrung zusätzlich vertiefen.

Nach der Geburt – eine Stunde der Bindung

Die ersten Stunden nach der Geburt sind Stunden der Bindung und des gegenseitigen Kennenlernens. Die äußeren Umstände können diesen Prozess sehr stark beeinflussen.

In der ersten Stunde nach der Geburt braucht die junge Familie vor allem Ruhe und ausreichend Zeit, sich gegenseitig zu »beschnuppern«.

Unmittelbar nach der Geburt wird Ihnen das Baby auf den Bauch gelegt – oder Sie nehmen es selbst in Empfang und legen es sich selbst auf den Bauch: Je nachdem, wie fit Sie sich fühlen. Manche Mütter brauchen nach der Geburt erst etwas Zeit, um sich auf die neue Situation mit dem Baby einzustellen. Noch pulsiert die Nabelschnur. Das Neugeborene liegt – am besten Haut an Haut – auf Ihrem Bauch. Die Hebamme trocknet es sanft mit einem Frotteetuch ab und deckt Sie beide mit einem trockenen Handtuch zu, damit Sie und das Baby nicht frieren. Ihre nackte Haut stellt die erste Fühlungnahme mit der Außenwelt für Ihr Baby dar – eine Fortsetzung des intensiven Körperkontakts in der Gebärmutter. Der direkte Kontakt mit Ihrer Haut hält das Baby warm und verhindert einen Temperaturabfall. Jetzt brauchen Sie Zeit für sich – zu zweit oder zu dritt mit dem Vater oder einer anderen Begleitperson, gedämpftes Licht und ungestörte Ruhe. Eine angenehme Atmosphäre im Kreißsaal kann diese besonderen Stunden unterstützen. Messen und Wiegen können auf später verschoben werden – Ihr Baby wird in den nächsten zwei Stunden weder wachsen noch an Gewicht zulegen.

Das Baby sucht die Brust selbst

Neugeborene haben eine erstaunliche Fähigkeit: Sie sind in der Lage, die Brust ihrer Mutter aus eigenem Antrieb zu suchen und auch zu finden. Mutter und Baby brauchen dazu Zeit und ununterbrochenen Hautkontakt – und Geduld zum Warten. Dieser Ablauf wurde von Ann-Marie Widström und Mitarbeiterinnen zufällig entdeckt und später genauer untersucht.

Unmittelbar nach der Geburt fühlt sich das Baby auf Ihrer Haut am wohlsten. Für die nächsten Minuten befindet es sich in einer Entspannungsphase: Seine Hände sind locker, die Füße bewegen sich nicht, die Augen sind geschlossen, auch der Mund bewegt sich nicht. Streicheln Sie Ihr Baby, sprechen Sie zu ihm und ruhen Sie sich gemeinsam mit ihm aus.

Schon bald wacht das Baby auf. Es macht kleine Bewegungen mit Armen, Beinen und Schultern und versucht bereits, den Kopf zu drehen. Langsam werden seine Bewegungen aktiver. Es stößt sich mit den Beinen ab und beginnt mit dem Mund zu suchen. Angezogen durch den Geruch und Anblick Ihrer Brust und durch Ihre Stimme macht Ihr Baby vielleicht kleine robbende Bewegungen, die einzeln kaum auffallen. Nach einiger Zeit merken Sie aber, dass sich Ihr Baby in eine andere Position manövriert hat – näher an Ihre Brust. Zwischendurch legt es Erholungspausen ein. Die Aktivitäten werden etwas weniger, möglicherweise saugt es an seiner Hand. Bestaunen Sie Ihr Baby und lassen Sie ihm Zeit.

Es kann fast eine Stunde dauern, bis das Neugeborene in der Nähe der Brust angelangt ist. Jetzt lernt es zuerst Ihre Brustwarze und den Warzenhof kennen und berührt beides mit seinen Lippen. Ausgelöst durch einen angeborenen Reflex, sucht Ihr Baby mit dem Mund die Brustwarze, indem es den Kopf hin- und herdreht. Schließlich findet es die Brust, fasst sie mit dem Mund und beginnt zu saugen. Das kann mehrere Minuten in Anspruch nehmen. Unterbrechen Sie das Saugen nicht, sofern es nicht schmerzt. Später lässt Ihr Baby die Brust von selbst los. Etwa zwei Stunden nach der Geburt fallen die meisten Kinder in einen tiefen erholsamen Schlaf.

Ein solches spontanes Suchen der Brust scheint prägend für das Neugeborene zu sein. Die meisten Babys, die die Brust selbst suchen konnten, zeigen auf Dauer beim Stillen ein gutes Saugverhalten.

Wenn Sie während der Entbindung Schmerzmittel erhalten haben, Ihr Baby durch Medikamente, die es nach der Geburt in Mund oder Augen bekommen hat, irritiert ist oder zwischendurch von Ihrem Bauch genommen wurde, kann es sein, dass Ihr Kind die Brust nicht selbst findet. In diesen Fällen braucht es Ihre Hilfe. Sie können Ihr Baby auch später erneut in Hautkontakt die Brust suchen lassen.

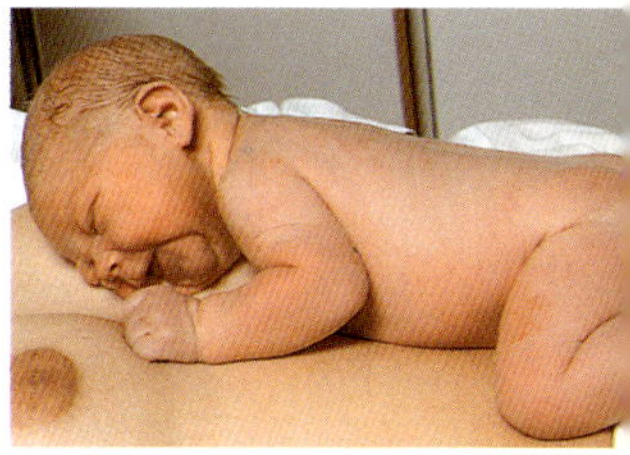

Das Baby kann die Brust nach der Geburt selbst finden – wenn man ihm die Zeit dazu lässt.

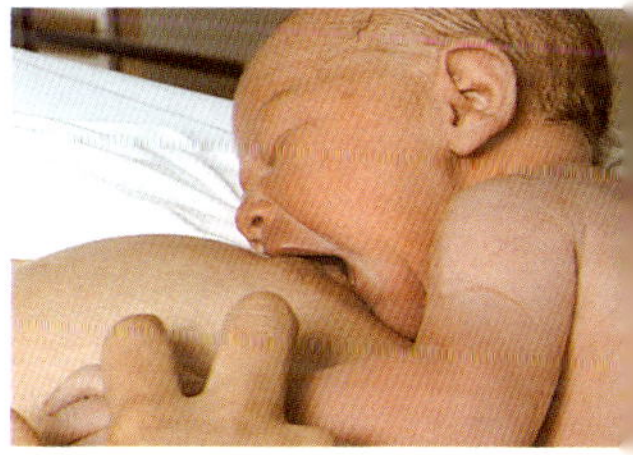

Das Baby ist in die Nähe der Brust gerobbt und sucht die Brustwarze.

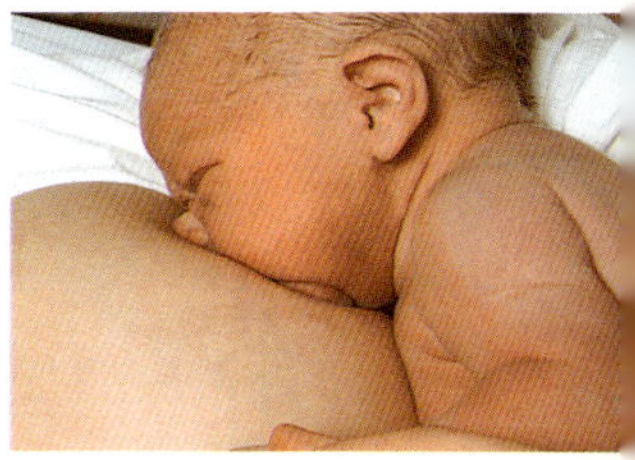

Am Ziel! Eifrig saugt das Baby an der Brust.

Wenn das Baby beim ersten Anlegen Ihre Unterstützung braucht

Wie gehen Sie praktisch vor, wenn Ihr Baby beim ersten Stillen Hilfe braucht? Zunächst ist es wichtig, dass Sie bequem liegen. Möglicherweise brauchen Sie noch ein Kissen im Rücken oder in der Seite. Drehen Sie sich zur Seite und bringen Sie Ihr Baby auf die Höhe der Brust. Beobachten Sie das Neugeborene und lassen Sie sich Zeit. Vielleicht macht es Zeichen und signalisiert Ihnen damit, dass es bereit zum Saugen ist: Es leckt an seiner Lippe oder spontan an Ihrer Brust und möchte sie erkunden. Berühren Sie mit der Brustwarze sanft seinen Mundbereich und warten Sie, bis der Suchreflex ausgelöst wird. Sobald es seinen Mund weit öffnet, ziehen Sie Ihr Baby zur Brust (nicht die Brust zum Baby drücken). Eventuell zeigt Ihr Baby deutlich, dass es noch nicht bereit zum Anlegen ist, indem es zu weinen beginnt, müde wirkt und nicht aktiv wird, wenn Sie mit der Brustwarze seine Unterlippe berühren, oder indem es gar schläft. Dann warten Sie eine Weile ab und versuchen es später noch einmal.
Unterbrechen Sie das Saugen Ihres Babys nur dann, wenn es Ihnen wehtut, und geben Sie ihm eine erneute Chance, an die Brust zu gehen. Genießen Sie dieses erste Stillen, bis Ihr Baby von selbst aufhört zu saugen – und vielleicht einschläft.
Das nächste Anlegen sollte relativ bald erfolgen, spätestens jedoch sechs Stunden nach der Geburt. Scheuen Sie sich nicht, Ihr Baby sanft aufzuwecken, wenn es sich nicht von selbst meldet.

Ihre Hebamme unterstützt Sie beim ersten Stillen.

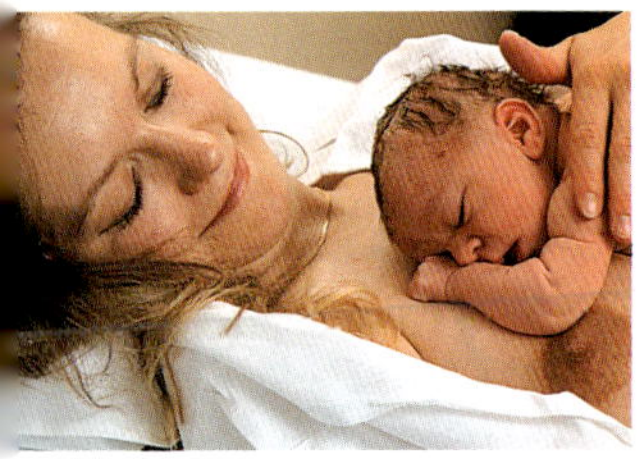

Intensiver Hautkontakt ist prägend für die Bindung zwischen Mutter und Kind.

Die ersten Stunden – das Wichtigste für den Stillbeginn

- In den ersten Stunden ist der intensive Hautkontakt von Mutter und Kind äußerst wichtig. Er sollte nicht unterbrochen werden und für eine, besser zwei Stunden, mindestens aber bis zum ersten Stillen, bestehen bleiben.
- Eventuell notwendige Untersuchungen des Babys können in der Regel auf Ihrem Bauch durchgeführt werden. Es kann auch auf Ihrem Bauch bleiben, wenn ein Dammschnitt oder -riss genäht werden muss.
- Medikamente in Mund oder Augen vor dem ersten Stillen erschweren das erste Anlegen.
- Geben Sie Ihrem Baby Zeit (bis zu einer Stunde), die Brust selbst zu suchen. Aus medizinischen Gründen ist dies manchmal nicht möglich.
- Wenn Ihr Baby innerhalb einer Stunde nicht spontan trinkt, bieten Sie ihm Ihre Hilfe beim Anlegen an (siehe oben).
- Ruhen Sie sich gemeinsam mit Ihrem Baby aus.

Die Möglichkeit für das Bonding in den ersten ein, zwei Stunden und das frühe Stillen wirken sich positiv sowohl auf die folgenden Tage und Wochen als auch langfristig aus: Im Wochenbett wird es Ihnen leichter fallen, mit Ihrem Baby umzugehen. Vieles wird selbstverständlicher, einfacher sein. Meist werden Sie, ohne viel nachzudenken, fühlen, was zu tun ist. Auch das Saugverhalten Ihres Babys wird wahrscheinlich besser sein. In den ersten Stunden entscheidende Weichen zu stellen kann Ihnen später viel Mühe ersparen.

Stillen bald nach der Geburt erleichtert oft die spätere Stillzeit.

Der ausgedehnte Hautkontakt und das Stillen direkt nach der Geburt haben aber auch körperliche Auswirkungen, die durch einschlägige Studien erforscht worden sind: Der Organismus des Neugeborenen kann seine Temperatur besser regeln, sein Blutzuckerspiegel stabilisiert sich, die Darmtätigkeit nimmt zu, und es treten weniger Fälle von Neugeborenengelbsucht auf. Außerdem werden früh angelegte Kinder im Schnitt später länger gestillt. Auch für Sie bringt das frühe Stillen Vorteile: Die Gebärmutter zieht sich immer wieder zusammen, damit wird die Geburt der Plazenta unterstützt.

Stillbeginn im Krankenhaus

In sehr vielen Krankenhäusern werden Sie mittlerweile einen harmonischen Stillbeginn erleben können. Vor fünf Jahren war es noch keine Selbstverständlichkeit, ein Baby bereits im Kreißsaal anzulegen. Heute ist das anders geworden, nicht zuletzt durch die Initiative »stillfreundliches Krankenhaus« des Kinderhilfswerks UNICEF und der Weltgesundheitsorganisation WHO. Fast in allen Kliniken – mit oder ohne das Prädikat »stillfreundlich« – werden Neugeborene nach der Entbindung auf den Bauch der Mutter gelegt. Wie lange sie dort bleiben, wird allerdings unterschiedlich gehandhabt.

Krankenhäuser mit der Auszeichnung »stillfreundlich« schaffen Rahmenbedingungen für eine gute Stillförderung in den ersten Tagen. Das Personal eines stillfreundlichen Krankenhauses hat sich intensiv mit dem Thema Stillen befasst und Sie werden dort aller Wahrscheinlichkeit nach Bedingungen für einen guten Stillbeginn vorfinden. Aber den ersten Schritt, sich auf einen intensiven Stillbeginn einzulassen, müssen Sie in jedem Krankenhaus selbst tun.

Mehr über stillfreundliche Krankenhäuser finden Sie im Service-Teil → Seite 174 f.

Zu Hause oder in einem Geburtshaus das Stillen beginnen

Eine Hausgeburt oder Entbindung in einem Geburtshaus findet in vertrauter beziehungsweise wohnlicher Umgebung statt. Der Einsatz von Medikamenten während und nach der Geburt ist so sparsam wie möglich. In beiden Fällen ist es eine Selbstverständlichkeit, dass Mut-

Mehr zum Thema Unterstützung beim Stillen finden Sie im Service-Teil **→ Seite 179 f.**

ter und Baby nach der Geburt zusammenbleiben. Das bedeutet optimale Bedingungen für die Bindungsphase nach der Geburt und den Stillbeginn. Was in den vorhergehenden Abschnitten gesagt wurde, gilt auch für die Hausgeburt und das Geburtshaus. Sie werden genügend Zeit und Vertrautheit finden, sich kennen zu lernen, wenn möglich Ihr Baby die Brust suchen lassen können, und in Ruhe das erste Mal stillen. Sollten trotzdem besondere Stillfragen auftauchen, scheuen Sie sich nicht, fachkundige Hilfe zu suchen.

Wenn die ersten Stunden anders verlaufen als erträumt

Das Bonding, die Prägung, ist nicht auf die erste Stunde nach der Geburt beschränkt. Die Bindung zwischen Mutter und Kind kann auch mit Verzögerung begonnen werden, wenn äußere Umstände es erfordern.

Vielleicht haben Sie sich vorab informiert, wie wichtig die ersten Stunden und Tage für die Bindung und den Stillbeginn sind und haben sich darauf gefreut. Und dann ist alles anders gekommen. Möglicherweise ist es nach der Geburt wegen medizinischer Maßnahmen recht hektisch zugegangen und Ihr Baby ist von Ihrem Bauch genommen oder sogar verlegt worden. Die Enttäuschung in einer solchen Situation ist berechtigterweise groß. Lassen Sie diese Gefühle zu, und wenn Sie weinen können, dann lassen Sie die Tränen laufen. Aber verharren Sie nicht bei diesen Gefühlen. Es ist gut, eine genaue Vorstellung davon zu haben, wie der Stillbeginn ablaufen sollte. Setzen Sie sie in die Tat um, sobald Sie die Gelegenheit dazu haben. Bedenken Sie: Ihr Baby hat keine Vorstellung von dem, was es unter Umständen versäumt hat – es braucht einfach Sie. Sobald Sie mit Ihrem Baby zusammen sein können, genießen Sie jede Minute und nehmen Sie sich dann die Zeit, die Sie sich am Anfang gewünscht hätten. Wenn keine medizinischen Einwände bestehen, behalten Sie Ihr Baby ununterbrochen bei sich. Beginnen Sie ab dem frühestmöglichen Zeitpunkt mit intensivem Bindungsaufbau, dem Bonding. Mit Geduld, Phantasie und bewusster Anstrengung können Sie das Versäumte nachholen. Die Bindung entsteht auch mit Verzögerung, indem Sie viel Körper- und Hautkontakt haben, sich in die Augen schauen, Ihr Baby streicheln und zu ihm sprechen. Der Mensch ist mit einer einzigartigen Lern- und Bindungsfähigkeit ausgestattet, die es sowohl dem Baby als auch der Mutter ermöglicht, Versäumtes nachzuholen.

Stillen nach Kaiserschnitt

Manche Frauen wissen im Voraus, dass sie durch einen Kaiserschnitt entbinden werden. Sie haben die Möglichkeit, sich darauf einzustellen. Der ungeplante Kaiserschnitt ist dagegen für viele Frauen eine Enttäuschung. Sie trauern um die fehlende Geburtserfahrung. Das kann ein sehr intensives Gefühl sein. Trauern Sie darum, aber lassen Sie sich nicht die Freude an Ihrem Kind und an der Stillerfahrung nehmen. Lassen Sie sich auf die Bindung mit Ihrem Kind und das Stillen ein, sobald Sie dazu in der Lage sind. Das kann im Kreißsaal, im Aufwachraum oder erst auf Ihrem Zimmer sein, je nach der Art der Narkose. Sie werden vermutlich praktische Unterstützung vom Klinikpersonal brauchen, damit der Infusionsschlauch Ihnen beim Anlegen nicht im Weg ist und Sie eine bequeme Position zum Stillen finden. Sie können die Seitenlage im Liegen probieren, denn sie vermeidet Schmerz und Druck auf die Wunde. Dazu benötigen Sie je eine Rolle oder ein Kissen für Ihren eigenen Rücken und den Ihres Babys. Ein kleines, festes Kissen unter Ihrem Kopf hilft, Verspannungen zu vermeiden. Sie können im Liegen auch so stillen, dass die Füße des Babys in Richtung Ihres Kopfes zeigen – weit weg von der Narbe.

In den ersten Tagen nach Kaiserschnitt ist es schwierig, das Baby aus dem Bettchen zu heben. Lassen Sie es eher in Ihrem Bett schlafen.

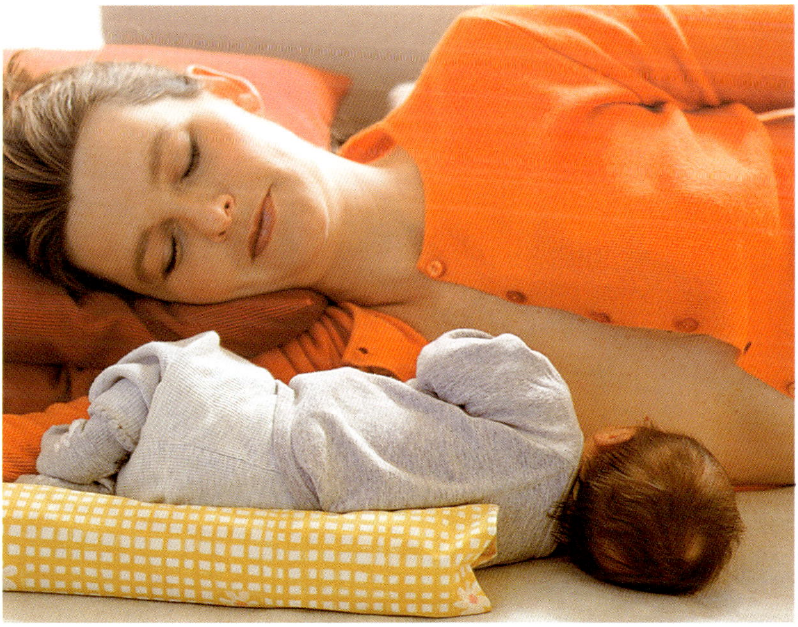

Eine von mehreren möglichen Stillpositionen nach Kaiserschnitt (oder bei Milchstau) – die Füße des Babys sind weit weg von der Narbe.

Wenn Sie im Bett aufrecht sitzen wollen, wählen Sie den Rückengriff. Das Baby muß gut abgestützt sein und Sie brauchen ein Kissen unter den Knien. Beim Wiegegriff sollte ein großes Kissen die Narbe vor Druck schützen.
Manche Babys sind nach einem Kaiserschnitt durch die Medikamente und Narkosemittel nicht sofort wach genug und bereit zum Saugen. Lassen Sie sich davon nicht entmutigen, sondern versuchen Sie das Stillen immer wieder, vor allem sofort bei Hungerzeichen wie Lecken der Lippen oder dergleichen.

Wenn medizinische Maßnahmen die ersten Stunden überschatten

Jede Frau wünscht sich eine komplikationslose Geburt ohne medizinische Maßnahmen. Wenn es doch anders kommt, müssen Sie mit dieser Situation leben. Größere medizinische Eingriffe bedeuten meistens, dass sich die Atmosphäre verändert, steril und medizinisch wirkt. Für Sie als Mutter kann das mit großer Anspannung und dem Gefühl verbunden sein, dass Ihnen alles aus den Händen gleitet. Doch in einer Notsituation ist nicht der richtige Augenblick zu analysieren, warum was zu Ihrer Sicherheit gemacht wird. Vertrauen Sie sich dem Geschehen an und versuchen Sie, mit Ihren Gedanken bei sich und Ihrem Kind zu bleiben. Der Schatten der Erinnerung an traumatische Erfahrungen wird bleiben, aber die Bindung zwischen Ihnen und Ihrem Kind und auch die Stillbeziehung werden trotzdem wachsen können. Wenn die Geburt dramatisch war, die Maßnahmen jedoch bewirkt haben, dass Sie und das Baby gesund sind, sollte die Freude darüber trotz aller Trauer im Mittelpunkt stehen.

Mehr zum Thema Neugeborenenintensivstation **→ Seite 140 ff.**

Muss Ihr Kind auf die Neugeborenenintensivstation verlegt werden, ist das Wissen um die Vorgänge der Bindung besonders wichtig. Es hilft Ihnen, alle Möglichkeiten zum Aufbau einer intensiven Beziehung zu Ihrem Baby wahrzunehmen.

Verlegung auf die Wochenstation

Nach einer ausreichend langen Phase des gegenseitigen Kennenlernens und dem ersten Anlegen wird Ihr Baby gemessen, gewogen, gebadet und angezogen. Vielleicht kann der Vater das Baden und Anziehen übernehmen. Auch Sie haben Gelegenheit, sich frisch zu machen. Anschließend bekommen Sie ein frisches Bett und werden gemeinsam mit Ihrem Baby auf die Wochenstation verlegt. Wenn Ihr Baby Ihnen nicht automatisch in den Arm gelegt wird, bitten Sie darum. Es ist der erste Weg Ihres Babys in eine völlig neue Welt. Wo könnte es sich sicherer und geborgener fühlen als an Ihrem Körper, wo es Ihren Herzschlag, Ihre Stimme und Ihren Geruch wahrnimmt und die Wärme Ihres Körpers spürt? Sollten irgendwelche Untersuchungen erforderlich sein, können diese in der Regel auch auf Ihrem Bett durchgeführt werden, bitten Sie darum!

Wenn Sie vorhaben, ambulant zu entbinden, kümmern Sie sich rechtzeitig um eine Nachsorge-Hebamme.

Wenn Sie ambulant entbinden, verlassen Sie die Klinik bereits nach wenigen Stunden – vorausgesetzt, Ihnen und dem Baby geht es gut. Tragen Sie Ihr Baby auf dem Arm aus dem Krankenhaus. So spürt es Ihre Nähe und fühlt sich geborgen. Zu Hause legen Sie sich gleich ins Bett und lassen sich von Ihrem Partner liebevoll umsorgen.

Die ersten Tage

Die Stunden nach der Geburt sind die Zeit der Bindung, des ersten Stillens und der beginnenden Prägung. In der Zeit danach lernen Mutter und Baby sich immer besser kennen und üben gemeinsam das Stillen. Sowohl Sie als auch Ihr Baby werden das Stillen genießen können, wenn das Anlegen gut klappt, das Baby wirkungsvoll saugt und von Ihrer Milch satt wird.

Für einen problemlosen Stillverlauf ist es besonders wichtig, das Baby korrekt anzulegen und sich genügend Zeit für den Stillbeginn zu nehmen.

Wichtig für das Stillen

1. Gutes Fassen der Brust durch den Mund des Babys
2. Frühes und häufiges Anlegen
3. Aufmerksamkeit für die natürlichen Hungerzeichen des Babys oder das Bedürfnis der Mutter, die Brüste zu entleeren.

Auf den nächsten Seiten finden Sie ausführlich beschrieben, was mit diesen drei Punkten gemeint ist und wie Sie das Stillen Schritt für Schritt erlernen können. Es ist wichtig, dass Sie verstehen, wie die Brüste Milch bilden, auf welche Weise das Baby beim Stillen mitwirkt und wie der Regelkreis der Milchbildung abläuft.

Gemeinsames Lernen

In der ersten Nacht und den darauf folgenden Tagen lernen Sie und Ihr Kind allmählich Ihre Signale zu verstehen und üben gemeinsam das Stillen. Am besten wird Ihnen das gelingen, wenn Sie so viel wie möglich zusammen sind – Tag und Nacht. Manchmal werden Mütter aufgefordert, sich erst einmal von der Geburt zu erholen und ihr Baby abzugeben. Die meisten Mütter sind nach einer komplikationslosen Geburt allerdings hellwach und können nicht wie gewohnt schlafen. Antworten Sie daher, dass Sie zuerst einmal versuchen möchten, sich gemeinsam mit Ihrem Baby auszuruhen, und bitten Sie um Hilfe, sich dabei bequem einrichten zu können.

Auch wenn das Stillen die natürlichste Form der Säuglingsernährung ist, müssen Mutter und Kind erst einige Zeit miteinander üben, bis sie ein eingespieltes Team sind.

In den meisten Kliniken bekommt die Mutter ein Krankenhausbett und das Baby ein kleines fahrbares Bettchen oder ein Babybett, das schwenkbar am Bett der Mutter angebracht ist. Das fahrbare Bett hat durchaus seinen Sinn. Wenn Sie beispielsweise am ersten Tag nach der Geburt zur Kinderkrankenschwester möchten, Ihr Kreislauf aber noch etwas instabil ist, können Sie Ihr Baby in dem Bettchen sicher fahren, selbst wenn es Ihnen schwindlig werden sollte. Später aber ist es viel schöner, das winzige Wesen im Arm zu tragen.

In den ersten Tagen ist ein Bett mit entsprechender Sicherung günstiger als zwei getrennte Betten. Liegend ist es ziemlich anstrengend, das Baby aus dem Bettchen zu heben. Meistens werden Sie dazu aufstehen oder sich aufsetzen müssen. Liegt das Baby dagegen bei Ihnen im Bett, ist es viel leichter, sofort auf seine Äußerungen einzugehen.

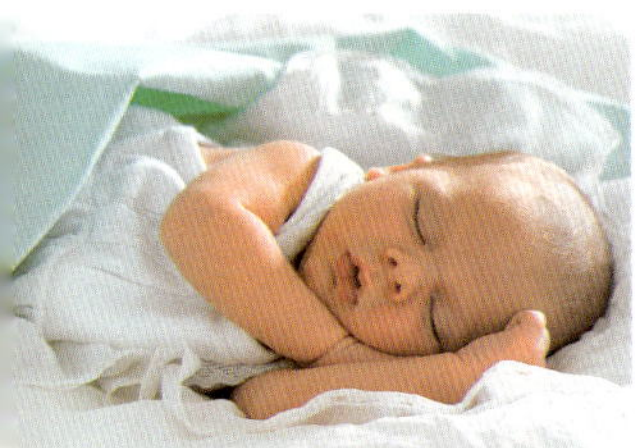

So schützen Sie Ihr Baby vor dem Herausfallen

Ein Gitter auf der einen Seite Ihres Bettes ist eine ideale Lösung, steht aber nicht in jedem Krankenhaus zur Verfügung. Wenn ausreichend Platz vorhanden ist, kann Ihr Bett an die Wand geschoben werden. Oder Sie stellen das Nachtkästchen direkt neben das Bett und sichern es vor dem Wegrollen. Auch eine lange Deckenrolle oder ein Stillkissen schützen Ihr Baby vor dem Herunterfallen. Sie können Ihre Bettdecke auf einer Seite unter die Matratze stopfen, Ihr Kind auf dieser Seite liegen lassen und sich selbst daneben legen. Auch so ist es vor dem Herausfallen aus Ihrem Bett geschützt.

Babys haben ihren eigenen Schlaf-Wach-Rhythmus.

Selbst wenn Sie später eine andere Entscheidung als gemeinsames Schlafen mit Ihrem Baby treffen, ist es aus verschiedenen Gründen für einen guten Stillstart äußerst empfehlenswert, das Baby in der ersten Zeit nach der Geburt auch nachts bei sich zu behalten.

Mutter und Baby lernen einander kennen

In den Tagen nach der Geburt gibt es immer wieder Zeiten, in denen Ihr Baby Sie braucht. Sie sollten sich gerade in diesen Phasen ausreichend Zeit für die Erfüllung seiner Bedürfnisse nehmen. Dazwischen gibt es auch hin und wieder eine Stunde, in denen Ihr Baby zwar Ihre Nähe, aber weder Nahrung noch Pflege braucht. Das ist die Zeit zum Ausspannen und Erholen. Ruhen Sie sich gemeinsam aus, dann merken Sie sofort, wenn es wieder weitergeht im Lernprozess. Stillen als Partnerbeziehung bedeutet, auf Ihr Baby einzugehen, sobald es Sie braucht – daneben aber auch für Ihre eigenen Bedürfnisse zu sorgen. Lassen Sie sich auf diese Zeit des Übergangs ein. Später werden Sie es leichter haben. In den ersten Tagen wird Ihr Baby Sie wahrscheinlich sehr oft brauchen. Machen Sie sich aber keine Sorgen: So häufig wie am Anfang werden Sie voraussichtlich später nicht mehr stillen. Die erste Zeit ist eine Lernphase. Irgendwann wird Ihr Baby gelernt haben, wie es die Brust am wirkungsvollsten entleert, und die Mahlzeiten werden länger und die Stillintervalle größer.

Das Stillen ist eine Partnerbeziehung, die die Bedürfnisse sowohl des Babys als auch der Mutter erfüllt.

Sich auf Ihr Baby und seine Signale einzulassen bedeutet nicht, dass es ständig im Mittelpunkt Ihrer Aufmerksamkeit stehen muss. Sie

sollten es aber stets im Blick haben, um sofort auf seine Äußerungen reagieren zu können. Zwischendurch haben Babys auch ihre Rückzugsphasen. Wenn Ihr Baby Sie gerade nicht braucht, wenden Sie Ihre Aufmerksamkeit ruhig etwas anderem zu.
Auch nachts ist Ihr Baby auf Sie angewiesen. Es hat noch keinen festen Tag-Nacht-Rhythmus. Für Neugeborene ist eine Nachtpause von sechs bis acht Stunden zwischen den einzelnen Mahlzeiten zu lang. Am wenigsten anstrengend ist es für Sie, wenn Ihr Baby in Ihrem Bett schläft. Nachts brauchen Sie nicht zu wickeln (außer die Windel riecht penetrant oder die Kleidung ist nass). Die Unterbrechung Ihres Schlafs durch das Stillen ist dann minimal. In einer Untersuchung wurde festgestellt, dass Mütter im Wochenbett, deren Babys nachts im Kinderzimmer untergebracht sind, nicht zu mehr Schlaf kommen als diejenigen, die mit ihren Babys zusammen sind.

Wenn Sie Ihr Baby nachts in Ihrem Bett haben, wird Ihre Nachtruhe am wenigsten gestört.

Von Reflexen zu erlerntem Verhalten

Bereits lange vor der Geburt haben Sie die Bewegungen Ihres Babys mehr oder weniger deutlich gespürt und Ihr Kind hat auf Sie und Ihre Gefühle reagiert. Nach der Geburt entwickelt sich die Verständigung zwischen Ihnen und Ihrem Baby kontinuierlich weiter. Die Beziehung zwischen Mutter und Kind ist eine andauernde Kommunikation. Am Anfang kann Ihr Baby noch nicht sprechen, trotzdem ist es schon in der Lage, sich zu verständigen. Lediglich seine Sprache ist anders als die eines Erwachsenen. Beobachten Sie Ihr Kind! Lernen Sie, seine Sprache zu verstehen! Es zeigt Ihnen durch seine Augen, seine Mimik, seine Gesten und Laute, durch den Wechsel von Anspannung und Entspannung – manchmal auch durch sein Weinen, welche Bedürfnisse es gerade hat, wann es saugen möchte und wann es satt ist und wieder zu trinken aufhören will.
Ein Neugeborenes hat alle Anlagen, die es braucht, um das Stillen zu erlernen. Vielleicht weiß es anfangs noch nicht genau, wie es geht, aber es verfügt über alle nötigen Reflexe. Wenn Sie diese kennen und nutzen, sind Sie bestens vorbereitet für den bevorstehenden Lernprozess. Mit etwas Übung geht das reflexgesteuerte Verhalten Ihres Baby schon bald in erlerntes Verhalten über – der erste große Lernschritt, den sich das Kind mit Ihrer Unterstützung erarbeitet. Es lernt, Wahrnehmungen in seinem Gehirn mit bestimmten Erwartungen und Verhaltensweisen zu verbinden. Es wird wissen, dass der Anblick und der Geruch der Brust baldiges Saugen und ein angenehm sattes Gefühl im Magen bedeuten. Automatisch sperrt es den Mund weit auf und schiebt die Zunge über die Zahnleiste. Welch eine grandiose Lernleistung seines Gehirns in nur wenigen Tagen! Gehen Sie das Risiko nicht ein, es mit einem Flaschensauger oder Schnuller zu verwirren.

Mehr zum Thema Saugverwirrung → Seite 58

Als Mutter wissen Sie bei Ihrem ersten Kind vermutlich schon einiges über das Stillen, aber es praktisch einzuüben, liegt noch vor Ihnen. Die ersten Male werden Sie wahrscheinlich gut aufpassen müssen, um auf alle Details zu achten. Nach einiger Zeit jedoch wird alles automatisch ablaufen. Sie werden aus Erfahrung das Zutrauen fassen: Wenn ich mein Baby an die Brust lege, wird es zufrieden und satt werden. Auch bei Ihnen spielen Reflexe eine Rolle und es findet ein Lernprozess statt: Anblick und Geruch Ihres Babys und sein Saugen lösen bei Ihnen den Milchspendereflex zunehmend leichter aus.
Diese Lernprozesse laufen mit jedem Baby wieder neu ab. Auch eine Mutter mit Stillerfahrung und ein weiteres Baby beginnen nach der Geburt neu, miteinander zu lernen – denn es ist ja ein anderes Baby, und die beiden müssen sich erst aufeinander einspielen.
Vergleichen Sie den Lernprozess, den Sie nur zu zweit durchlaufen können, mit dem Tanzenlernen. Am Anfang braucht es vermutlich viel Aufmerksamkeit, um sich nicht gegenseitig auf die Füße zu treten. Mit der Zeit denken Sie aber nicht mehr an Ihre Füße, sondern Sie tanzen einfach.

So legen Sie Ihr Baby richtig an

Nach einer gewissen Anfangsphase wird das Anlegen schnell und selbstverständlich ablaufen.

- Setzen Sie sich bequem hin und entspannen Sie sich. Ihr Rücken sollte gut abgestützt sein, eventuell durch Kissen, eine zusammengefaltete Decke oder Ähnliches. Wenn Sie im Bett angelehnt stillen, kann eine Deckenrolle unter den Knien angenehm sein; wenn Sie auf einem Stuhl sitzen, ist vielleicht ein Fußschemel hilfreich. Probieren Sie aus, was Ihnen gut tut.
- Anfangs ist es äußerst hilfreich, mit freiem Oberkörper zu stillen. Wenn Ihre Brust ganz nackt ist – Ihr Baby wird den Hautkontakt genießen –, legen Sie sich ein Tuch über die Schultern, damit diese warm bleiben. Günstig zum Stillen ist auch ein Schlafanzugoberteil, eine Bluse oder ein Nachthemd, das Sie vorn ganz aufknöpfen können (Zweiteiler werden Sie wahrscheinlich als angenehmer empfinden). Darunter tragen Sie für den Anfang am besten kein Unterhemd und keinen Still-BH. So müssen Sie beim Anlegen Ihres Kindes keine störenden Bekleidungsstücke zur Seite schieben, die Ihnen nur im Weg sind.
- Nehmen Sie Ihr Neugeborenes zu sich und lassen Sie sich einen Moment Zeit, Ihr Baby anzuschauen, mit ihm zu sprechen, seine Mimik zu beobachten. Entspannen Sie sich einen Augenblick, sofern Ihnen das Baby die Zeit dazu lässt. Schließen Sie für einen Moment die Augen, entspannen Sie Ihre Muskeln und versuchen Sie, sich zu sammeln. Denken Sie nur an sich und Ihr Kind, alles andere ist jetzt unwichtig.

- Dann bringen Sie Ihr Baby in die gewünschte Stillposition (im Folgenden ist das Stillen an der linken Brust im Wiegegriff beschrieben). Legen Sie Ihr Baby auf den linken Unterarm. Je nachdem, wie Sie es halten, kommt sein Kopf fast in die Armbeuge oder etwas weiter unten zu liegen, aber nicht in die Nähe Ihrer linken Hand! Der Mund des Babys sollte gegenüber Ihrer Brustwarze sein. Das Baby soll in Seitenlage liegen: sein Bauch an Ihrem Bauch, seine Flanke nach oben, um den Kopf zum Trinken nicht drehen zu müssen. Nun fassen Sie seinen linken Oberschenkel mit Ihrer linken Hand. So werden Sie den Körper Ihres Babys gut heranziehen können.
- Nehmen Sie nun mit der rechten Hand Ihre Brust. Drei oder vier Finger halten die Brust unterhalb der Brustwarze. Der Zeigefinger ist ungefähr fünf Zentimeter von der Brustwarzenspitze entfernt, eher mehr. Der Daumen liegt locker oberhalb der Brustwarze, ebenfalls mindestens so weit von der Brustwarzenspitze entfernt (C-Griff). Eine kleine Brust nehmen Sie so weit hinten wie möglich, das heißt, Ihr kleiner Finger oder Ihr Ringfinger berührt den Brustkorb. Eine große Brust nehmen Sie so, dass der Abstand zur Brustwarze groß genug ist. Ihre Finger müssen hinter den Milchseen sein, denn der Bereich mit den Milchseen soll in den Mund des Babys kommen – die Finger dürfen dabei nicht im Weg sein!
- Jetzt formen Sie Ihre Brust etwas. Dazu heben Sie die Brust ein wenig an. Durch leichten Druck der Finger wird sie etwas runder, die Brustwarze steht noch weiter heraus, und Sie haben Ihre Brust gut steuerbar in der Hand. Die Brustwarze ist gegenüber der Nase des Babys. Das Baby soll genau in dieser Position sein, damit Sie es mit einer schnellen Bewegung in die richtige Position an die Brust ziehen können!
- Wenn Ihr Baby den Kopf wegdreht, berühren Sie mit der Brustwarze einmal seine Wange und warten ab. Dies löst den Suchreflex aus. Das Baby dreht den Kopf in Richtung der Berührung. Wichtig ist, dass es nicht durch andere Signale irritiert wird, beispielsweise durch eine zweite Berührung auf der anderen Wange.
- Wenn sich der Mund des Babys gegenüber Ihrer Brustwarze befindet, berühren Sie mit der Warze sanft seine Unterlippe. Dies löst den Reflex zum Öffnen des Mundes aus.
- Warten Sie, bis Ihr Baby den Mund weit genug aufgemacht hat. Er sollte so weit geöffnet sein wie beim Gähnen. Das kann einige Sekunden dauern, die Ihnen wie eine Ewigkeit vorkommen.

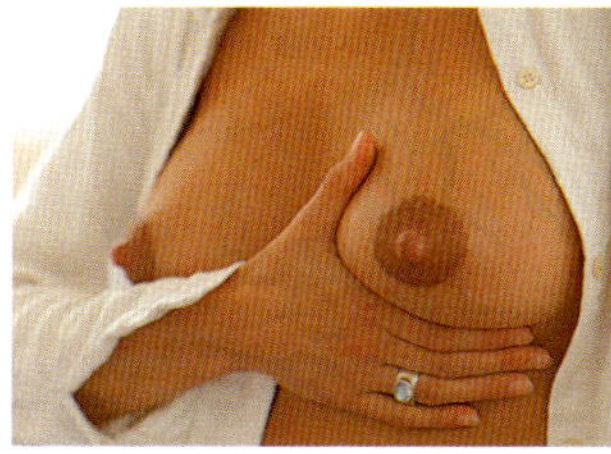

So halten Sie die Brust richtig – die Finger sind weit genug von der Brustwarze entfernt.

Zur Lage der Milchseen
→ Seite 11

Die sanfte Berührung der Unterlippe lässt das Baby den Mund öffnen.

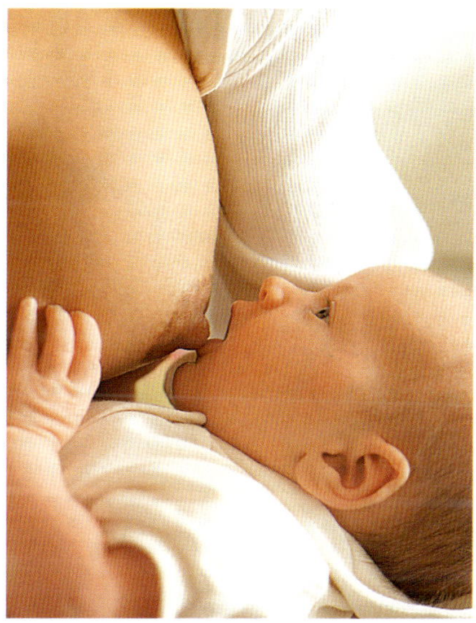

- Nutzen Sie diesen Moment – er ist kurz! In einer schnellen und kräftigen Bewegung des linken Unterarms ziehen Sie Ihr Baby zu sich heran. Bringen Sie das Baby zur Brust, nicht die Brust zum Baby! Die Brustwarzenspitze wird den Saugpunkt am Gaumen Ihres Babys berühren. Dies löst wiederum einen Reflex aus: Das Baby beginnt zu saugen. Der Saugpunkt befindet sich am Übergang zwischen hartem und weichem Gaumen. (Befühlen Sie einmal mit dem Zeigefinger Ihren eigenen Gaumen und spüren, wo der Übergang zwischen hartem und weichem Gaumen ist.)
- Jetzt ist Ihr Baby angelegt und saugt. Vergewissern Sie sich noch einmal, ob sein Po wirklich nahe an Ihren Körper herangezogen ist. Bei einem Neugeborenen ist es noch notwendig, die Brust während des Stillens zu halten, vielleicht etwas lockerer. Fühlen Sie, ob Sie womöglich Ihre Schultermuskeln angespannt haben, und entspannen Sie sich wieder. Genießen Sie das Saugen Ihres Babys an der Brust.

Das Herzstück des Anlegens: Berühren! Warten! Heranziehen!

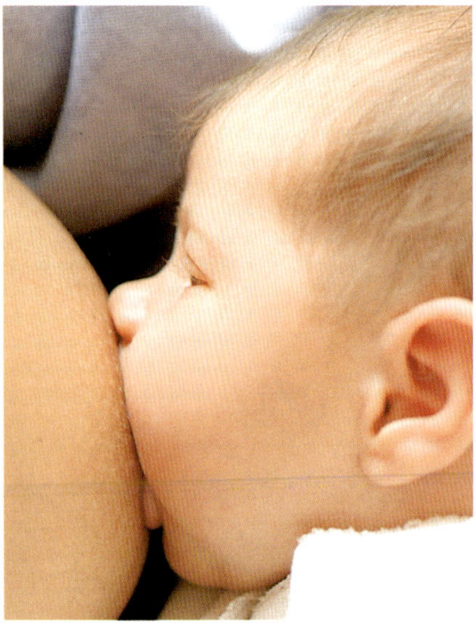

Die Brust ist optimal erfasst: Die Lippen sind nach außen gestülpt, Nase und Kinn berühren die Brust, das Gesicht ist zur Brust gedrückt.

Wenn Sie das Anlegen wie beschrieben einmal ausprobiert haben und sehen, wie es gelingt, werden Sie von diesem Ablauf fasziniert sein – wie einfach er ist, wie automatisch er ablaufen kann, wie er sich wiederholen lässt. Die Voraussetzung dafür ist allerdings, dass das Baby einigermaßen ruhig und nicht aufgebracht ist. Das bedeutet, dass das Anlegen bereits bei den ersten Hungerzeichen versucht wird und nicht erst, wenn das Baby schreit. Wichtig ist auch, dass die Erfahrungen, die Ihr Baby mit seinem Mund macht, ausschließlich aus dem beschriebenen Anlegen bestehen. So lernt es, was zu tun ist. Es ist auch wichtig, dass das Baby seine Reflexe nicht verlernt, beispielsweise dadurch, dass man ihm etwas in den Mund steckt, bevor es den Mund aus eigenem Antrieb geöffnet hat.
Lernen Sie die großartigen Fähigkeiten des Neugeborenen kennen und lassen Sie sie mit Respekt, Achtsamkeit und Staunen zur Wirkung kommen.

Wirkungsvolles Saugen

Es ist für Sie äußerst wichtig, beurteilen zu können, ob Ihr Baby so angelegt ist, dass es wirkungsvoll saugt. Betrachten Sie dazu das Bild links und die folgenden Zeichnungen.
Das Bild links zeigt ein Baby, das die Brust optimal gefasst hat und wirkungsvoll saugt. Dieses Baby hat den Mund so weit auf wie mög-

lich. Es hat viel Brustgewebe erfasst. Ober- und Unterlippe sind nach außen gestülpt. Die Unterlippe ist fast auf das Kinn gefaltet. Die Nase berührt die Brust, Luft bekommt das Baby seitlich durch die Nasenlöcher. Es ist nicht notwendig, mit dem Daumen auf die Brust zu drücken, damit das Baby besser atmen kann. Das Kinn berührt ebenfalls leicht die Brust. An der Brustform sehen Sie, dass das Baby sein Gesicht in die Brust hineingedrückt hat.

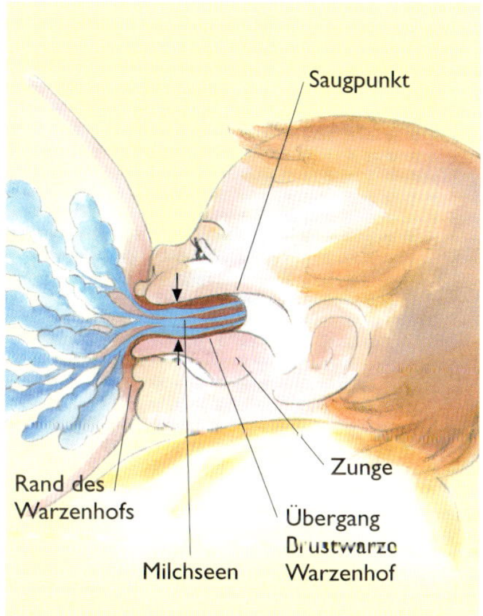

Die Brustwarze reicht tief in den Mund, die Milchseen liegen zwischen den Kieferleisten.

Auf der Zeichnung rechts oben sehen Sie, was auf dem Foto im Mund des Babys verborgen ist. Die Brustwarzenspitze reicht bis tief in den Mund und berührt den Saugpunkt am Gaumen. Beachten Sie, wie weit hinten im Mund sich der Übergang zwischen Brustwarze und Warzenhof befindet. Es ist viel Brustgewebe im Mund des Babys. Die Milchseen sind zwischen den Kieferleisten und werden durch deren Druck zusammengepresst und entleert (siehe Pfeile). Die Zunge liegt über der unteren Zahnleiste. Sie bildet eine Längsmulde, bleibt in dieser Lage und vollzieht immer wieder eine Druckbewegung, die sich von der Zungenspitze nach hinten zieht. Diese Bewegung massiert rhythmisch Brustgewebe und Brustwarzen. Solches Saugen ist schmerzfrei für die Mutter und sehr wirkungsvoll für das Kind.

Vorsicht bei der Zeichnung rechts unten! Die Saugposition scheint auf den ersten Blick richtig zu sein, denn die Lippen sind nach außen gestülpt. Aber das Baby hat nicht genügend Brustgewebe erfasst, es saugt nicht an der Brust, sondern an der Brustwarze! Das erkennen Sie daran, dass Nase und Kinn die Brust nicht berühren. Vom Warzenhof ist viel mehr zu sehen als auf dem vorangehenden Bild. Das Baby scheint sein Gesicht nicht in die Brust zu drücken, vielmehr wirkt es, als ob es die Brust an der Brustwarze herausziehen würde. Die Brustwarzenspitze reicht nicht tief genug in den Mund. Beachten Sie wieder die Grenze zwischen Brustwarze und Warzenhof. Die Kieferleisten drücken die Brustwarze, nicht das weiche Brustgewebe um die Milchseen zusammen (siehe Pfeile). Das tut sehr weh! Die Zunge befindet sich hinter der unteren Zahnleiste und drückt gegen die Brustwarze, statt sie auszumassieren. Diese Art zu saugen verursacht Schmerzen und entleert die Brust nicht wirkungsvoll.

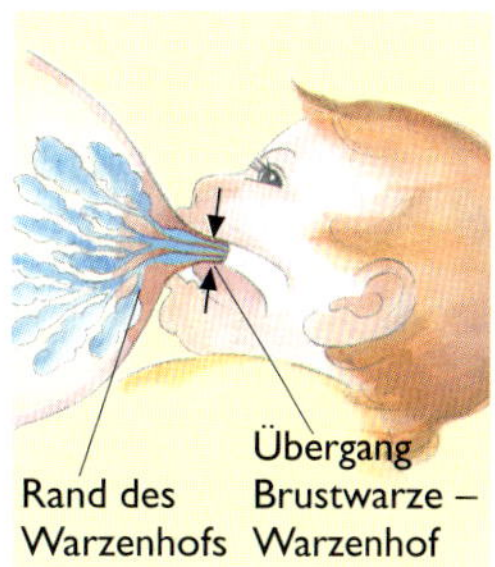

Hier ist zu wenig Brustgewebe erfasst: Die Kieferleisten drücken die Brustwarze, nicht die Milchseen zusammen!

Mit einem kleinen Test können Sie spüren, warum es wichtig ist, dass Ihr Baby nicht nur die Brustwarze im Mund hat. Stecken Sie zuerst Ihren Zeigefinger bis zum ersten Gelenk in Ihren Mund – das würde der Brustwarze entsprechen – und saugen Sie. Die Zunge rutscht ab und bleibt hinter der Zahnleiste. Dann öffnen Sie noch einmal den Mund, schieben die Zunge über die untere Zahnleiste und legen Ihren

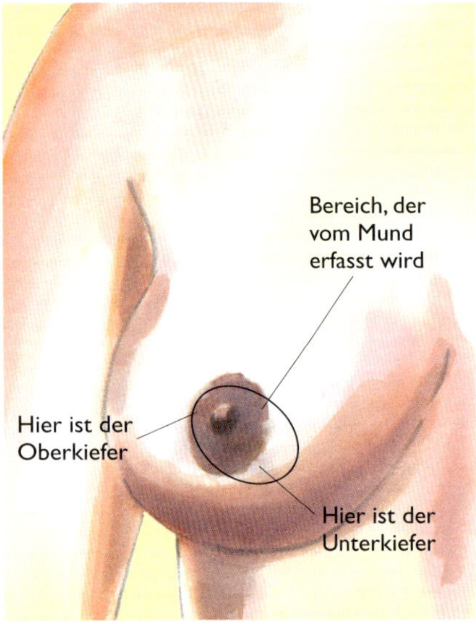

So viel Brustgewebe wie markiert soll Babys Mund erfassen – mehr beim Unterkiefer!

Zeigefinger bis zum zweiten Gelenk darauf – das entspricht Brustwarze und Brustgewebe –, drücken Sie etwas auf die Zunge und saugen Sie. Die Zunge bildet jetzt eine Längsmulde und massiert den Finger auf der ganzen Länge. So soll auch das Baby die Brust während des Stillens mit der Zunge ausmassieren. Auf der nebenstehenden Zeichung sehen Sie, wie viel von dem Brustgewebe Ihr Baby mit dem Mund erfassen sollte – mehr auf der Seite seines Unterkiefers. Dort bewirkt die Zunge die stärkste Entleerung.

Für das Stillen ist in erster Linie die Entleerung der Milchseen durch das rhythmische Zusammendrücken der Kieferleisten entscheidend – eine ausdrückende, das heißt melkende Bewegung. Das Baby drückt die Milch aus den Milchseen und saugt sie nicht aus den winzigen Milchporen. Durch das Zusammendrücken wird die Milch in seinen Mund entleert – zurück in die haarfeinen Milchgänge kann sie nicht. Wenn der Druck der Kieferleisten nachlässt und die Milchseen wieder geweitet werden, entsteht dort ein Vakuum, das weitere Milch aus den Milchgängen nachfließen lässt. Dieser Vorgang wird gekoppelt mit dem Milchspendereflex, der die Milch aktiv aus den Milchbläschen fließen lässt. Das Saugen selbst, der Sog, den Sie spüren, dient in erster Linie der richtigen Positionierung, damit die Brustwarze nicht aus dem Mund des Babys rutscht.

Vermeiden

Häufige Fehler beim Erfassen der Brust

- Das Baby drückt sein Gesicht nicht gegen die Brust, sondern zieht die Brust heraus.
- Es hat nicht genügend Brustgewebe erfasst, sondern hält mit der Kieferleiste nur die Brustwarze.
- Oberlippe und/oder Unterlippe des Kindes sind eingestülpt (mit dem Zeigefinger können Sie das Kinn Ihres Babys etwas herunterziehen und damit das Auswärtsstülpen der Unterlippe ermöglichen).
- Nase und Kinn sind weit weg von der Brust.
- Die beiden Wangen sind nicht gleich nah an der Brust.
- Ihr Daumen liegt nicht locker auf der Brust, sondern drückt ins Brustgewebe. Er könnte damit die Brustwarze aus dem Mund des Babys ziehen.
- Das Kinn des Babys berührt seinen Brustkorb oder der Kopf ist nach hinten überstreckt. Das Schlucken ist auf diese Weise erschwert.

Sie wissen nun, was beim wirkungsvollen Saugen geschieht, wie es aussieht und wie es sich von falschem Saugen unterscheidet. Allerdings ist es beim Stillen nicht immer möglich, das Baby im Profil zu betrachten. Daher hier eine Liste von Möglichkeiten, wie Sie trotzdem beurteilen können, ob Ihr Baby wirkungsvoll saugt.

Daran erkennen Sie, ob Ihr Baby gut saugt

- Beobachten Sie an Ihrem Baby, was Sie aus Ihrem Blickwinkel sehen: Mund weit auf, die Lippen nach außen gestülpt, Nase, Wangen und Kinn berühren die Brust oder berühren sie fast.
- Lernen Sie zu erkennen, wann Ihr Baby schluckt. Wenn es leise ist, können Sie das Schlucken sogar hören. Liegt Ihr Baby seitlich und Sie sehen es im Profil, nehmen Sie beim Schlucken eine leichte Bewegung seines Kehlkopfes wahr. Bei wirkungsvollem Saugen hält Ihr Baby für längere Zeit einen Rhythmus ein, bei dem es abwechselnd saugt und schluckt. Dazwischen legt es gelegentlich Pausen ein. (In den ersten Tagen und am Anfang einer Stillmahlzeit ist dies noch nicht zu beobachten.)

Trinken Sie einmal vor einem Spiegel und achten Sie auf Ihre eigenen Schluckbewegungen: Genauso müssen sie beim Baby aussehen.

- Wirkungsvolles Saugen erkennen Sie auch daran, dass Ihr Baby sich langsam entspannt – die Fäustchen, zu Beginn fest geballt, öffnen sich allmählich und die Arme werden locker. Das Baby wirkt nach dem Stillen satt und zufrieden.
- Nach gutem Saugen sehen Sie oft noch die Zunge des Babys über seiner unteren Kieferleiste – wenn Sie die Unterlippe etwas hinunterziehen, manchmal sogar während des Stillens. Nach dem Stillen ist der Mund Ihres Babys feucht.
- Ein wichtiges Kennzeichen: Wirkungsvolles Saugen ist angenehm und tut nicht weh. Sie spüren ein starkes Saugen, das nicht schmerzhaft ist. Es kann beim Ansaugen einen kurzen Schmerz geben, der aber sofort aufhört. Manche Frauen empfinden beim Einsetzen des Milchspendereflexes einen leichten Schmerz. Sonst aber sind Schmerzen, vor allem wenn sie während der ganzen Stillmahlzeit andauern, ein Zeichen dafür, dass etwas nicht stimmt. Meistens ist es das nicht korrekte Anlegen. Wenn Sie das ausgeschlossen haben, müssen Sie nach weiteren Ursachen suchen und eventuell Hilfe in Anspruch nehmen.

Wenn Sie beim Stillen andauernde Schmerzen haben, sollten Sie mit Hilfe einer Hebamme oder Laktationsberaterin nach der Ursache suchen!

- Schauen Sie sich den Rand des Warzenhofs vor und nach dem Anlegen an. Das gibt Aufschluss darüber, wie viel Brustgewebe im Mund Ihres Babys ist. Frauen haben ganz unterschiedlich große Warzenhöfe. Die Bandbreite reicht von knapp zwei bis über zehn Zentimeter Durchmesser. Ein kleiner Warzenhof muss ganz im Mund des Babys verschwinden, von einem großen Warzenhof muss beträchtlich weniger zu sehen sein.
- Nach einiger Zeit des Saugens verspüren Sie vielleicht Durst.

Mit der Zeit werden Sie völlig unbewusst beobachten, ob Ihr Baby richtig angelegt ist, und fast genauso unbewusst darauf reagieren.

- In den ersten drei bis fünf Tagen deuten Gebärmutterkontraktionen und vermehrter Wochenfluss während des Stillens auf wirkungsvolles Saugen hin.
- Bei manchen Frauen tropft beim Stillen Milch aus der anderen Brustwarze. Dies bedeutet, dass das Saugen des Babys den Milchspendereflex ausgelöst hat, und zwar auf beiden Seiten. Wenn Sie dies beobachten, haben Sie eine Bestätigung dafür, dass Ihr Baby gut saugt. Wenn Sie dies nicht beobachten, sagt das allerdings nichts über die Qualität des Saugens aus.
- Wenn Sie sich während des Stillens entspannt fühlen, liegt das am wirkungsvollen Saugen Ihres Babys, das die Ausschüttung des Milchbildungshormons anregt.
- Wenn Ihre Brust während des Stillens weicher wird, deutet das auf wirkungsvolle Entleerung hin.
- Ihre Brustwarze sollte nach dem Stillen deutlich länger, aber nicht gequetscht oder verformt sein.

Hungerzeichen des Babys erkennen

Neugeborene sind mit erstaunlichen Fähigkeiten ausgestattet, ihre Bedürfnisse zu signalisieren. Oft noch im Halbschlaf zeigt das Baby, dass es saugen möchte. Es leckt an seinen Lippen, streckt die Zunge heraus oder steckt die Faust in den Mund.
Nutzen Sie diese Chance der ersten Tage und legen Sie Ihr Baby sofort bei jedem Hungerzeichen an. Diese Zeichen verstärken und intensivieren sich im Laufe der nächsten Minuten bis halben Stunde. Am Anfang dieser Phase ist es am leichtesten, ein Baby anzulegen.

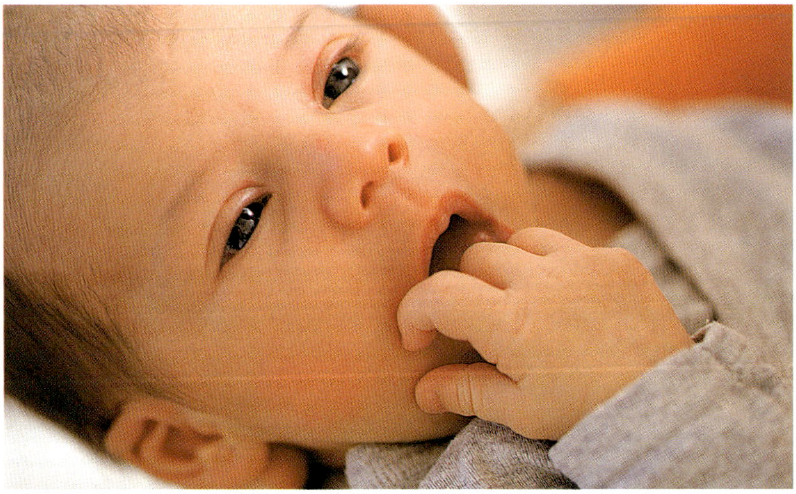

Wenn ein Neugeborenes die Finger in den Mund steckt, heißt das: »Ich habe Hunger!«

Wenn Sie Ihr Baby nicht gleich anlegen, können die Zeichen häufiger werden, gefolgt von ersten Unmutsäußerungen. Minuten später bricht das Baby in Weinen aus. Weinen ist ein sehr spätes Hungerzeichen. Ein weinendes Baby zu beruhigen und anzulegen ist viel schwieriger, als das Stillen bereits zu beginnen, wenn das Baby erstes Interesse am Saugen zeigt.

Sie können auf die Hungerzeichen Ihres Babys nur dann rechtzeitig reagieren, wenn Sie es ständig bei sich haben. Sie brauchen auch niemand zu fragen, ob Sie stillen dürfen. Tun Sie es einfach. Wenn Ihr Baby bei der Kinderkrankenschwester ist, bleiben seine ersten leisen Hungerzeichen manchmal unbemerkt. Die Schwester, verantwortlich für vielerlei Aufgaben, wird vielleicht bei späteren Unmutsäußerungen einige Beruhigungstechniken wie leichte Bewegung des Bettchens oder den Schnuller anwenden. Oft kann sie Ihnen Ihr Baby erst bringen, wenn seine ersten Hungerzeichen in Weinen umgeschlagen sind. Sie haben dann Ihre Mühe mit dem Anlegen! Deswegen – bleiben Sie beide zusammen, am besten in einem Bett!

Wenn Sie bereits auf die ersten Hungerzeichen Ihres Babys eingehen, wird das zur Folge haben, dass seine Prägung auf die Brust kontinuierlich zunimmt. In der Anfangszeit werden Sie zwar häufiger stillen, das wirkt sich aber langfristig positiv aus: Die Milchbildung kommt besser in Gang und läuft auch auf Dauer wirkungsvoller ab. Beachten Sie die Hungerzeichen Ihres Babys, werden Sie seine jeweiligen Bedürfnisse mit der Zeit sicherer beurteilen können, und die Verständigung zwischen Ihnen beiden wird von Tag zu Tag besser.

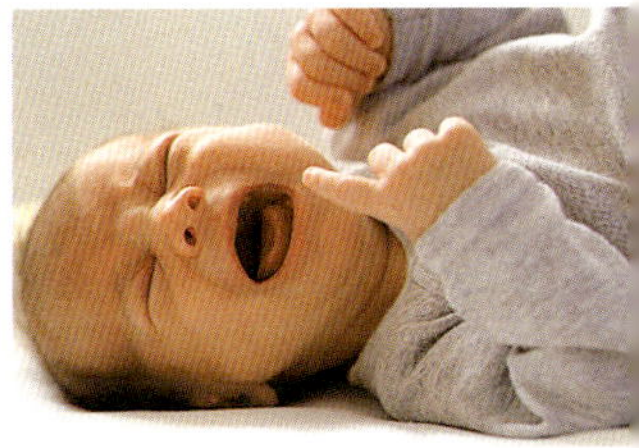

Das Weinen ist ein sehr spätes Hungerzeichen!

Typische Hungerzeichen der ersten Tage

- Saugende Bewegungen
- Sauggeräusche
- Schlecken an den Lippen
- Zunge herausstrecken
- Hand zum Mund führen
- Schnelle Bewegungen der Augen
- Leise gurrende oder stöhnende Geräusche
- Hin- und Herdrehen des Kopfes
- Stirnrunzeln
- Ruhelosigkeit

Die ersten fünf Hungerzeichen dieser Liste sind für alle gesunden, termingeborenen Babys eindeutig, die weiteren nicht unbedingt. Beachten Sie auch, dass diese fast automatische Kopplung von Saugbedürfnis und Hungerzeichen lediglich in der ersten Zeit besteht. Ein drei Monate altes Baby, das die Hand zum Mund führt, möchte nicht unbedingt saugen, sondern trainiert die Koordination von Auge und

Hand. Beim einem älteren Baby und seiner Mutter wird sich eine individuelle Verständigung entwickeln. Auch in diesem Punkt geht das reflexgesteuerte Verhalten in erlerntes über.

Die Mahlzeit beenden

Wie lang dauert eine Stillmahlzeit? Wie hört sie auf? Ideal ist es, wenn das Baby so lange an der Brust saugt, bis es sie von selbst loslässt. Weil der Fettgehalt Ihrer Milch im Laufe der Mahlzeit steigt, sollte Ihr Baby an der ersten Seite ungefähr fünfzehn bis zwanzig Minuten trinken, um auch die fettreiche Hintermilch zu erhalten. Manchen Babys genügt das Stillen an einer Seite. Wenn es noch weitersaugen will, legen Sie es danach an der anderen Brust an, wieder so lang, bis es von selbst loslässt. Korrektes Saugen und spontanes Loslassen machen ein Baby zufriedener und ausgeglichener.

Ziehen Sie Ihrem Baby nie die Brustwarze aus dem Mund, sondern lösen Sie vorsichtig den Saugschluss.

Die Länge einer Stillmahlzeit wird unterschiedlich sein. In den ersten Tagen fallen die einzelnen Mahlzeiten eher kürzer aus. Aber mit der Zeit wird Ihr Baby kräftiger werden und länger saugen können.
Unterbrechen Sie das Saugen Ihres Babys nur dann, wenn es notwendig ist, beispielsweise weil es nicht gut angelegt ist oder weil es Ihnen wehtut. Dazu schieben Sie Ihren kleinen Finger in den Mundwinkel des Babys, lösen damit den Saugschluss und nehmen dann das Baby von der Brust. Auf diese Weise schützen Sie Ihre Brustwarzen.
Nach der Mahlzeit, eventuell auch vor jedem Seitenwechsel, können Sie Ihr Baby aufstoßen lassen. Dazu legen Sie ein Tuch auf Ihre Schulter und halten Ihr Baby so, dass es nach hinten über Ihre Schultern schaut. Klopfen Sie ihm dabei leicht auf den Rücken. Dies und der leichte Druck auf den Bauch lassen die Luft schneller entweichen.

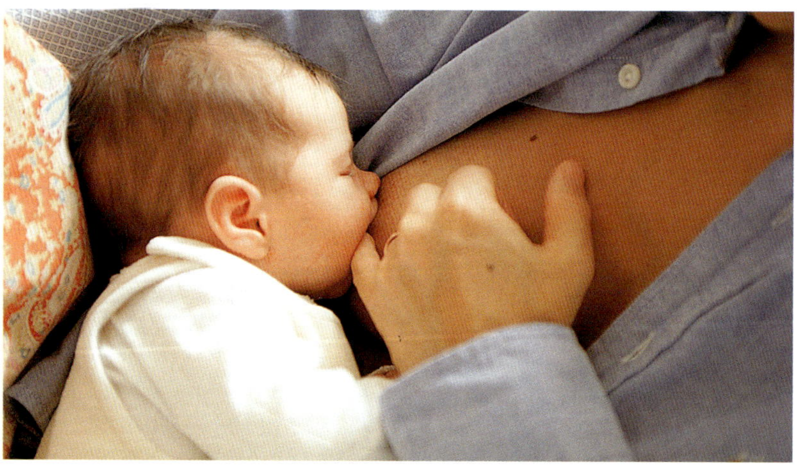

Wenn Sie einmal das Saugen unterbrechen müssen, schieben Sie Ihren kleinen Finger in den Mundwinkel des Babys.

Oder setzen Sie Ihr Baby quer auf Ihre Oberschenkel und halten Sie es vorn und hinten am Oberkörper. Auch dabei ist Ihr Baby in einer leicht gekrümmten Haltung.
Manchmal schlafen Babys an der Brust ein. Das Saugen wird allmählich langsamer und weniger intensiv, die Augen fallen zu, Arme und Beine werden schwer, die Fäustchen entspannen sich. Ganz langsam lässt das Baby die Brustwarze los und sie gleitet ihm aus dem Mund. (Wenn Ihr Baby im letzten Moment des Loslassens den Mund fest verschließt, müssen Sie mit dem kleinen Finger den Saugschluss lösen. Ein eingeschlafenes Baby braucht man nicht aufstoßen zu lassen.) Das Baby schläft tief und fest – mit einem entspannten Gesichtsausdruck. Dies zu erleben, ist immer wieder schön für die Mutter. So blitzschnell und kraftvoll das Heranziehen Ihres Babys zu Beginn der Stillmahlzeit ist, so allmählich und sanft ist das Ende.

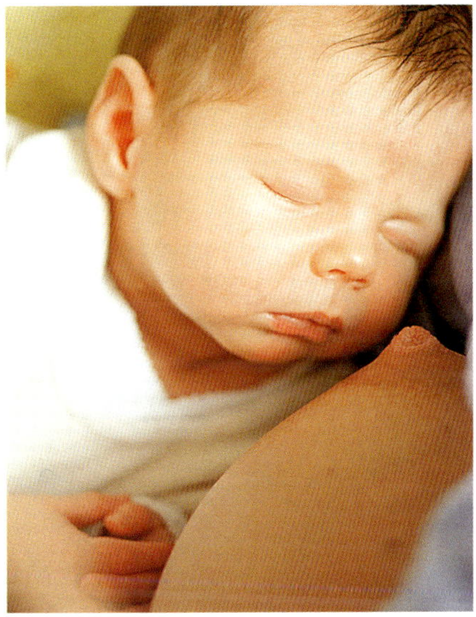

Hände und Gesichtszüge sind entspannt, das Baby ist eingeschlafen.

Anlegen – wie oft? Wie lang? Warum?

In den ersten Tagen bildet Ihre Brust Kolostrum, die Neugeborenenmilch. Die Kolostrummenge ist relativ gering. Aber auch hier gilt: Je öfter Sie anlegen, desto mehr Milch fließt. Die kürzeren Abstände kurbeln die Milchbildung an. Am Anfang sind es bei den meisten Babys noch häufige kurze Stillepisoden.
Während der ersten Woche bewirkt die Hormonumstellung nach der Geburt zuerst die Bildung von Kolostrum und später den reichlicheren Milchfluss. Bei häufigem Anlegen beschleunigt die mechanische Anregung durch das Saugen diesen Prozess. Dadurch ist der Sprung zum reichlichen Milchfluss nicht mehr so groß, und die üblichen Erscheinungen des Milcheinschusses treten kaum oder nur abgeschwächt auf. In anderen Worten: Mit häufigem Anlegen in den ersten Tagen können Sie sich Unannehmlichkeiten oder Schmerzen beim Milcheinschuss wahrscheinlich ersparen.

Warten Sie nicht, bis viel Milch da ist, sondern legen Sie häufig an, damit bald viel Milch fließt.

Häufiges Anlegen regt die Milchbildung an

Je häufiger Sie Ihr Baby in den ersten Tagen anlegen, desto mehr Milch bekommt es – und hier sind nicht große Portionen gemeint, sondern viele kleine. Mehr Milch führt gleichzeitig zu einer vermehrten Darmtätigkeit und früheren Ausscheidung des schwarzen Neuge-

Mehr zum Thema Phototherapie → Seite 57

borenenstuhls, Mekonium genannt. Frühe und reichliche Stuhlausscheidungen verringern die Gefahr einer Neugeborenengelbsucht und ersparen Ihrem Baby und Ihnen unter Umständen Blutabnahmen und eine Phototherapie.
Wenn Sie jetzt konsequent auf die Hungerzeichen Ihres Babys reagieren und sofort anlegen, wird sich das Stillen bald eingespielt haben. Die Prägung Ihres Babys auf die Brust wird stark sein, und auch in Ihnen wird das Selbstvertrauen wachsen, dass Sie Ihrem Baby mit der Brust das geben können, was es braucht.

! Bitte beachten Sie

Die Häufigkeit des Stillens in den ersten Tagen ist nicht das, was Sie später im Alltag erwartet. Diese kurzen Stillintervalle werden meist nicht auf Dauer erforderlich sein. Ihr Baby lernt, wirkungsvoller und ausdauernder zu saugen; auch seine Magenkapazität nimmt zu. Entsprechend werden die Stillmahlzeiten länger dauern und in größeren Abständen erfolgen. Aber für den Anfang gilt: Wenn Sie jetzt sehr häufig anlegen, ersparen Sie sich auf lange Sicht viele Unannehmlichkeiten.

Das häufige Anlegen in den ersten Tagen wirkt sich sowohl kurz- als auch langfristig auf die Milchbildung aus. In den ersten Tagen bekommt Ihr Baby mehr Milch. Das wird seinen natürlichen Gewichtsverlust begrenzen und es schneller wieder zunehmen lassen. Auch der Blutzuckerspiegel stabilisiert sich. Außerdem führt häufiges Anlegen zu einem früheren Erscheinen der reifen Muttermilch und einem sanfteren Milcheinschuss.
Die langfristigen Auswirkungen hängen mit dem hormonellen Regelkreis zusammen, der die Milchbildung steuert. Im Laufe der Hormonumstellung nach der Geburt steigt der Spiegel des Milchbildungshormons Prolaktin im Blut enorm an. Je häufiger Sie jetzt stillen, desto mehr wächst die Bereitschaft der milchbildenden Zellen, Prolaktin aufzunehmen. Durch häufiges Anlegen in den ersten Tagen können Sie die Milchbildung auch auf lange Sicht positiv beeinflussen.

Stillen nach Bedarf heißt, das Baby immer dann anzulegen, wenn es trinken möchte. Das kann in den ersten Wochen sehr häufig der Fall sein, wird aber meistens im Laufe der folgenden Monate weniger.

Stillhäufigkeit und Stilldauer in der Wochenbettzeit
- Häufigkeit: acht- bis zwölfmal innerhalb von 24 Stunden.
- Dauer einer Mahlzeit: so lange das Baby trinken will; etwa 15 bis 20 Minuten an der ersten Brust, danach an der anderen Brust, bis das Baby satt ist.
- In den ersten Tagen sind die Mahlzeiten bei vielen Babys etwas kürzer. Allmählich werden sie länger.

Unterschiedliche Stillpositionen

Für den Anfang sollten Sie mit drei Stillpositionen vertraut sein: dem Wiegegriff, dem Rückengriff und dem Stillen im Liegen. Die einzelnen Stillpositionen eignen sich für unterschiedliche Situationen.
Aber es gibt auch noch andere Gründe, die Stillposition hin und wieder zu wechseln: Die Brust wird am intensivsten an der Stelle entleert, wo die Zunge des Babys die Milchseen und die Brustwarze massiert. Und dort, wo am besten entleert wird, wird auch die Milchbildung maximal angeregt. Wenn Sie immer in derselben Position stillen, werden stets die gleichen Bereiche des Drüsengewebes am stärksten angeregt. Wenn Sie dagegen unterschiedliche Stillpositionen einnehmen, werden verschiedene Bereiche intensiv stimuliert und damit die Milchbildung insgesamt positiv beeinflusst.
In der ersten Woche können Sie Ihr Baby noch leicht an unterschiedliche Positionen gewöhnen. Später könnte das schwieriger werden.

Der Wiegegriff

Der Wiegegriff ist die gebräuchlichste Stillposition, weil er unkompliziert ist und fast überall angewandt werden kann – daher seine Beliebtheit. Wenn Sie Ihr Baby im Wiegegriff stillen, müssen Sie darauf achten, dass sich sein Körper nah an Ihren eigenen schmiegt.

Mehr zum Wiegegriff → Seite 34 ff.

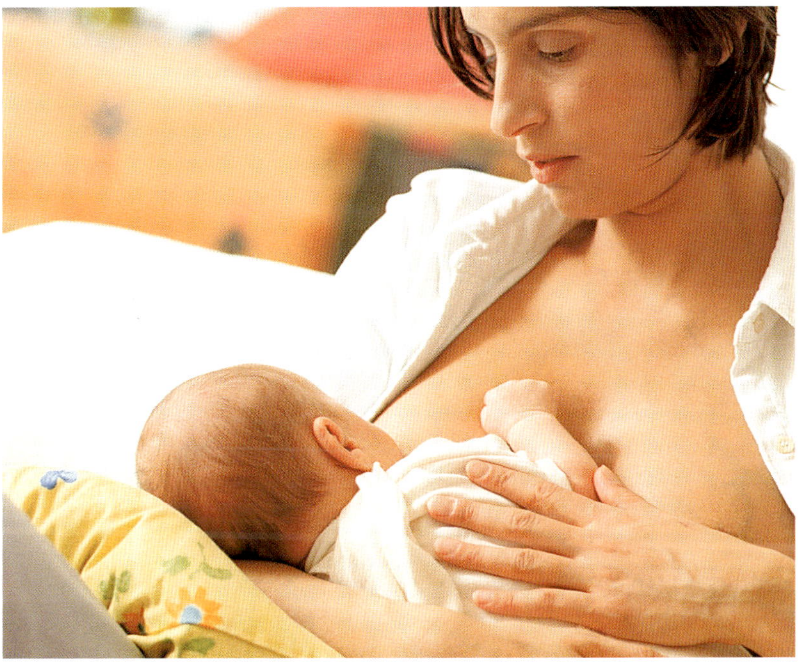

Der Wiegegriff eignet sich überall, auch für unterwegs.

Vermeiden

Häufige Fehler beim Wiegegriff

- Die Mutter hält die Brust mit dem Zigarettengriff, das heißt, Brustwarze und Warzenhof befinden sich zwischen Zeige- und Mittelfinger.
- Sie hält die Brust zwar im C-Griff, aber zu nah an der Brustwarze.
- Die Brust wird in den Mund »hineingestopft«, anstatt ihn zu berühren, abzuwarten und das Kind heranzuziehen.
- Das Baby liegt auf der Seite, aber sein Bauch berührt nicht den Bauch der Mutter und der Po ist weit weg oder zu weit unten.
- Das Baby liegt auf dem Rücken im Schoß und muss den Kopf verdrehen, um zu saugen und zu schlucken.
- Beide Hände des Babys sind oben zu sehen (richtig wäre je eine Hand oberhalb und unterhalb der Brust).
- Die Mutter hält den Kopf des Kindes mit der Hand.
- Das Baby muss den Kopf auf die Seite drehen.

Der Rückengriff

Der Rückengriff erweckt oft eine gewisse Scheu, da er nicht so bekannt ist wie der Wiegegriff, aber einmal ausprobiert, sind viele Mütter damit sehr zufrieden. Gerade am Anfang und für Babys, die sich nicht ohne weiteres optimal an die Brust anlegen lassen, bietet er große Vorteile. Die leicht gekrümmte Körperhaltung unterstützt das Ruhigwerden besonders lebhafter Babys. Die Mutter hält mit einer Hand ihre Brust und mit der anderen den Kopf des Babys. Mit der Hand lässt sich der Kopf leichter und gezielter in dem kurzen richtigen Moment an die Brust ziehen als in der Armbeuge des Unterarms. Beim Rückengriff wird das Drüsengewebe in Richtung Achsel am

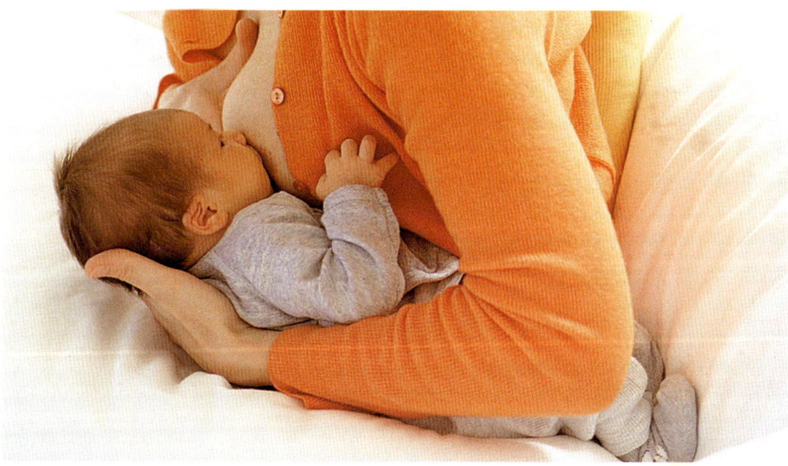

Der Rückengriff ist gut zu steuern – die linke Hand hält den Kopf, die rechte die Brust. Ziehen Sie den Kopf nahe heran – hier sehen Sie ein optimales Erfassen der Brust.

meisten entleert. Gerade in diesem Bereich befindet sich sehr viel Drüsengewebe. Er wirkt sich daher günstig auf die Milchbildung aus.

So gehen Sie Schritt für Schritt vor

Setzen Sie sich bequem hin. Im Krankenhausbett legen Sie eine Rolle unter Ihre Knie. Sie brauchen auf alle Fälle ein Kissen, das Ihren rechten Arm abstützt. Bei einem größeren Baby benötigen Sie zusätzlich Kissen für Ihren Rücken, damit die Füße des Kindes ausreichend Platz haben.

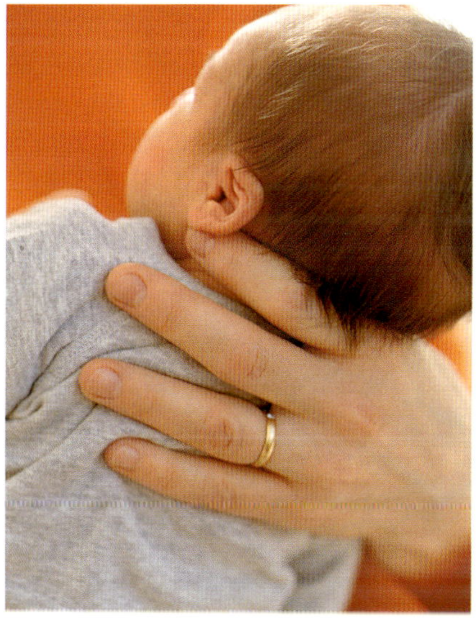

So halten Sie Babys Kopf richtig mit Daumen und Zeigefinger.

Beachten Sie, wie Sie den Kopf des Babys am besten halten: Bilden Sie mit Daumen und Zeigefinger ein großes L und halten Sie mit dem Bogen dieser beiden Finger den Kopf an der Schädelbasis. Der Zeigefinger reicht bis hinter das linke Ohr, der Daumen hinter das rechte Ohr. In dem Bogen Ihrer Hand liegt der kleine Kopf gut. Gleichzeitig können Sie ihn gezielt steuern. Am Hals gehalten zu werden ist unangenehm! Alternativ bilden Sie mit Ihrer Hand eine Schale für den Hinterkopf eines sehr kleinen Babys. Achten Sie darauf, dass Sie die Wange nicht berühren – das würde einen unbeabsichtigten Suchreflex auslösen. Sehr empfindliche Babys können sogar von der Tatsache, am Kopf gehalten zu werden, irritiert sein. In diesem Fall hilft ein dünnes Tuch zwischen Kopf und Hand.

Der Körper des Babys ruht auf oder neben Ihrem linken Unterarm, seine Beine stemmen sich gegen Ihre Rückenlehne. Der Babykörper soll leicht gekrümmt sein. Mit dem Unterarm drücken Sie seinen Po möglichst nah an Ihren Körper.

Ihre rechte Hand fasst nun die linke Brust im C-Griff und formt sie, genau so, wie Sie es beim Wiegegriff gelernt haben. Der Kopf Ihres Babys befindet sich genau gegenüber der Brustwarze. Sie haben nun einen guten Überblick und können im richtigen Augenblick den Kopf Ihres Babys gezielt an die Brust ziehen.

Der weitere Ablauf ist wie beim Wiegegriff. Ziehen Sie den Kopf für ein optimales Erfassen der Brust nahe heran, ohne ihn zu drücken.

Vermeiden

Häufige Fehler beim Rückengriff

- Der Kopf des Babys ist nicht nahe genug an die Brust der Mutter herangezogen.
- Das Baby hat nicht genügend Platz für seine Füße.
- Sein Körper befindet sich nicht dicht genug am Körper der Mutter.

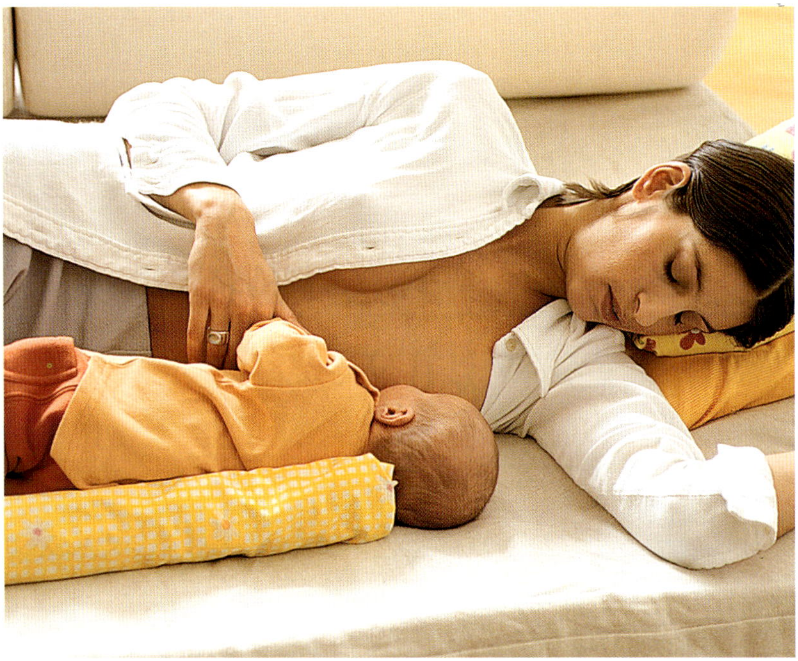

Stillen im Liegen ist entspannend. Der Körper des Babys ist dicht an Ihren Bauch geschmiegt, sein Rücken durch eine Rolle gestützt.

Das Stillen im Liegen

Das Stillen im Liegen ist besonders vorteilhaft, wenn Sie sich ausruhen möchten, sei es im Wochenbett oder später im Alltag. Hat sich das Stillen erst einmal eingespielt, können Sie in dieser Position auch einschlafen. Vor allem nachts ist das eine große Erleichterung, ebenso beim Stillen nach einem Kaiserschnitt.

So gehen Sie Schritt für Schritt vor

Es ist wichtig, dass Sie bequem liegen. Das Kopfteil des Krankenhausbettes sollte heruntergelassen und damit die Liegefläche flach sein. Sie müssen in Seitenlage liegen. Am bequemsten ist das Stillen im Liegen, wenn Ihr Rücken mit einer Deckenrolle abgestützt ist und Sie die Beine etwas anwinkeln.

Viele Mütter bevorzugen das Stillen im Liegen vor allem nachts.

Durch ein kleines festes Kissen unter dem Kopf kann der Nacken ziemlich gerade bleiben, und trotzdem haben Sie Ihr Kind im Blick. Das Baby liegt parallel zu Ihnen, ebenfalls in Seitenlage, sein Kopf befindet sich auf Höhe Ihrer Brustwarzen. Eine Handtuchrolle hinter dem Rücken Ihres Kindes verhindert, dass es aus der Seiten- in die Rückenlage kippt. Ihre rechte Hand hält die Brust im C-Griff und formt sie dabei. Ihr linker Arm liegt abgewinkelt auf dem Bett, der Unterarm hinter dem Rücken des Babys. Mit diesem ziehen Sie Ihr Baby im richtigen Augenblick schnell zu sich. Alles Weitere läuft wie beim Wiegegriff ab. Später brauchen Sie die Brust und den Rücken des Babys nicht mehr zu halten. Wenn Sie gut angelegt haben, schließen Sie die Augen und entspannen sich, während Ihr Baby saugt. Genießen Sie die Kombination von Stillen und Entspannung. Wenn Sie die Seite wechseln wollen, nehmen Sie Ihr Baby in die Arme, drücken es an sich und drehen sich auf die andere Seite.

Vermeiden

Häufige Fehler beim Stillen im Liegen

- Ohne Rolle im Rücken liegen Sie unbequem.
- Der Rücken des Babys ist nicht durch eine Rolle abgestützt. Es liegt auf dem Rücken und dreht den Kopf auf die Seite.
- Der Kopf des Babys liegt im Verhältnis zur Brust zu weit oben oder unten und kann dadurch die Brust nicht optimal fassen.
- Der Körper des Babys ist nicht parallel zu dem der Mutter und außerdem zu weit entfernt.
- Die Mutter stützt ihr Kinn auf dem Ellbogen ab und verspannt sich im Nacken.

Ein schlafendes Kind wecken?

Die landläufige Meinung ist, dass man ein schlafendes Kind nicht wecken sollte. Grundsätzlich und vor allem später ist das auch richtig, denn Kinder lernen, ihr Schlafbedürfnis selbst zu steuern. Aber die Anfangszeit ist eine Lernphase und es gibt durchaus Situationen, in denen es notwendig ist, ein Baby zu wecken, beispielsweise, wenn es sich in den ersten Tagen nicht oft genug von allein meldet. Versuchen Sie, Ihr Baby tagsüber zu wecken, wenn es sich von selbst nicht mindestens alle drei Stunden meldet. (Diese Regel gilt lediglich in den ersten Tagen, später nur, wenn die Gewichtszunahme nicht ausreicht.) Wecken Sie Ihr Baby auch, wenn es im Halbschlaf Hungerzeichen macht. Dies ist notwendig, weil manche Babys auf etwas Unangenehmes wie Hunger mit Rückzug und Schlaf reagieren, das heißt, dass sie schlafen, obwohl sie Hunger haben.

Ein weiterer Grund ist, wenn Sie das Gefühl haben, Ihre Brust braucht dringend Entleerung. Stillen ist eine Partnerbeziehung. Das bedeutet: Wenn Sie eine volle Brust haben, die spannt und sich unangenehm anfühlt, vielleicht sogar schmerzt, können und sollten Sie Ihr Baby zum Saugen wecken.

Machen Sie höchstens zwei bis drei Weckversuche hintereinander. Wenn Ihr Baby nach wie vor tief schläft, lassen Sie es weiterschlafen und versuchen Sie es später noch einmal.

Babys leben in unterschiedlichen Zuständen: Manchmal sind sie tief eingeschlafen, manchmal schlafen sie nur leicht, manchmal sind sie schläfrig, manchmal wach, manchmal hellwach und aktiv, manchmal quengelig, und manchmal weinen sie. Von diesen unterschiedlichen Zuständen sind sie am leichtesten im schläfrigen, wachen oder hellwachen Zustand anzulegen. Nutzen Sie das aus.

So können Sie Ihr Baby aufwecken

- Sprechen Sie mit Ihrem Baby oder singen Sie ihm etwas vor.
- Nehmen Sie ihm die Decke weg.
- Wickeln Sie es.
- Ziehen Sie ihm einige Kleidungsstücke aus oder entkleiden Sie es ganz.
- Legen Sie sich das nackte Baby auf Ihren freien Oberkörper.
- Baden Sie Ihr Baby.
- Massieren Sie Rücken, Arme und Füße Ihres Babys.
- Wenden Sie den »Puppenaugentrick« an. Bewegen Sie Ihr Baby so lange behutsam auf und ab, bis es die Augen öffnet.
- Drehen Sie Ihr Baby in der Rückenlage sanft nach rechts und links und sprechen Sie zu ihm!

Das Baby regelt seinen Bedarf

Die Milchbildung ist sehr einfach und einleuchtend geregelt: Die Menge der Milch, die das Baby aus der Brust trinkt, bestimmt die Menge, die gebildet wird – nach dem Motto: »Je mehr es trinkt, desto mehr kommt nach.« Das Baby ist durch sein Saugen aktiv an der Milchbildung beteiligt und »bestellt« sich gleich die Portion für die nächste Mahlzeit. Insbesondere in den ersten Wochen ist dieses Prinzip von Angebot und Nachfrage äußerst sensibel und die Brust reagiert schnell auf erhöhten Bedarf.

Mehr zum Thema »Zu viel Milch« → Seite 129 f.

Gerade in der ersten Zeit kann eine leichte zusätzliche Steuerung von Ihrer Seite erforderlich sein, und zwar in beide Richtungen. Bei manchen Babys ist Aufwecken nötig, um es zu ausreichendem Saugen anzuregen; einige Mütter dagegen haben eine so überreichliche Milchbildung und einen so starken Milchspendereflex, dass das Baby seine Mühe hat, damit zurechtzukommen.

Der Milcheinschuss

Um den dritten, vierten Tag verändert sich die Milch allmählich. Gleichzeitig wird sie deutlich mehr.

Seit den letzten Monaten der Schwangerschaft bildet Ihre Brust Kolostrum, die Neugeborenenmilch. Von Geburt an nimmt die Menge des Kolostrums kontinuierlich zu und Ihr Baby trinkt es bereits seit dem ersten Tag. Daher ist der Begriff »Milcheinschuss« für das Geschehen am dritten oder vierten Tag etwas irreführend. Milch wurde ja schon vorher gebildet und vom Baby gesaugt. Was um den dritten Tag geschieht, ist genauer gesagt der Beginn des Übergangs von der Neugeborenenmilch zur reifen Muttermilch. Letztere enthält weniger Eiweiß; Milchzucker- und Fettgehalt nehmen dagegen zu. Äußerlich

ist dies an der veränderten Farbe und Konsistenz der Milch zu erkennen. Kolostrum ist dickflüssiger und hat eine Farbe, die fast in Richtung orange geht. Reife Muttermilch ist gelblich weiß und dünnflüssiger, manchmal leicht bläulich. Gleichzeitig mit der Veränderung der Zusammensetzung ist eine vermehrte Milchbildung festzustellen.
Dieser Vorgang kann von einem Anschwellen der Brüste begleitet sein. Die Vergrößerung der Brüste ist vor allem durch erhöhte Zufuhr von Blut- und Lymphflüssigkeit und nur teilweise durch mehr Milch in den Brüsten bedingt. Wenn die starke Schwellung ausbleibt, müssen Sie also nicht befürchten, dass Sie zu wenig Milch haben.
Das starke Anschwellen der Brüste wird, wenn es auftritt, von der Mutter meist als unangenehm oder sogar als schmerzhaft empfunden. Am besten ist es, dem vorzubeugen! Die beste Maßnahme zum Vorbeugen gegen einen unangenehmen Milcheinschuss ist frühes, häufiges und ausreichend langes Stillen, und zwar von Geburt an. Dies bewirkt, dass sich das ganze Geschehen auf mehrere Tage verteilt und dadurch insgesamt milder und sanfter verläuft.

Vorbeugen

Wichtig für einen sanften Milcheinschuss ist frühes, häufiges und ausgiebiges Stillen.

Erste Hilfe bei starkem Milcheinschuss

Was tun, wenn die belastenden Erscheinungen eines starken Milcheinschusses eingetreten sind?
Vor dem Anlegen sind warme Kompressen hilfreich – ein Waschlappen mit warmem Wasser, spezielle Wärmekissen oder angewärmte Kirschkernsäckchen. Die Wärme lässt die Milch leichter fließen.
Das Anlegen bereitet beim Milcheinschuss oft mehr Probleme als vorher. Die Brust ist prall, das Brustgewebe nicht so nachgiebig und daher schwerer zu fassen, denn durch das Anschwellen der Brust steht die Brustwarze nicht mehr so weit heraus. Aus diesem Grund ist es optimal, wenn Ihr Baby die Tage vorher, als die Brust noch weich war, genügend Möglichkeiten zum Üben hatte. Wenn Ihr Baby nun Schwierigkeiten hat, die Brust zu erfassen, pumpen Sie Ihre Brust an. Mit einer Handpumpe, einer elektrischen Pumpe oder auch einfach von Hand sollten Sie so viel Milch aus der Brust entleeren, bis der Bereich, den das Baby fassen soll, weich geworden ist. Das weichere Brustgewebe kann das Baby leichter fassen, zusätzlich ist der Milchspendereflex bereits ausgelöst.

Mehr über die Technik des Pumpens **→ Seite 93 ff.**

Und nun gilt natürlich: Oft stillen! Auch wenn Sie das Gefühl haben, am liebsten keine Berührung! Durch das häufige Stillen und die Entleerung werden Sie bald Erleichterung empfinden. Die Entleerung ist wichtig, um einen Milchstau zu verhindern. Stillen Sie so häufig wie möglich, dafür eventuell etwas kürzer als gewöhnlich. Wenn die Schmerzen sehr stark sind, kann Ihnen ein stillverträgliches Schmerzmittel über die schwierigen Stunden hinweghelfen. Auch ganz sanfte

Hilfreich beim Milcheinschuss ist häufiges Stillen, Wärme vor dem Anlegen, sanfte Massage und kalte Auflagen danach.

Massagen vor oder während des Stillens erleichtern den Milchfluss. Nach dem Stillen bringen kalte Wickel Linderung. Sie bewirken, dass sich Lymph- und Blutgefäße etwas zusammenziehen. Kältepackungen, Eis oder gefrorene Erbsen in einem Plastikbeutel (nicht direkt auf die Haut), Krautblätter aus dem Kühlschrank oder auch ein Quarkwickel sind angenehm. Dazu streichen Sie kalten Quark auf ein Tuch und legen den Wickel auf die Brust. Lassen Sie Brustwarzen und Warzenhöfe frei. Nach dem Antrocknen waschen Sie den Quark ab. Erste Linderung sollten Sie nach wenigen Stunden verspüren.

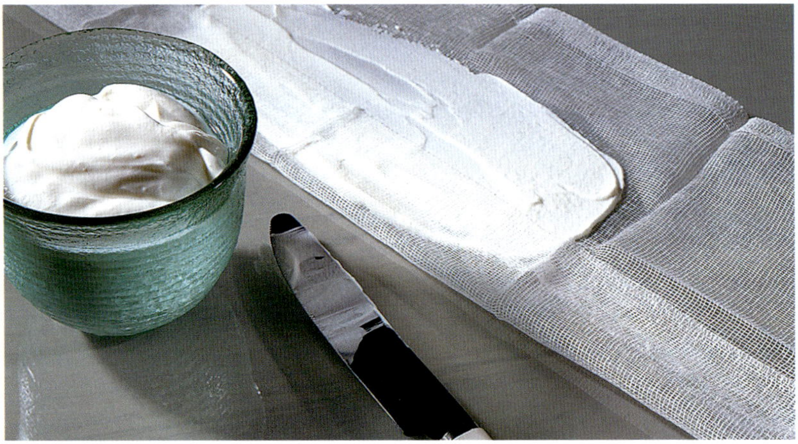

Kalte Quarkwickel sind ein bewährtes Hausmittel bei schmerzendem Milcheinschuss.

Das Wichtigste in den ersten Tagen

- Behalten Sie das Baby ständig bei sich! Nur dann können Sie auf seine Signale sofort reagieren.
- Beachten Sie die Hungerzeichen Ihres Babys. Legen Sie es bei den ersten Zeichen an die Brust.
- Stillen Sie so oft wie möglich – acht- bis zwölfmal innerhalb von 24 Stunden!
- Beim Anlegen gilt: Berühren, warten, heranziehen!
- Achten Sie darauf, dass Sie Ihr Baby beim Stillen nahe an Ihrem Körper halten und es die Brust gut erfasst hat.
- Wechseln Sie die Seiten beim Stillen, aber erst nach mindestens zehn Minuten Saugen und Schlucken an einer Brust.
- Lernen Sie Wiegegriff, Rückengriff und das Stillen im Liegen.
- Geben Sie Ihrem Baby nur die Brust. Flaschensauger, Schnuller und Brusthütchen könnten das Saugverhalten verwirren.
- Viel Körperkontakt unterstützt das Stillen und die Bindung.
- Lassen Sie in den ersten Tagen viel Luft an Ihre Brustwarzen (möglichst noch keinen BH und keine Stilleinlagen tragen).

Was den Stillbeginn erschweren kann

Schwierigkeiten beim Stillbeginn sind nicht unbedingt zu erwarten, aber es ist gut, wenn Sie wissen, welche möglich sind und wie Sie damit umgehen können.

Schwierigkeiten beim Anlegen

Manchmal ist das Anlegen in den ersten Tagen schwierig. Vielleicht war der Stillbeginn nach der Geburt nicht optimal oder es gab Komplikationen beziehungsweise gesundheitliche Probleme. Vielleicht war es Ihnen aus verschiedenen Gründen nicht möglich, die bisher geschilderten Schritte zum Anlegen einzuhalten. Aus diesen und anderen Gründen kann es sein, dass das Baby den Mund nach Berührung der Brustwarze nicht (oder nicht weit genug) öffnet, in der Nähe der Brust schreit und mehrere Anlegeversuche nicht den gewünschten Erfolg bringen. Eine solche Situation ist für Sie als Mutter gefühlsmäßig sehr belastend. Möglicherweise kommen bei Ihnen Gefühle auf wie »Mein Baby mag meine Brust nicht« und schlimmer noch »Mein Baby mag mich nicht«.

Es ist verständlich, dass solche oder ähnliche Gefühle bei Ihnen auftauchen. Sie sind Ausdruck dafür, dass eine Verbindung zwischen körperlichen und seelischen Erfahrungen besteht, die in Schwangerschaft und Stillzeit besonders stark ausgeprägt ist. Ihr Baby lehnt nicht Sie als seine Mutter ab – Sie werden das daran merken, dass es nach wie vor den Körperkontakt mit Ihnen genießt. Aber es hat noch nicht herausgefunden, dass es an der Brust trinken kann, und es ist eventuell mit den Techniken der Nahrungsaufnahme durcheinander gekommen. Dies – gekoppelt mit seinen Hungergefühlen – bewirkt bei Ihrem Baby Stress, weswegen es schreit und signalisiert, dass es nicht zurechtkommt und Ihre Hilfe braucht. Sein Weinen ist ein Hilfeschrei, kein Zeichen von Ablehnung!

Auch wenn der Stillbeginn anders ausfällt, als Sie sich das gewünscht haben: Verlieren Sie nicht den Mut, sondern versuchen Sie es immer wieder. Wenn Sie nicht allein zurechtkommen, suchen Sie sich sachkundige Unterstützung.

So erleichtern Sie Ihrem Baby das Anlegen

Lässt sich Ihr Baby nicht oder nur schwer anlegen, führen Sie es liebevoll in die Erfahrung ein. Auf den folgenden Seiten finden Sie eine Übersicht verschiedener erprobter Möglichkeiten. Wählen Sie davon aus, um Ihrem Baby den Weg an die Brust zu erleichtern.

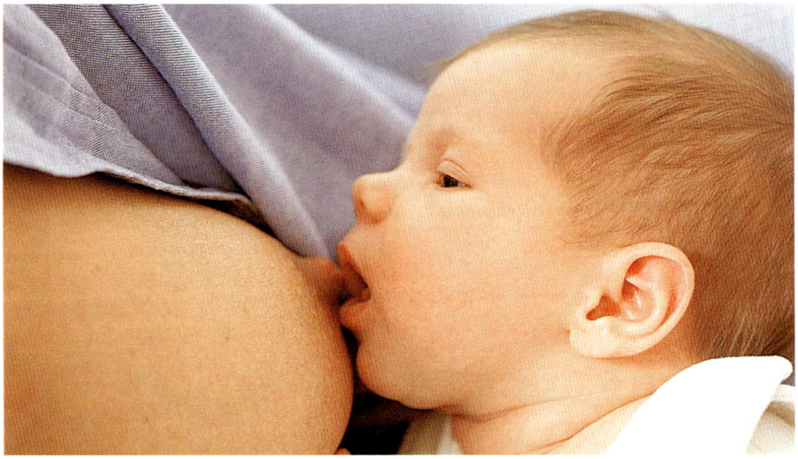

Manchmal braucht Ihr Baby geduldige Ermutigung, den Mund zum Stillen zu öffnen.

Vorschläge zur Beruhigung → Seite 88 ff.

- Beginnen Sie noch einmal wie am Anfang: Legen Sie Ihr Baby Haut an Haut auf Ihren Oberkörper und nehmen Sie sich Zeit. Vielleicht sucht Ihr Baby in dieser Zeit die Brust.
- Beruhigen Sie Ihr Baby vor jedem erneuten Anlegeversuch. Ein schreiendes Baby lässt sich nur schwer anlegen.
- Bei Anlegeschwierigkeiten ist es besonders wichtig, auf optimale Stillhaltung und gutes Fassen der Brust zu achten! Versuchen Sie erneut und mit viel Geduld, die einzelnen Schritte richtigen Anlegens einzuhalten. Warten Sie vor allem, bis Ihr Baby den Mund öffnet, und ziehen Sie es heran, anstatt die Brust in seinen Mund zu stopfen. Probieren Sie auch den Rückengriff aus.
- Wenn Ihr Baby nicht an die Brust möchte, ist es doppelt wichtig, keine Flaschensauger oder Schnuller zu verwenden. Drücken Sie etwas Milch aus, geben Sie diese Tropfen auf die Lippen Ihres Babys. Vielleicht ermuntert es der gute Geschmack der Milch, das Saugen zu versuchen.
- Manchmal helfen einige Tropfen Wasser oder ungesüßter Fencheltee, die mit einer Spritze vorsichtig auf die Lippen oder die Brustwarze geträufelt werden.
- Wenn Ihr Baby die Brust zwar nimmt, aber nicht zu saugen beginnt, können es einige Tropfen Tee im Mundwinkel möglicherweise zum Saugen anregen.
- Sie können Ihr Baby in eine Stillposition legen und sanft seine Lippen und die Umgebung seines Mundes massieren. Zwischendurch berühren Sie leicht die Unterlippe und warten. Machen Sie ihm dabei vor, was es machen soll: Sperren Sie Ihren eigenen Mund mit einem lauten »Aaaa« auf. Wiederholen Sie das immer wieder, auch wenn Sie sich dabei komisch vorkommen. Babys sind sehr lernfähige kleine Geschöpfe.

- Wenn es fraglich ist, ob Ihr Baby an die Brust geht, und irgendwann gelingt es doch, dann akzeptieren Sie zunächst auch nicht ganz optimales Saugen, bis Ihr Baby sich an die Brust gewöhnt hat. Mit jeder Mahlzeit korrigieren Sie es, damit es die Brust immer besser erfasst.
- Sprechen Sie viel mit Ihrem Baby. Loben Sie es für jeden Schritt, den es richtig tut. Ihr Kind versteht zwar nicht die einzelnen Worte, wohl aber den Tonfall.
- Wenn Ihr Baby über einen längeren Zeitraum nicht an die Brust gegangen ist, braucht Ihre Brust unbedingt Anregung zur Milchbildung durch Pumpen. Fragen Sie die Krankenschwester nach einer Pumpe und beginnen Sie, Ihre Brust zu entleeren, damit jetzt und später genügend Milch für Ihr Baby vorhanden ist. Füttern Sie Ihrem Baby die abgepumpte Milch mit Löffel oder Becher zu.

Näheres über Pumpen → Seite 93 ff.

- Wenn ein Baby etliche Stunden nicht an der Brust getrunken oder mehrere Tage nicht wirkungsvoll gesaugt hat, braucht es unter Umständen zuerst Nahrung, damit es sich wieder besser und weniger gestresst fühlt – erst dann können Stillversuche zum Ziel führen. Diese Nahrung sollte nicht mit der Flasche, sondern beispielsweise an der Brust, mit Löffel oder Becher gegeben werden.

Mehr zum Thema Zufütterung → Seite 60 ff.

Bei Anlegeschwierigkeiten spielt Ihre Haltung als Mutter eine große Rolle. Gleichzeitig sind von Ihnen Ausdauer und viel Geduld gefordert. Denken Sie daran, dass Ihr Baby Sie als Mutter annimmt, auch wenn es Ihre Brust jetzt nicht fassen kann. Bleiben Sie konsequent dabei und versuchen Sie das Anlegen immer wieder – je gelassener, desto besser. Sie sind der erwachsene Partner in der Stillbeziehung, Sie müssen Ihr Baby behutsam und liebevoll beim Erlernen des richtigen Saugens anleiten.
Hilfe von außen wird Ihnen gut tun – sei es durch praktische Anleitung oder durch Ermutigung. Bitten Sie das Personal auf der Wochenstation darum. Vielleicht haben Sie auch die Möglichkeit, eine Laktationsberaterin hinzuzuziehen.

Saugprobleme

Wenn Ihr Baby sich zwar anlegen lässt, aber nicht ausdauernd an der Brust bleibt, das Saugen Schmerzen verursacht oder nicht wirkungsvoll ist, liegen eventuell Probleme beim Saugen selbst vor.
Füttern mit der Flasche oder Nuckeln am Schnuller können bei gestillten Babys eine Saugverwirrung hervorrufen. Dies ist der häufigste Grund für Saugprobleme. Einige wenige Babys kommen bereits mit einem falschen Saugverhalten auf die Welt.

Saugprobleme lassen sich meist vermeiden.

Mehr über Babys mit einer Spalte **→ Seite 148 ff.**

Sehr selten sind organische Gründe dafür verantwortlich, dass ein Baby sich schwer anlegen lässt oder nicht gut saugt. Das können beispielsweise eine akute oder chronische Krankheit, manchmal auch neurologische Probleme sein. Auch eine sichtbare oder von außen unsichtbare Spalte im Gaumen oder ein zu kurzes Zungenbändchen rufen mitunter Saugprobleme hervor. Diese Situationen sprechen an sich nicht gegen das Stillen, Sie werden aber spezielle Hilfe brauchen. Das Zungenbändchen ist das häutige Band, das Sie in der Mitte Ihrer Zunge sehen, wenn Sie diese nach oben strecken und im Spiegel betrachten. Ein zu kurzes Zungenbändchen bewirkt, dass das Baby die Zunge nicht weit genug über die Zahnleiste strecken kann. Die Folge ist nicht wirkungsvolles Saugen, das der Mutter wehtut und wunde Brustwarzen verursacht. Bei einem zu kurzen Zungenbändchen wird die Zungenkante durch das Zungenbändchen in der Mitte herzförmig zurückgehalten. Sollte das bei Ihrem Baby der Fall sein, suchen Sie einen Arzt auf, der dieses Problem – und die daraus folgenden Stillprobleme – mit einem kleinen, (fast) schmerzlosen Eingriff beseitigt.

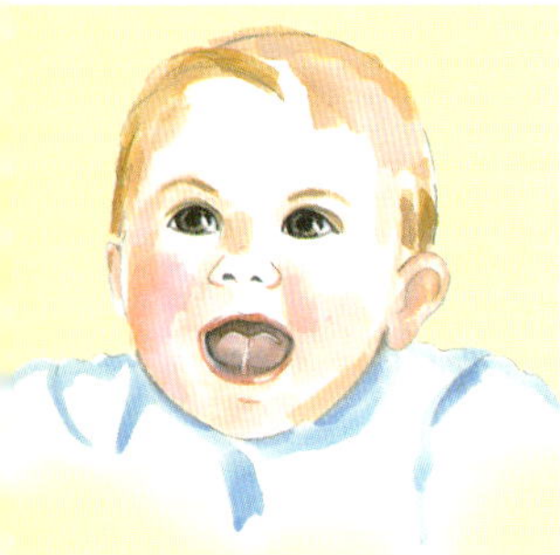

Bei einem zu kurzen Zungenbändchen ist die Zungenspitze nicht gerundet, sondern herzförmig.

Das Baby wird gelb

Viele Neugeborene bekommen innerhalb der ersten Lebenswoche eine gelbliche Hautfarbe. Auch die Augäpfel verfärben sich gelb. Dies ist ein normaler Vorgang, der mit den großen Umstellungen vom Leben im Mutterleib auf das eigenständige Leben nach der Geburt zu tun hat. Vielleicht machen Sie sich große Sorgen oder fühlen sich hilflos, wenn Sie sehen, dass Ihr Baby gelb ist. Es kann Ihnen helfen, wenn Sie verstehen, warum dieses Phänomen nach der Geburt auftritt und was Sie dazu beitragen können, dass Ihr Baby diesen Zustand bald überwindet.

Eine leichte Gelbfärbung von Haut und Augäpfeln ist die Folge eines normalen Umstellungsprozesses nach der Geburt.

Der Lungenkreislauf des ungeborenen Babys ist noch nicht aktiv, es wird durch Plazenta und Nabelschnur mit Sauerstoff versorgt, der über die roten Blutkörperchen transportiert wird. Dazu werden im Blut des Babys vor der Geburt mehr rote Blutkörperchen benötigt als nachher. Die überschüssigen roten Blutkörperchen müssen nach der Geburt abgebaut werden. Dabei entsteht Bilirubin, ein gelber Stoff, der für die Verfärbung der Haut verantwortlich ist. Zusätzlich zum erhöhten Anfall von Bilirubin in den ersten Tagen hat die noch unreife Leber des Neugeborenen nur beschränkte Möglichkeiten, das Bilirubin zu verarbeiten. Außerdem kann es auch noch aus dem Darm wieder zurück in den Blutkreislauf gelangen. Ausgeschieden wird das Abbauprodukt Bilirubin hauptsächlich über den Darm. Untersuchungen und Beobachtung im Krankenhaus dienen der Vermeidung zu hoher Bilirubin-Werte, die das Baby schädigen könnten.

Vorbeugen gegen Neugeborenengelbsucht

Sie als Mutter können einiges dazu beitragen, dass Ihr Baby möglichst bald genügend Bilirubin über den Darm abgibt: Ausscheidungen werden durch Nahrungszufuhr angeregt. Zusätzlich hat die Neugeborenenmilch eine abführende Wirkung. Frühes und häufiges Stillen regt die Ausscheidung des ersten schwarzen Stuhls an, der auch Mekonium oder Kindspech heißt. Gut angelegt wird Ihr Baby die Milchbildung früher und besser anregen und häufiges Stillen nach Bedarf wird weiter für Stuhlgang sorgen. Neun- bis elfmal Stillen am ersten Lebenstag kann die Neugeborenengelbsucht wesentlich reduzieren.

Vorbeugen

Ab einer bestimmten Konzentration von Bilirubin im kindlichen Blut wird eine Phototherapie vorgeschlagen und die Ärzte sprechen von einer Neugeborenengelbsucht. Dazu kommt das Baby unter eine spezielle Lampe, die bewirkt, dass das Bilirubin umgebaut und schneller ausgeschieden wird. In manchen Kliniken sind diese Blaulichtlampen über dem Bett der Mutter angebracht oder werden in ihr Zimmer gefahren, damit Mutter und Baby zusammenbleiben können.

In jedem Fall ist es gerade bei der Phototherapie wichtig, dass Sie sich nicht verunsichern lassen und die Stillhäufigkeit beibehalten. Sie können Ihr Kind stillen und anschließend wieder unter die Lampe legen. Gelbe Babys haben die Tendenz, müde und leicht apathisch zu sein. Wenn das bei Ihrem Baby der Fall ist, wecken Sie es tagsüber alle zwei Stunden und stillen Sie es. Die Muttermilch trägt ebenfalls wirksam zum Abfall des Bilirubin-Spiegels bei.

Wie Sie Ihr Baby aufwecken, lesen Sie auf Seite 50.

Wenn es Ihnen nicht gelingt, das durch die Neugeborenengelbsucht müde Baby zu wecken, beginnen Sie zu pumpen und füttern Sie mit alternativen Methoden zu. Zufüttern von Tee ist allerdings nicht hilfreich. Für die Ausscheidungen braucht das Baby Eiweiß und Kalorien – Ihre Milch.

Mehr über alternatives Zufüttern → Seite 60 ff.

In seltenen Fällen kann der erhöhte Bilirubin-Spiegel andere Ursachen als die beschriebenen haben und auf eine Krankheit zurückzuführen sein. Das medizinische Personal ist in der Lage, dies nach dem Zeitpunkt des Auftretens und nach verschiedenen anderen Faktoren zu erkennen, und wird Sie über mögliche Ursachen und Behandlungsmöglichkeiten informieren.

Eine späte, das heißt nach der ersten Woche auftretende Neugeborenengelbsucht beim gestillten Baby ist meist auf einen Stoff in der Milch seiner Mutter zurückzuführen und in der Regel harmlos. Die Bilirubin-Werte gehen innerhalb von mehreren Wochen langsam zurück. Sie brauchen sich keine Sorgen zu machen und können mit dem Stillen fortfahren. Nur bei besonders hohen Werten ist eine kurze Stillunterbrechung notwendig. Diese Art der Gelbsucht wiederholt sich oft bei Geschwisterkindern.

Schnuller und Flaschensauger können den Lernprozess stören

Wenn Ihr Baby immer nur die Brust im Mund hat, bekommt es eine Prägung auf die Brust. Es begreift, dass die Brust – und nichts anderes – in den Mund gehört. Es lernt, dass die angenehme Nahrung ausschließlich aus der Brust kommt. Allmählich erlernt es den Prozess, in der Nähe der Brust den Mund von selbst zu öffnen.

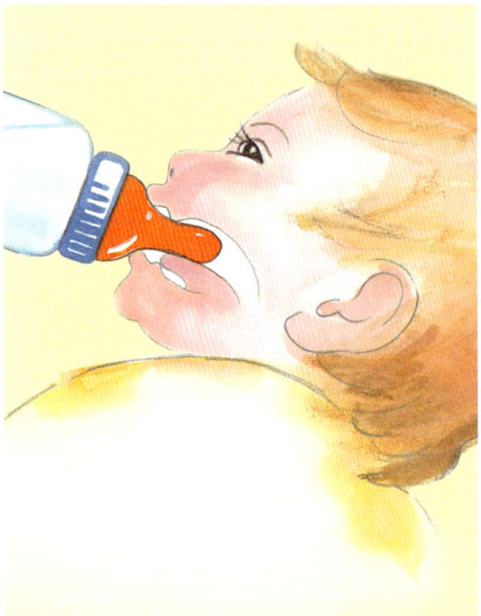

Am Flaschensauger saugt das Baby völlig anders als an der Brust – der Mund ist nicht so weit offen und die Zunge bleibt hinter der Zahnleiste.

Bei vielen Babys können andere Saugobjekte – seien es Flaschensauger, Schnuller oder Brusthütchen, manchmal auch der Finger – dazu führen, dass sie an der Brust nicht mehr oder nicht mehr so gut saugen. Das Saugen an der Brust und an einem künstlichen Sauger unterscheiden sich vor allem hinsichtlich der Zungenstellung. Babys reagieren unterschiedlich empfindlich auf solche Störungen. Manche kommen mit dem Wechsel der Saugmuster gut zurecht. Viele aber geraten auf Grund solch unterschiedlicher Botschaften durcheinander und entwickeln eine Saugverwirrung, deren Korrektur meist mehrere Beratungen erfordert und etliche Tage Stress nach sich zieht.

Auch am Finger, zu häufig angewandt, kann sich das Baby ein falsches Saugmuster angewöhnen. Fingerfütterung und Saugtraining sind Behandlungsmaßnahmen für spezielle Fälle und erfordern die Anleitung durch eine Fachkraft, die in dieser Technik ausgebildet ist.

Alle Alternativen zur Brust sind wesentlich härter als die Brustwarze. Es ist kein Zufall, dass die Natur die weiche Brustwarze für den Mund des Babys vorgesehen hat. Sie passt sich der Mundhöhle an, während alle anderen Saugobjekte die Gefahr mit sich bringen, dass sich der noch weiche Gaumen verformt.

! Bitte beachten Sie

In den ersten vier bis sechs Wochen, solange sich das Stillen noch nicht eingespielt hat, beeinträchtigen künstliche Sauger und Schnuller aus den genannten Gründen das Erlernen und In-Gang-Kommen des Stillens – und zwar sowohl hinsichtlich der Milchbildung als auch des Lernprozesses. Deswegen ist es sehr wichtig, dass Sie Ihr Baby gerade in dieser sensiblen Zeit ausschließlich an der Brust saugen lassen. Das Gleiche gilt für Brusthütchen, auch dieses Hilfsmittel kann eine Saugverwirrung auslösen.

Ein Vergleich: Stillen und Flaschenernährung

Stillen	Flaschenernährung
Das Baby erfasst die Brust selbst.	Die Flasche wird eingeführt.
Die Brustwarze ist weich und passt sich der Mundform an.	Der Flaschensauger ist fest, seine Form verändert sich nicht.
Das Baby muss den Mund weit öffnen und die Zunge liegt über der Zahnleiste.	Das Baby öffnet seinen Mund nur wenig. Die Zunge ist hinter der Zahnleiste und stoppt zu schnellen Milchfluss.
Das Baby massiert mit der Zunge Brustwarze und Brustgewebe und streicht damit die Milch aus.	Die Zunge macht keine massierende Bewegung.
Das Baby muss erst eine Weile saugen, bis Milch kommt.	Die Milch kommt sofort.
Die Milch fließt rhythmisch.	Die Milch fließt ständig.
Der Milchfluss verändert sich im Laufe der Mahlzeit.	Der Milchfluss bleibt während der ganzen Mahlzeit gleich.
Das Baby kann ausdauernd ohne Unterbrechung saugen, schlucken, atmen.	Das Baby muss das Saugen immer wieder unterbrechen, um Luft in die Flasche zu lassen.
Das Baby hat Hautkontakt im Mund und mit Kinn und Nase.	Das Baby hat meist keinen Hautkontakt.
Das Baby hat Augenkontakt, wenn es möchte.	Das Baby hat Augenkontakt, wenn die Mutter es entsprechend hält.
Der Seitenwechsel ist automatisch gegeben.	Die Seite wird nur gewechselt, wenn die Mutter es bewusst macht.
Das Baby reguliert seinen Bedarf aktiv.	Das Baby hat keinen Einfluss auf die angebotene Milchmenge.
Nur die Mutter kann stillen.	Die Flasche kann von verschiedenen Personen gefüttert werden.
Das Baby erhält Muttermilch, einen lebendigen Stoff.	Das Baby erhält industriell erzeugte Milch.

In den ersten Wochen gehört nur die Brust in den Mund eines Babys, Flaschen- oder Beruhigungssauger können eine Saugverwirrung auslösen.

Alternativen für die Zufütterung

Im Normalfall braucht Ihr Baby nichts anderes als Muttermilch. In seltenen Fällen ist es jedoch notwendig, Flüssigkeit zuzufüttern.

Wann und warum zufüttern?

Es gibt zwei Gründe, warum es unter Umständen sinnvoll sein kann, einem Baby etwas zuzufüttern. Der erste Grund ist, wenn Ihr Baby nicht bereit ist, an die Brust zu gehen. Winzige Mengen zugefütterter Milch oder Tee könnten eventuell helfen.
Der andere Grund zuzufüttern ist, wenn Ihr Baby über einen längeren Zeitraum nicht ausreichend trinkt. Babys nehmen nach der Geburt von Natur aus ab. Sie kommen mit einem Flüssigkeitsüberschuss und mit Nährstoffreserven auf die Welt. Der natürliche Gewichtsverlust von in der Regel weniger als sieben Prozent nach der Geburt entsteht durch den Verlust von Flüssigkeit und die Ausscheidung des Neugeborenenstuhls. Durch die relativ geringe, aber hochkalorische Nahrungsaufnahme, die allmählich Magen und Darm auf größere Mengen vorbereitet, wird der Gewichtsverlust relativ gering gehalten.

Zeichen für eine normale Gewichtsentwicklung und ausreichende Milchmenge in den ersten Tagen

- Der Gewichtsverlust ist weniger als etwa sieben Prozent.
- Nach dem dritten Tag tritt kein weiterer Gewichtsverlust auf.
- Das Baby beginnt nach dem fünften Tag, wieder zuzunehmen.
- Das Geburtsgewicht wird spätestens am vierzehnten Tag wieder erreicht.
- Das Baby hat täglich mindestens dreimal Stuhlgang.
- Spätestens nach dem vierten Tag ist der schwarze Neugeborenenstuhl dem gelblichen Muttermilchstuhl gewichen.
- Das Baby hat nach dem vierten Tag mindestens sechs nasse Windeln innerhalb von 24 Stunden.

Mehr über die Beurteilung der Milchmenge → Seite 73 f. und 130

Bis die Umstellungsprozesse abgeschlossen sind, ist es sinnvoll, das Baby einmal täglich zu wiegen. Später ist derart häufiges Wiegen in der Regel nicht mehr erforderlich. Zusätzlich zu diesen »messbaren« Daten zieht das Fachpersonal, das Sie und Ihr Baby nach der Geburt betreut, auch die Beobachtung und die Erfahrung zur Beurteilung des Gedeihens Ihres Babys heran. Wenn es aus irgendwelchen Gründen mehr abnimmt oder nicht genügend zunimmt, kann es notwendig sein, ihm etwas zuzufüttern. Gleichzeitig müssen Sie nach den Ursachen suchen, die Milchbildung durch Pumpen anregen und das Baby zum wirkungsvollen Saugen an der Brust bewegen.

Wie zufüttern?

Eine erforderliche Zufütterung soll das Stillen unterstützen und nicht beeinträchtigen. Wenn Sie zufüttern müssen, machen Sie es am besten während des Stillens. So bleibt die Prägung auf Ihre Brust voll erhalten, und zwar sowohl beim Baby als auch bei Ihnen.

Wenn zufüttern erforderlich ist, dann am besten an der Brust!

Für die Zufütterung an der Brust gibt es verschiedene Möglichkeiten: Sie können Ihrem Baby kleine Mengen mit einer Spritze verabreichen (es gibt auch einen weichen, biegsamen Aufsatz für die Spritze) oder ein Brusternährungsset verwenden. Wenn Sie keines der beiden Hilfsmittel zur Hand haben, behelfen Sie sich mit einem Sondenschlauch (im Krankenhaus vorhanden oder in der Apotheke erhältlich). Das eine Ende des Schlauches nimmt das Baby zusammen mit der Brust in den Mund. Das andere Ende halten Sie entweder in ein Glas mit der zu fütternden Flüssigkeit und lassen das Baby selber saugen, oder Sie spritzen die Milch vorsichtig und langsam in seinen Mund.

Mehr zum Brusternährungsset → Seite 152 ff.

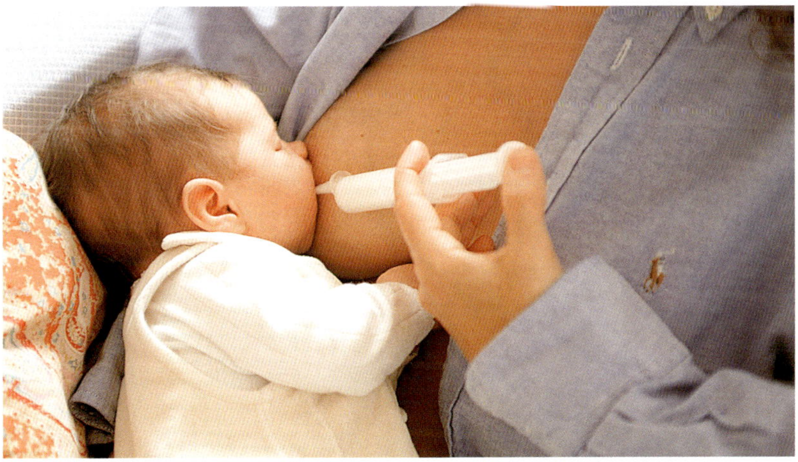

Kleine Mengen Milch können während des Stillens mit Hilfe einer Spritze mit besonderem Aufsatz zugefüttert werden.

Wenn diese Methoden der Zufütterung – während des Stillens – nicht möglich sind, versuchen Sie es mit einem Becher oder mit einem Löffel. Eine Saugverwirrung wird so vermieden. Dazu wickeln Sie das Baby in ein großes Tuch und halten es relativ aufrecht. Anschließend führen Sie den kleinen Becher an die Unterlippe Ihres Kindes, neigen ihn etwas und warten, bis sich das Baby die Flüssigkeit mit der Zunge holt. Mit etwas Übung werden Sie Ihr Baby auf diese Weise bald gut füttern können. Auch bei Gabe von Milch mit einem weichen Plastiklöffel sollten Sie das Baby ziemlich aufrecht halten.

In manchen Krankenhäusern werden auch noch andere alternative Fütterungsmethoden angewandt, in die Sie allerdings jeweils speziell eingeführt werden müssen.

Was zufüttern?

Optimal ist es, wenn Sie Ihre eigene abgepumpte Milch zufüttern können. Wann immer möglich, sollte das geschehen. Jede auch noch so kleine Menge Muttermilch ist kostbar für das Gedeihen Ihres Babys. Wenn (zusätzlich) andere Nahrung benötigt wird, sollte bei der Wahl der künstlichen Säuglingsnahrung berücksichtigt werden, ob Ihre Familie allergiebelastet ist. Wenn nicht, werden volladaptierte Muttermilchersatzprodukte (kenntlich an der Vorsilbe »Pre« des Markennamens) gewählt, die in der Zusammensetzung der Muttermilch am meisten angenähert sind. Unter Umständen kann der Arzt auch Muttermilch von einer Frauenmilchsammelstelle verschreiben, wenn eine in Ihrer Nähe ist.

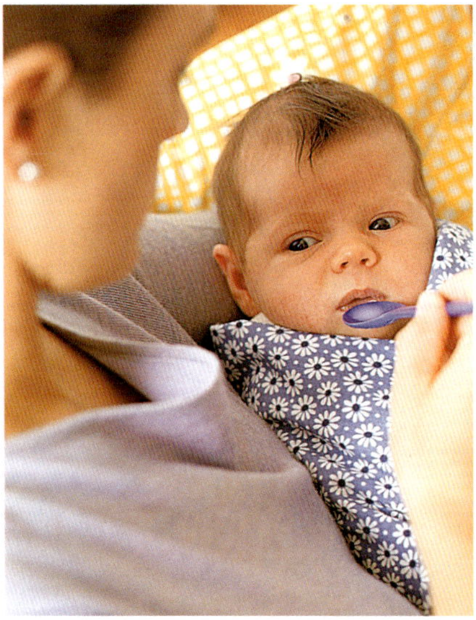

Wenn Sie Milch – in kleinen Portionen – füttern, halten Sie Ihr Baby ziemlich aufrecht.

Besucher auf der Wochenstation

Die ersten Tage im Leben Ihres Kindes gehören Ihnen als Familie. Sie brauchen jetzt Ihre volle Aufmerksamkeit füreinander.

Besuche von lieben Menschen drücken Freude über das neugeborene Kind aus. Sie nehmen aber auch Ihre Aufmerksamkeit in Anspruch und unterbrechen die Ungestörtheit und Ruhe. Wenn auch Bettnachbarinnen viel Besuch bekommen, könnten Sie wirklich abgelenkt sein.

Bitten Sie Ihre Familie und Ihre Freunde vorab, statt Besuchen im Krankenhaus Post zu schicken und Sie später zu Hause zu besuchen. Schlagen Sie auch vor, dass Besucher dann ein fertig gekochtes Essen mitbringen, damit Sie sie nicht bewirten müssen. Oder Sie können alle auf einmal zu einem Baby-Kennenlern-Nachmittag einladen, gekoppelt mit der Bitte, Kuchen oder andere Speisen mitzubringen.

Zu viel Besuch in der ersten Woche kann Mutter und Kind stark beeinträchtigen und den Stillbeginn empfindlich stören.

So können Sie Geburtsanzeige und Einladung kombinieren

»Am 15. Januar um 10.24 Uhr wurde Katrin mit 3150 g und 51 cm geboren. Wir sind voll damit beschäftigt, uns kennen zu lernen! Daher bitten wir euch, mit Besuchen noch etwas zu warten. Wir laden euch alle herzlich ein, am 27. Februar um 15 Uhr zu uns nach Hause zu kommen und unseren kleinen Schatz zu bewundern! Wenn jemand Zeit und Lust hat, einen Kuchen zu backen, freuen wir uns.

Die glücklichen Eltern Johanna und Max«

Wenn der Start nicht optimal war

Es kann sein, dass die Krankenhausroutine der ersten Tage ganz anders war, als Sie es sich vorgestellt haben. Irgendwie ist alles anders gelaufen, als Sie es sich gewünscht haben. Vielleicht wurden Argumente des Krankenhausbetriebs genannt, warum Ihr Baby eine Zeit lang im Kinderzimmer zubringen sollte. Möglicherweise fragen Sie sich, warum Sie sich Ihre Wünsche nicht klarer zu formulieren getrauten. Ärgern Sie sich nicht über sich selbst, Sie tun sich damit Unrecht. Nach der Geburt sind Sie in einer ganz anderen gefühlsmäßigen Verfassung und vieles, was Ihnen sonst selbstverständlich erscheint, beispielsweise die eigenen Wünsche klar zu äußern, ist plötzlich nicht so leicht möglich. So ist es nun einmal gelaufen, daran können Sie nichts mehr ändern. Aber bleiben Sie nicht an diesem Punkt stehen: Beginnen Sie jetzt und holen Sie nach, was Sie sich in den ersten Tagen gewünscht hätten. Und wenn die nicht optimalen Erfahrungen der ersten Tage zu Schwierigkeiten beim Stillen geführt haben, suchen Sie sich sofort Unterstützung und warten Sie nicht, bis größere Probleme auftreten.

Auch wenn der Stillbeginn nicht optimal war, können Sie eine harmonische Stillbeziehung erleben.

Wenn der Ablauf im Krankenhaus nicht so war, wie Sie es sich vorgestellt haben, schreiben Sie dem Personal über Ihre Erfahrungen. Rückmeldungen helfen, die Mütter besser zu verstehen und vielleicht auch Veränderungen einzuleiten.

Die Entlassung aus dem Krankenhaus

Endlich dürfen Sie nach Hause. Sie freuen sich auf die gewohnte Umgebung und Ihr eigenes Bett. Fragen Sie, was das tiefste Gewicht Ihres Babys war und an welchem Lebenstag es gemessen wurde. Diese Information werden Sie später brauchen.

Für Ihr Kind ist dies der erste Schritt ins Freie, in ein anderes Haus, in eine andere Welt. Alles ist für das Baby neu und ungewohnt – die Geräusche, die Gerüche, die Menschen.

Dieser Übergang verläuft für Ihr Kind so geborgen wie möglich, wenn es in Ihrer Nähe ist, in beständigem Kontakt mit Ihrem Körper und Ihrer Stimme. Wenn Sie mit dem Auto fahren, tragen Sie Ihr Baby im Arm aus dem Krankenhaus. Legen Sie es erst unmittelbar vor der Abfahrt in den für die Sicherheit unentbehrlichen Schalensitz und nehmen Sie es sofort heraus, wenn Sie zu Hause angekommen sind. Wenn Ihr Baby Sie während der Autofahrt sehen kann, ist das optimal, sonst sprechen Sie zu ihm, damit es Ihre Nähe spürt. Bald können Sie Ihr Baby in Ihren Armen in sein neues Zuhause tragen.

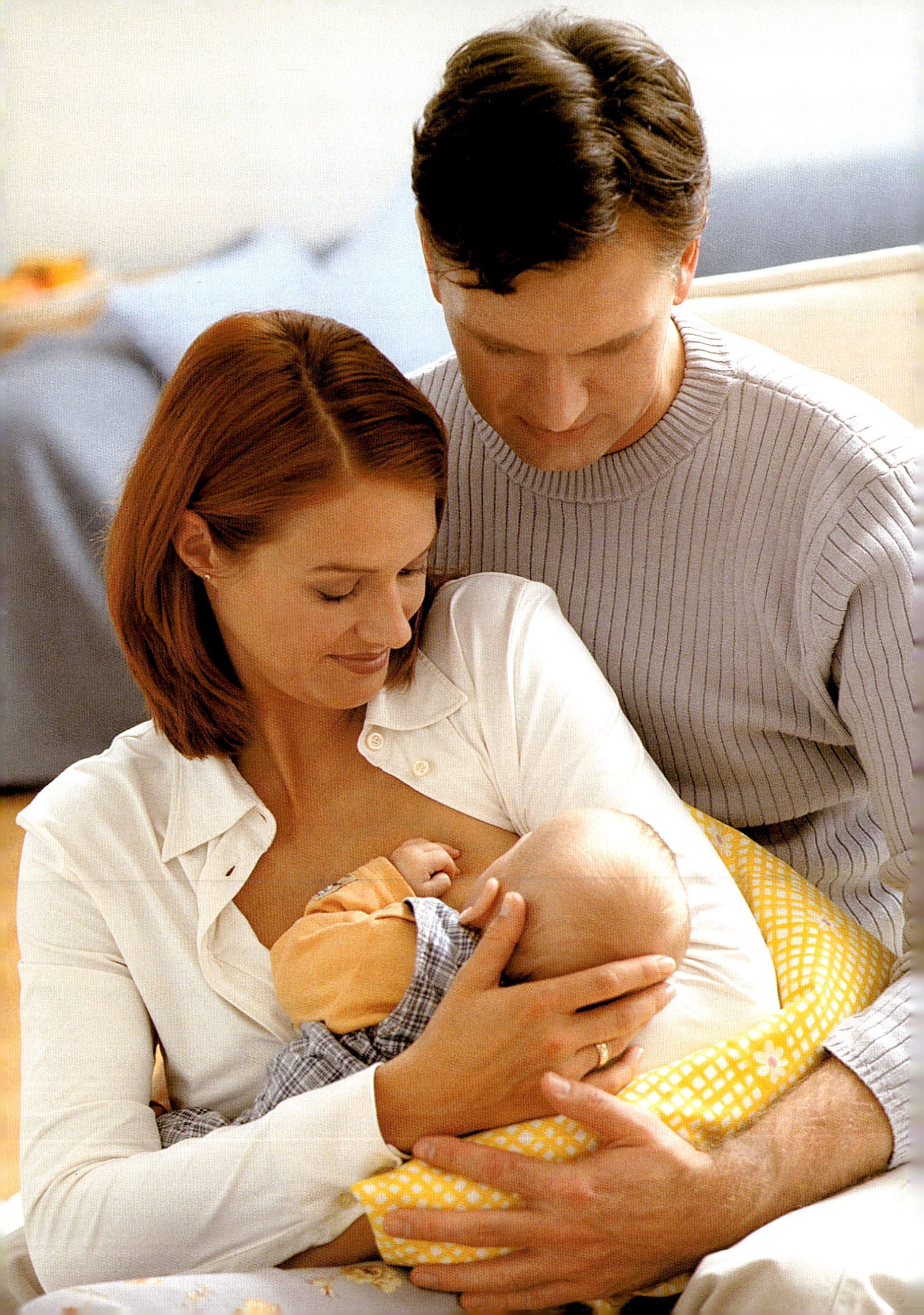

Das Stillen spielt sich ein

Sie haben begonnen, Ihr Baby zu stillen. Die Geburt, die erste Begegnung mit Ihrem Kind, das Baby an der Brust – dies alles hat Sie sehr bewegt. Es ist eine Zeit großer Intensität und tiefer Gefühle gewesen. Nun sind die ersten aufregenden Tage vorbei und eine neue Phase beginnt: der Alltag mit dem Baby zu Hause in vertrauter Umgebung.

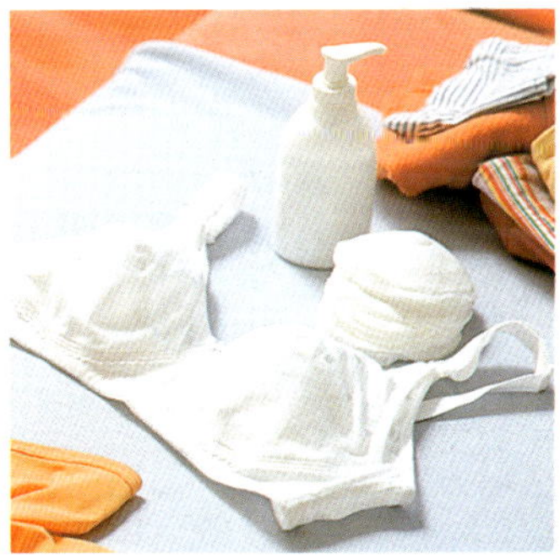

Als Familie zusammenzuwachsen und den Alltag neu zu gestalten, das liegt jetzt vor Ihnen. Auch den Umgang mit den vielen täglichen Fragen rund um das Baby und das Stillen lernen Sie erst nach und nach. Doch Sie verstehen Ihr Baby von Tag zu Tag besser und das Anlegen geschieht immer selbstverständlicher. Denken Sie bei aller Fürsorge für Ihr Baby auch an sich selbst. Wenn es der Mutter gut geht, geht es auch dem Kind gut.

Die ersten Wochen

Die Zeit nach dem Wochenbett bringt enorme Veränderungen mit sich, vor allem dann, wenn Sie Ihr erstes Kind geboren haben. Sie erleben eine Umwälzung, die nahezu alle Bereiche Ihres Lebens erfasst. Das ist anstrengend und aufregend zugleich. Die große Aufgabe der ersten Wochen nach der Geburt ist es, eine Familie zu werden oder als Familie neu zusammenzufinden. Das Stillen Ihres Babys kann dabei eine wichtige Rolle spielen. Schön wäre es, wenn Ihr Partner in dieser entscheidenden Phase Urlaub nehmen könnte.
Bisher bestand Ihre Gemeinschaft aus Mann und Frau. Und jetzt sind Sie zu dritt. Statt der gewohnten Zweierbeziehung haben Sie es nun mit einem Beziehungsdreieck zu tun. Wenn bereits Geschwister da sind, werden es sogar noch mehr Beziehungen. Eine spannende Zeit steht Ihnen bevor!

Realistische Erwartungen

Das Zusammenleben mit dem Neugeborenen verändert Ihr Leben grundlegend. Das ist zwar anstrengend, aber auch eine Chance für einen Neubeginn.

Natürlich hatten Sie bestimmte Vorstellungen von Ihrem neuen Leben mit Kind. Sie haben sich sicher oft in Gedanken ausgemalt, wie die Zukunft aussehen wird, und sich darauf gefreut. Ob Ihre Erwartungen wohl realistisch waren?
Die weit verbreitete Vorstellung ist eine glückliche junge Mutter und ein vor Glück strahlendes junges Paar, dessen Wunsch nach einem Kind in Erfüllung gegangen ist. Bücher und Reklame verstärken dieses Bild und mit derartigen Erwartungen im Hinterkopf entdecken Sie vielleicht, dass Ihr Baby nicht unbedingt lange und friedlich zwischen den Mahlzeiten schläft, dass es manchmal kaum ein »Dazwischen« gibt. Langsam wird Ihnen klar, dass es nicht möglich ist, ein Kind einfach in das »normale« Leben zu integrieren, sondern dass fast alles auf dem Kopf zu stehen scheint. Sie merken, dass Ihre Wünsche nicht mehr in der Weise erfüllt werden können wie früher und dass Sie jetzt oft an zweiter Stelle stehen, weil die Bedürfnisse des Kindes so dringend sind und es noch nicht in der Lage ist, sie selbst zu erfüllen. In der Partnerbeziehung hat sich auch vieles verändert und Sie fragen sich vermutlich, wo die Zeit zu zweit bleibt.
Nicht selten lösen diese Entdeckungen eine Menge unangenehmer Gefühle aus. »So habe ich es mir nicht vorgestellt, ein Kind zu haben!« Erwartungen – an das Baby, an den Partner und an sich selbst – müssen gründlich überprüft und, wenn notwendig, auch revidiert werden, damit die Familie auf einer gesunden und glücklichen Basis aufgebaut werden kann.

Besonders auffällig beim ersten Kind ist der Aufwand, der mit seiner täglichen Pflege verbunden ist. Da bleibt oft wenig Zeit für andere Dinge! Die Verantwortung für Ihr Kind und die Ansprechbereitschaft dauert 24 Stunden, also rund um die Uhr, sieben Tage pro Woche. Für eine Frau, die bislang ohne größere Schwierigkeiten Partnerschaft, Beruf, Haushaltsführung, Hobbys und Freundeskreis miteinander verbunden hat, kann es völlig überraschend, enttäuschend, ja sogar deprimierend sein, wenn sie in den ersten Wochen nach der Geburt zu nichts anderem als zur Pflege ihres Babys kommt – vom Haushalt ganz zu schweigen. Auch für den Partner mag es unvorstellbar sein, warum Putzen, Wäschewaschen und Kochen nicht zusätzlich zur Babypflege möglich sein sollen. Wohin läuft denn eigentlich die Zeit? Was machen Sie mit ihr? Sie lernen einen ganz neuen Beruf, auf den Sie kaum vorbereitet sind. Die Verantwortung für das kleine Wesen liegt in Ihren Händen, und die ist beträchtlich; entsprechend groß ist Ihre Unsicherheit. Sie haben mit dem Baby alle Hände voll zu tun. Gleichzeitig brauchen Sie Zeit und Erholung nach Schwangerschaft und Geburt. Später, wenn Sie sich körperlich erholt und bereits einige Erfahrung gesammelt haben, wird es Ihnen immer leichter fallen, Baby und Haushalt unter einen Hut zu bekommen. Bis dahin benötigen Sie aber viel Verständnis und Hilfsbereitschaft von Ihrem Partner und von anderen Personen Ihrer Umgebung. Haben Sie keine Hemmungen, Ihre Eltern, Verwandte oder Freunde um Hilfe zu bitten oder Angebote anzunehmen, wenn Sie hin und wieder Unterstützung brauchen.

Die ersten Wochen sind eine Zeit der Umstellung, erwarten Sie jetzt nicht zu viel von sich. Versuchen Sie, alles etwas lockerer zu sehen als sonst – vor allem im Haushalt.

Unrealistische Erwartungen verursachen unnötigen Stress. Die Anstrengung und die Arbeit werden nicht weniger, aber Sie werden sich besser fühlen, wenn Ihre Erwartungen dem tatsächlichen Leben mit einem Baby entsprechen. Es ist ganz normal, wenn sich Ihr Baby häufig meldet, keinen Vier-Stunden-Rhythmus einhält und nachts nicht durchschläft. Es ist auch ganz natürlich, wenn Sie sich nicht immer uneingeschränkt über Ihr Kind und die neuen Aufgaben freuen. Müdigkeit und Ärger, Erschöpfung und Enttäuschung – und auch hin und wieder Tränen – erleben viele Mütter neben ihren glücklichen Gefühlen. Es ist ebenfalls normal, wenn jetzt vieles im Haushalt links liegen bleibt. Und es ist gerade in der ersten Zeit völlig normal, dass sich vertraute, ruhige und ausgedehnte Stunden mit dem Partner nicht von selbst ergeben.

Tipp

Wenn es Ihnen gelingt, überzogene Erwartungen sowohl gegenüber dem Kind als auch gegenüber sich selbst und dem Partner abzubauen oder – besser – gar nicht erst aufkommen zu lassen, vermeiden Sie viel unnötigen Stress.

Der Ablauf des Stillens

Das Stillen ist ein Teil des Prozesses, den Sie durchlaufen müssen, um als Familie zusammenzuwachsen. Schwierigkeiten in dieser Zeit werden manchmal fälschlicherweise dem Stillen zugeschrieben, obwohl sie eigentlich zum Prozess des Familiewerdens gehören.
In dieser Phase verändert sich auch das Stillen. Wenn wir zu dem Bild des Tanzens zurückkehren, so lernen Sie zuerst bestimmte Schrittfolgen und Bewegungen und müssen anfangs noch viel mitdenken, um nichts falsch zu machen. Irgendwann aber brauchen Sie nicht mehr über Ihre Schritte nachzudenken, Sie hören die Musik und tanzen einfach. Sie haben den Bewegungsablauf verinnerlicht, Ihr Gehirn hat ihn gespeichert. Ganz ähnlich geht es Ihnen und Ihrem Baby, wenn Sie gemeinsam das Stillen erlernen.

Auch wenn das häufige Stillen am Anfang anstrengend ist, werden Sie später die praktischen Vorzüge des Stillens schätzen.

Der Stillrhythmus spielt sich allmählich ein

Das Anlegen klappt mit jedem Tag schneller, leichter und sicherer. Ihr Baby weiß nun, was es an der Brust tun soll, und tut es selbstverständlich und mit großem Eifer. Sein Saugen wird allmählich wirkungsvoller, wodurch sich auch der Rhythmus verändert – die Intervalle zwischen den einzelnen Stillmahlzeiten werden länger.

Jedes Kind entwickelt seinen eigenen Rhythmus

Erwarten Sie ein Minimum von acht bis zwölf Stillmahlzeiten in 24 Stunden. Die folgenden, sehr unterschiedlichen Muster sind alle normal. Manche Babys trinken rund um die Uhr alle drei Stunden ziemlich konzentriert und am Stück. Diese Kinder saugen etwa fünfzehn bis zwanzig Minuten an der ersten Brust und weitere zehn bis fünfzehn Minuten an der zweiten Seite. Machen Sie sich aber keine Gedanken, wenn Ihr Baby schon nach einer Seite satt ist. Durch eine ausgedehnte Stillzeit an einer Brust erhält das Baby die fettreiche Hintermilch, die erst gegen Ende der Mahlzeit fließt. Es wäre also ungünstig, bereits nach wenigen Minuten die Seiten zu wechseln, weil das Baby sonst von beiden Brüsten nur die Vordermilch bekäme. Diese enthält mehr Milchzucker, aber weniger Fett. Milchzucker kann (muss aber nicht) zu Blähungen führen. Zu viel Vordermilch kann das Baby sättigen, ohne ihm genug Kalorien zu geben.

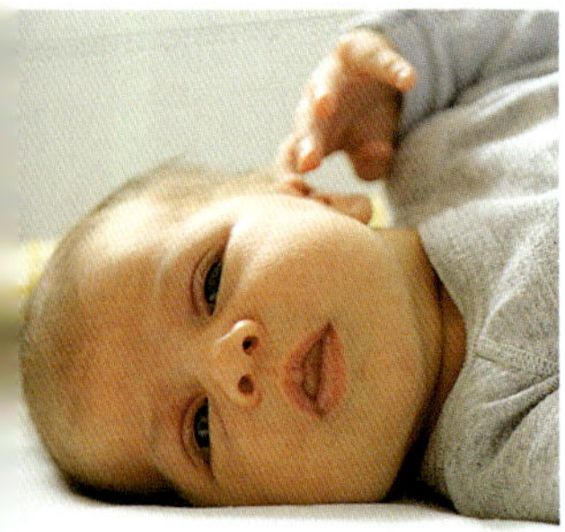

Mit Lippelecken zeigt das Baby recht früh, dass es Hunger hat.

Andere Babys möchten während einer Periode von ein, zwei Stunden immer wieder für kurze Zeit trinken, etwa vier- bis sechsmal innerhalb dieser Zeitspanne. Dazwischen sind sie entweder unruhig, quengelig, wach oder sie schlafen leicht. Erst nach dieser Phase fallen sie in einen tiefen Schlaf, der mehrere Stunden dauern kann. Viele Mütter schließen daraus, dass sie zu wenig Milch haben – doch das trifft

in der Regel nicht zu. Tatsächlich ist dieses Verhalten eines jungen Babys ganz normal. Es ist so weit verbreitet, dass es dafür sogar einen Fachbegriff gibt: »Cluster-feeding«, was man mit »Streumahlzeiten« übersetzen könnte – viele kurze Stillepisoden hintereinander, gefolgt von einer längeren Pause, sozusagen eine Serie von Minimahlzeiten oder Gängen innerhalb einer großen Mahlzeit. Wenn es notwendig ist, dass Ihr Baby mehr fettreiche Hintermilch (und weniger milchzuckerreiche Vordermilch) bekommt, sollten Sie ihm während einer solchen Serie von Streumahlzeiten immer wieder dieselbe Brust anbieten. Dabei kommt das Baby insgesamt auch auf eine Stilldauer von mindestens fünfzehn bis zwanzig Minuten pro Brustseite.
Wenn Ihr Baby älter wird, vergrößern sich die Abstände zwischen den Mahlzeiten im Allgemeinen, weil es nun wirkungsvoller saugen kann und kräftiger geworden ist.

So unterschiedlich wie die Babys selbst ist auch ihr Trinkverhalten: Manche entleeren die Brust »in einem Zug«, andere lassen sich viel Zeit.

! Bitte beachten Sie

Bei den angegebenen Stillzeiten ist richtiges, wirkungsvolles Saugen gemeint, kein Dauernuckeln. Das gilt sowohl für Kinder mit einem festen Stillrhythmus als auch für die Anhänger der »Streumahlzeiten«. Zwischendurch kann es immer wieder Pausen geben. Das Baby hat die Brustwarze im Mund, nuckelt oder leckt aber nur daran. Für die Ruhepausen und eine kurze Zeit, nachdem es getrunken hat, ist das in Ordnung, jedoch nicht unendlich lang. Unterbrechen Sie dieses Nuckeln, wenn Sie meinen, dass Ihr Kind noch nicht richtig satt ist oder wenn es Ihnen selbst unangenehm ist.

Wenn Ihr Baby wächst, können die Stillphasen, die nicht der Nahrungsaufnahme, sondern dem Trost dienen, länger werden. »Troststillen« ist ein wichtiges Element der Mutter-Kind-Beziehung. Seine Bedeutung nimmt im Laufe der Stillzeit kontinuierlich zu.
Die Generation unserer Mütter und Großmütter erhielt häufig als Rat: alle vier Stunden anlegen, jeweils nur an einer Seite und nachts acht Stunden Pause. Nach diesem Rat würde jede Brust nur alle acht Stunden entleert, insgesamt wären das fünf Stillmahlzeiten. Es gibt sie tatsächlich – Stillpaare mit einem solchen oder ähnlichen Stillrhythmus und angemessener Gewichtszunahme. Sie sind aber die absolute Ausnahme. Wenn Sie zu ihnen gehören, freuen Sie sich an dem Gedeihen Ihres Babys und an den Ruhepausen, die Ihnen gegeben sind. Wenn Sie häufiger stillen, denken Sie daran, dass der Großteil der Mütter rund um die Welt und zu allen Zeiten ebenso häufig stillt und dass Sie und Ihr Baby diesen Rhythmus brauchen, damit Ihr Kind genügend kostbare Muttermilch bekommt.

Das Saugen an der Brust dient nicht nur der Nahrungsaufnahme, sondern vermittelt dem Baby auch Geborgenheit und spendet Trost.

So läuft eine Stillmahlzeit ab

Mehr zum Thema Hungerzeichen → Seite 40 ff.

Eine Stillmahlzeit kann bei einem eingespielten Stillpaar etwa so ablaufen: Zuerst lässt das Baby durch Hungerzeichen, die seine Mutter inzwischen problemlos deuten kann, sein Saugbedürfnis erkennen. Die Mutter legt ihr Baby in die gewünschte Stillposition und macht die Brust frei. Das Baby sieht und riecht die Brust, schließt möglicherweise in Erwartungshaltung die Augen, öffnet den Mund und schiebt die Zunge über die untere Kieferleiste. Jetzt legt die Mutter ihr Baby an, indem sie es an die Brust zieht. Das Baby spürt die Brustwarze im Mund, die Brustwarzenspitze berührt den Saugpunkt. Es beginnt zu saugen, während noch keine oder wenig Milch fließt. Am Anfang kommt auf mehrere Saugbewegungen ein Schlucken. Dann setzt der Milchspendereflex ein und die Milch fließt reichlich. In dieser Phase ist der Rhythmus sehr intensiv und gleichmäßig: Saugen, Schlucken und Atmen wechseln sich ab. Kontinuierlich erarbeitet sich das Baby die Milch und schluckt sie. In diesem Rhythmus bleibt es mehrere Minuten. Allmählich wird der Milchfluss langsamer, entsprechend folgt eine Schluckbewegung auf mehrere Saugbewegungen. Vielleicht legt das Baby zwischendurch eine kleine Pause ein. Unter Umständen beginnt es nochmals, intensiv zu saugen, und ein zweiter Milchspendereflex setzt ein. Der ganze Ablauf wiederholt sich, dauert aber weniger lang. Vielleicht wiederholt sich der Vorgang an der anderen Brust. Zuletzt lässt das Baby die Brust von selbst los oder schläft ein.

Beobachten Sie von Zeit zu Zeit, wie Ihr Baby saugt und ob es die beschriebenen Phasen durchläuft.

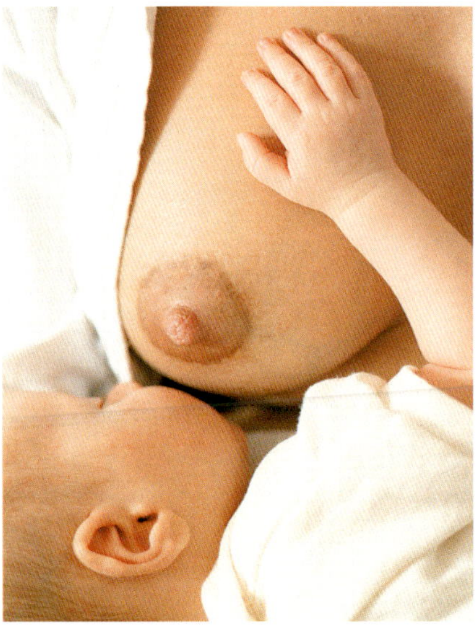

Das Einschlafen und die Entspannung an der Brust zu beobachten ist schön für die Mutter.

Stillen nachts

Junge Babys schlafen anders als Erwachsene oder ältere Kinder. Nach dem Einschlafen kommt bei ihnen zuerst eine Phase leichten Schlafs mit Augenbewegungen. Erst danach fällt das Baby in einen tiefen Schlaf. In den ersten Monaten ist der Anteil des leichten Schlafs viel größer als bei älteren Babys oder Erwachsenen, außerdem sind die Phasen von leichtem und tiefem Schlaf kürzer. Die meisten Babys benötigen eine oder mehrere Mahlzeiten während der Nacht – über eine kürzere oder längere Zeit. Nie wieder im Leben wächst der Mensch so schnell wie in diesen ersten Monaten – im ersten Halbjahr verdoppelt das Baby sein Gewicht. Gleichzeitig ist sein Verdauungssystem auf kleine Portionen eingestellt, größere könnte sein Magen noch gar nicht verarbeiten. Enormer Wachstumsbedarf und kleine Verarbeitungskapazität – daher die häufigen Nachtmahlzeiten. Das geht aber nicht ewig so! Wie bereits erklärt, reguliert das Baby mit seinem Saugen die Menge der Milchbildung. Diese wird am besten aufrechterhalten, wenn die Abstände zwischen den Mahlzeiten nicht zu lang sind, das gilt auch für die Nachtstunden. In dieser Weise sind die körperlichen Möglichkeiten des Babys und seiner Mutter in besonderer Weise aufeinander abgestimmt.

Buchtipp zum Thema »Schlafen« **→ Seite 187**

Der Rhythmus des Babys – viele kleine Mahlzeiten und häufige kürzere Schlafperioden – ist wichtig für sein Überleben: Sie bewirken genügend Nahrung und Regulierung seiner Bedürfnisse in kürzeren Abständen, außerdem zusätzliche Förderung der Entwicklung seines Gehirns. Das häufige Aufwachen sorgt auch für die Stabilisierung der Atemfunktionen.

Viele Babys wachen nachts regelmäßig auf und möchten gestillt und getröstet werden – vor allem in der ersten Zeit.

Die meisten Babys haben eine längere Schlafphase von vier bis fünf Stunden innerhalb von 24 Stunden. Als Durchschlafen wird ein durchgehender Schlaf von Mitternacht bis fünf Uhr morgens verstanden. Wann ein Baby dies erlernt, variiert sehr stark. Schlaf von abends acht Uhr bis morgens acht Uhr zu erwarten ist in diesem Alter völlig unrealistisch – die seltenen Ausnahmen bestätigen die Regel. Wenn Ihr Baby jetzt länger schläft, fassen Sie es als Geschenk auf, aber seien Sie nicht überrascht, wenn sich der Schlafrhythmus später, beispielsweise beim Zahnen, wieder verändert. Bei Babys, die nicht genügend an Gewicht zunehmen oder die ein erhöhtes Risiko bezüglich Störungen der Atemfunktionen haben, ist ein Durchschlafen von acht bis zehn Stunden Dauer ohnehin nicht erwünscht.

Nächtliches Stillen hat viele Vorteile

- Es begünstigt die Gewichtsentwicklung Ihres Babys und unterstützt die Milchbildung.
- Es vermeidet übervolle, pralle Brüste; das Baby kann die Brust dadurch leichter erfassen.
- Die Muttermilch steht jederzeit und sofort zur Verfügung, Sie müssen nicht für die Zubereitung eines Fläschchens aufstehen und das Baby wird nicht unnötig hellwach.
- Besonders zum Zug kommen die Vorteile des nächtlichen Stillens, wenn Ihr Baby neben Ihnen im Bett schläft. Solange die Eltern nicht Alkohol oder Drogen konsumiert haben, ist diese älteste Form der Geborgenheit sicher und tut beiden gut. Selbst das Atmen des Kindes wird durch den Atemrhythmus der Eltern reguliert. In jedem Fall sollte Ihr Baby nachts in Rückenlage und auf einer festen Unterlage schlafen; das Gesicht darf nicht durch lose Kissen oder Decken verdeckt sein.
- Das Anlegen im Liegen wird bald sehr leicht gehen. Mütter, die neben ihren Babys schlafen, wachen meist von selbst auf, kurz bevor das Baby wach wird. Sie brauchen dann nur die Brust frei zu machen, das Baby geht an die Brust und Sie können während des

Eine genau passende Matratze, dazu passendes Bettzeug, keine Lücken zwischen Matratze, Bettgestell und Wand sind die Sicherheitsanforderungen für das Bett.

Stillens wieder einschlafen. Machen Sie nur wenig Licht, später benötigen Sie vielleicht überhaupt kein Licht zum Stillen. In der Regel brauchen Sie das Baby weder zu wickeln noch aufstoßen zu lassen. So werden auch Sie nicht hellwach und können leichter wieder einschlafen.

- Das Milchbildungshormon Prolaktin hat in der Nacht einen höheren Spiegel. Deswegen ist nächtliches Stillen einerseits besonders wirkungsvoll für die Milchbildung, andererseits erleichtert es Ihnen das Einschlafen danach, da Prolaktin entspannend und schlaffördernd wirkt.

Beachten Sie die Sicherheitsmaßnahmen, wenn Ihr Baby bei Ihnen im Bett schläft. Erkundigen Sie sich gegebenenfalls bei erfahrenen Fachleuten, worauf Sie besonders achten müssen.

Gemeinsames Schlafen von Eltern und Kind

Wenn Sie als Familie gemeinsam in einem Bett schlafen, ist es angenehm, wenn das Bett groß genug ist. Der Phantasie sind keine Grenzen gesetzt, wie Sie Ihr Bett vergrößern können, wenn es zu schmal ist. Ein Kinderbett auf der einen Seite ohne Gitter an das große Bett gestellt, ein Anbau an das Ehebett, eine Matratze neben dem elterlichen Bett und speziell große Betten sind erprobte Ideen vieler Familien.
Manche Mütter ziehen es vor, das Baby in einem Korb oder separaten Bettchen neben ihrem eigenen Bett schlafen zu lassen und sich zum Stillen aufzusetzen. Wichtig ist in jedem Fall, dass Ihr Baby im selben Zimmer schläft wie Sie.

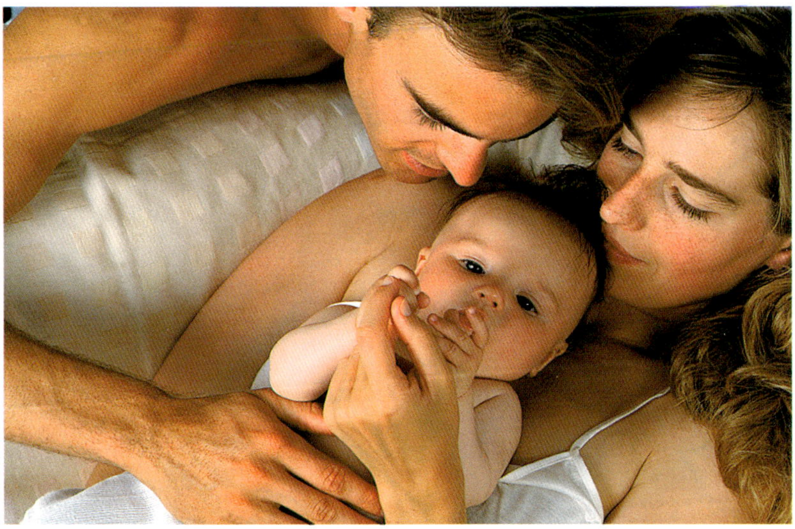

Schläft die ganze Familie in einem Bett, ist auch der Vater mit einbezogen.

Der Schlafrhythmus Ihres Babys

Stillen Sie Ihr Baby nachts nach Bedarf und warten Sie, bis sich sein Schlafrhythmus von selbst einspielt. Beim älteren Baby können Sie auch versuchen, die Schlafgewohnheiten behutsam zu beeinflussen. Verkürzen Sie beispielsweise die Stillpausen tagsüber und verlängern Sie sie nachts, während die Trinkmenge in 24 Stunden gleich bleibt. Später können Sie versuchen, das Baby in der Zeit der gewünschten Nachtpause anders als durch Stillen zu beruhigen, zum Beispiel durch Tragen oder Schaukeln. Auf diese Weise ist es vielleicht möglich, ein Kind langsam und behutsam dahin zu führen, dass es von Mitternacht bis etwa fünf Uhr schläft.

In einschlägigen Büchern werden verschiedene Schlaftrainingsprogramme beschrieben und Sie erhalten dort diverse Ratschläge für die Nacht. Seien Sie skeptisch, wenn versprochen wird, dass alle Babys innerhalb einer sehr kurzen Frist ein bestimmtes Ziel erreichen. Ein solches Versprechen weckt Erwartungen und schiebt Ihnen die Schuld zu, wenn es bei Ihrem Baby nicht klappt. Babys sind kleine menschliche Individuen und es kann kein allgemeingültiges Rezept für alle geben. Seien Sie auch vorsichtig mit Vorschlägen, die gegen Ihre elterliche Intuition gehen und zu denen Sie sich zwingen müssten, um ein bestimmtes Ergebnis zu erreichen. Beurteilen Sie die einzelnen Ratschläge danach, ob das Kind in einen neuen Lernschritt liebevoll eingeführt wird oder ob lediglich ein Ziel durchgesetzt werden soll.

Vorsicht mit Schlaftrainingsprogrammen! Vertrauen Sie Ihrem Gefühl und erwarten Sie nicht zu viel von Ihrem Baby.

Praktische Hinweise zum Stillen

Beim Stillen leiten Sie in erster Linie Ihr Gefühl und Ihre Beobachtungen. Einiges Wissen über die Hintergründe und Vorgänge des Stillens sowie praktische Tipps können Ihnen das Stillen jedoch wesentlich erleichtern.

Wie viel Milch bekommt mein Baby?

Diese Frage beschäftigt fast alle Mütter. Die Muttermilch wird in Ihrer Brust gebildet und gelangt von dort direkt in den Mund des Babys. Viele Mütter ernähren ihre gut gedeihenden Babys ausschließlich von der Brust, ohne jemals einen Tropfen Muttermilch gesehen zu haben. Die Milch ist beim Stillen nicht sichtbar und die getrunkene Menge daher schwer messbar. Sie können sich trotzdem ein klares Bild davon machen, wie viel Milch Ihr Baby bekommt. Am einfachsten zu beurteilen ist das anhand seiner Ausscheidungen. Andere Beobachtungen vervollständigen das Bild.

Ihr Baby bekommt genügend Muttermilch, wenn Sie Folgendes beobachten:

Die Ausscheidungen:

- Das Baby hat sechs bis acht nasse Stoffwindeln oder fünf bis sechs schwere Wegwerfwindeln innerhalb von 24 Stunden.
- Der Urin des Babys ist nicht gelb, sondern farblos.
- Zwei bis fünf Windeln pro Tag enthalten Stuhl. Das gilt allerdings nur für die ersten vier bis sechs Wochen.
- Nach vier bis sechs Wochen kann die Häufigkeit des Stuhlgangs bei einem voll gestillten Baby sehr unterschiedlich sein: Manche haben ein- bis zweimal täglich Stuhlgang, bei anderen vergehen bis zu 14 Tagen zwischen zwei Stuhlgängen.

Das Stillen:

Mehr über die Beurteilung der Anlegeposition → Seite 36 ff.

- Das Baby ist richtig angelegt.
- Das Baby wird mindestens achtmal täglich gestillt, und zwar jeweils so lang, bis es von allein aufhört.
- Während des Stillens ist deutliches Schlucken zu hören.
- Der Rhythmus von Saugen und Schlucken mit gelegentlichen Pausen ist ausdauernd.
- Hände und Arme sind am Ende der Stillmahlzeit entspannt.
- Der Mund ist nach dem Stillen feucht.

Die Mutter:

- Die Mutter empfindet ein starkes, aber nicht schmerzhaftes Saugen.
- Die Mutter bekommt während des Stillens Durstgefühle.
- Die Brust fühlt sich vor dem Stillen praller an als hinterher.

Das Baby:

- Das Baby hat eine glatte Haut.
- Seine Augen sind glänzend.
- Das Baby zeigt, wenn es wach ist, ein interessiertes Verhalten und wirkt nicht apathisch.
- Das Baby entwickelt sich altersgemäß.

Die Gewichtsentwicklung:

Mehr über die Gewichtszunahme → Seite 130

- Das Baby wächst aus seinen Kleidern heraus.
- Das Baby weist eine ausreichende Gewichtszunahme auf (monatlich etwa ein halbes Kilo im ersten Lebenshalbjahr, danach weniger).
- Das Baby nimmt ausreichend an Länge zu.

Zufütterung notwendig?

Die Natur hat es so eingerichtet, dass eine Mutter ihrem Baby alles an Nahrung und Flüssigkeit geben kann, was es braucht. Ein voll gestilltes Baby, das gut angelegt wird, häufig und lange genug an der Brust saugt und bei dem die Zeichen für ausreichende Milchaufnahme zu beobachten sind, braucht in den ersten sechs Monaten keinerlei zusätzliche Flüssigkeit außer der Milch seiner Mutter – auch keinen Tee und kein Wasser. Die Muttermilch ist so zusammengesetzt, dass der komplette Bedarf des Babys gedeckt wird. Sie besteht zum Großteil aus Wasser, damit das Baby genügend Flüssigkeit bekommt. Selbst im Wüstenklima zeigen voll gestillte Babys ohne zusätzliche Gabe von Wasser keine Anzeichen von Flüssigkeitsmangel. Bei heißem Wetter trinken Babys entsprechend häufiger und kürzer, weil die Vordermilch den Durst besonders gut löscht.

Ein gesundes Baby, das ausreichend trinkt, braucht keine zusätzliche Flüssigkeit.

! Bitte beachten Sie

Wenn Sie Ihrem Baby zusätzlich Wasser oder Tee geben, täuscht das dem Kind einen vollen Magen vor. Es trinkt weniger an der Brust und bekommt damit nicht die Kalorien, die es braucht. Außerdem fehlt Ihrer Brust der Sauganreiz zur Milchbildung. Zusätzlich birgt die Teefütterung mit der Flasche die Gefahr einer Saugverwirrung.

Mehr zum Thema Saugverwirrung **→ Seite 58**

Es können Ausnahmesituationen entstehen, in denen ein Baby nicht genügend Muttermilch erhält. In diesen Fällen ist es wichtig, die Milchbildung wieder aufzubauen und so zuzufüttern, dass das Stillen unterstützt und nicht behindert wird.

Mehr zum Thema zu wenig Milch **→ Seite 130 f.**

Vitaminprophylaxe im ersten Lebensjahr

Die Muttermilch enthält für ungefähr die ersten sechs Monate alles, was Ihr Baby braucht. Die zwei möglichen Ausnahmen sind: Vitamin K und D. Sprechen Sie mit Ihrem Kinderarzt darüber.
Vitamin K wird routinemäßig gegeben und reduziert das äußerst seltene Risiko einer Blutung insbesondere im Gehirn.
Bei Babys mit dem Risiko bezüglich eines Vitamin-D-Mangels ist die Einnahme von Vitamin D zum Vorbeugen gegen Rachitis (Fehlbildung der Knochen) erforderlich. Gefährdet sind vor allem dunkelhäutige Babys in kalten Klimazonen, Kinder von Müttern, deren Ernährung während der Schwangerschaft mangelhaft war, und Babys, die mit ihrer Mutter nicht regelmäßig in der Sonne sind. Die meisten Babys erhalten über die Muttermilch und durch den Kontakt mit Sonnenlicht allerdings genügend Vitamin D.

Besprechen Sie mit Ihrem Kinderarzt, ob Ihr Kind über das Sonnenlicht genügend Vitamin D bekommt.

Wachstumsschübe

Während der Wachstumsschübe braucht Ihr Baby mehr Milch, daher verlangt es in dieser Zeit häufiger nach der Brust.

Ein Baby wächst nicht gleichmäßig, sondern in Schüben. Auf eine Phase langsamen Wachstums folgt eine kurze Phase sehr schnellen Wachstums. Selbstverständlich braucht das Baby bei diesen Schüben mehr Nahrung und meldet sich daher öfter zum Trinken. Und das zu einem Zeitpunkt, an dem die Mutter meint, jetzt hätte sich endlich ein Rhythmus eingependelt. Plötzlich möchte das Baby wieder viel häufiger an die Brust. Die Mutter fühlt sich unter Stress gesetzt und denkt, ihre Milch sei weniger geworden. Dies ist eine (häufige) Fehlinterpretation. Tatsächlich bildet sie genauso viel Milch wie vorher, nur das Baby braucht plötzlich mehr, weil es wächst. Es meldet seinen erhöhten Bedarf und liefert die Lösungsmöglichkeit gleich mit: Durch sein vermehrtes Saugen sorgt es gleichzeitig für erhöhte Milchbildung.

Weitere Tipps zur Milchbildungssteigerung **→ Seite 130 f.**

Was tun? Machen Sie sich keine Sorgen und legen Sie Ihr Kind für zwei, drei Tage sehr, sehr häufig an. Achten Sie darauf, dass Ihr Baby gut angelegt ist und wirkungsvoll saugt. Stillen Sie in dieser Phase möglichst auch nachts. Wenn Sie innerhalb von 48 Stunden etwa alle zwei Stunden stillen, mit längeren Pausen in der Nacht, wird Ihre Milchbildung sich rasch dem veränderten Bedarf des Babys anpassen. Danach werden Sie aller Wahrscheinlichkeit nach wieder in dem gewohnten oder in einem lockereren Rhythmus weiterstillen können.

Wachstumsschübe treten typischerweise auf

- zwischen dem siebten und vierzehnten Lebenstag
- zwischen der vierten und sechsten Woche
- zwischen dem dritten und vierten Monat

(Eine große Schwankungsbreite ist möglich.)

Entspannung vor dem Stillen

Vielleicht waren die Stillmahlzeiten der ersten Tage von einer gewissen Anspannung begleitet, weil Sie mit dem Stillen noch nicht so vertraut waren. Möglicherweise haben Sie auch besondere Probleme gehabt, die das Stillen erschwerten. Es gibt in dieser Zeit viele Ursachen, warum Sie unter Spannung stehen. Es wird zwar nicht immer möglich sein, aber es wäre sehr hilfreich, sich vor und während des Stillens zu entspannen.

Nutzen Sie auch jetzt die Entspannungstechniken aus der Geburtsvorbereitung.

Bei der Vorbereitung auf die Geburt haben Sie verschiedene Techniken gelernt, sich bewusst zu entspannen. Vieles davon können Sie auch jetzt anwenden. Fühlen Sie in sich hinein, atmen Sie ruhig, entspannen Sie bestimmte Muskeln, insbesondere die Nacken- und Schultermuskulatur. Heben Sie ein paar Mal die Schultern und lassen Sie sie wieder fallen, kreisen Sie einige Male Schultern und Kopf.

Schließen Sie die Augen für einige Minuten und versuchen Sie, ruhig zu werden. Sie können sich auch während des Stillens entspannen. Die Hormone werden das Übrige dazu tun. Stillen Sie so oft wie möglich im Liegen oder in einem bequemen Sessel. Lassen Sie jetzt bewusst die Schultern herunterfallen. Fühlen Sie nach, ob Sie bequem sitzen, und verändern Sie Ihre Sitzposition, wenn dem nicht so ist. Diese Zeit gehört Ihnen und Ihrem Baby und sie kann zu einer ruhigen Oase inmitten eines anstrengenden Tages werden, vor allem, wenn Sie schon Kinder haben.

Einen Stillplatz herrichten

Ein gemütlicher Stillplatz trägt entscheidend zur Entspannung während des Stillens bei. Nicht alle Mütter richten sich einen speziellen Platz her, aber diejenigen, die es tun, haben viel Freude daran.

Am wichtigsten ist eine bequeme Sitzgelegenheit: ein Sessel, ein Sofa, ein Schaukelstuhl oder ein Platz zum Stillen im Liegen. Es ist schön, wenn ein Geschwisterkind Platz hat, um sich während des Stillens an Sie zu kuscheln. Wenn Sie bereits ein Stillkissen haben, werden Sie es als praktisch empfinden. Sie brauchen es aber nicht unbedingt. Kissen oder Deckenrollen können ebenso für eine gute Position sorgen. Die Beine hochzulegen kann Ihnen gut tun. Ein nicht zu helles Licht für eine angenehme Atmosphäre, ein besonders schönes Bild in Ihrem Blickwinkel, die Möglichkeit zum Auflegen Ihrer Lieblingsmusik tragen sicher auch zu Ihrem Wohlbefinden bei. Auf einem kleinen Tisch stehen griffbereit ein Glas mit einem Getränk, ein paar Kleinigkeiten zu essen, ein Tuch zum Aufstoßenlassen, ein Bilderbuch zum Vorlesen für das Geschwisterkind, später vielleicht auch einmal ein Buch oder eine Zeitschrift für Sie selbst.

Machen Sie es sich so bequem wie möglich, dann werden Sie das Stillen genießen.

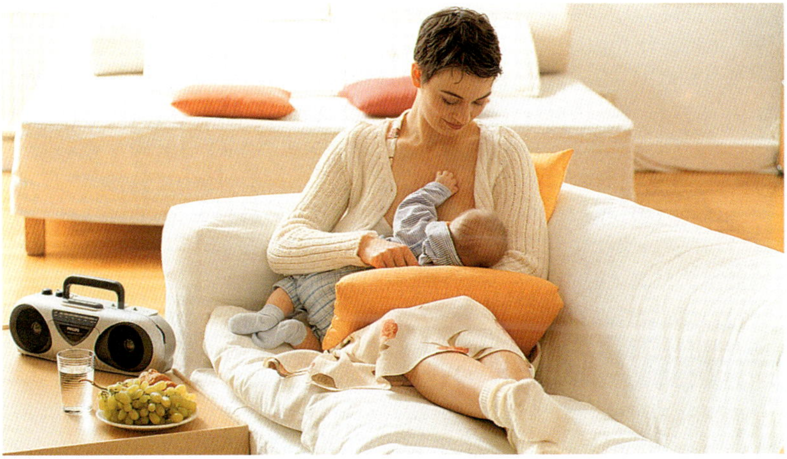

Verwöhnen Sie sich selbst mit einer Umgebung, die Ihnen gut tut.

Braucht Ihr Baby einen Schnuller?

Der Gebrauch eines Schnullers wird von Eltern und Fachleuten sehr emotional diskutiert. In etlichen Kulturen geben die Eltern ihren Babys überhaupt keine Beruhigungssauger. Bei uns wird fast überall die Botschaft vermittelt, ohne Schnuller gehe es nicht. Babykataloge bieten eine Vielzahl von Beruhigungssaugern in unterschiedlichen Designs und Qualitäten an. In Büchern aller Art stößt man auf Abbildungen von Babys mit Schnullern; ebenso findet man diesen Gegenstand als Symbol für die Babyzeit auf vielen Glückwunschkarten und Hinweistafeln. Damit Sie eine Entscheidung zum Thema Schnuller treffen können, ist einiges Hintergrundwissen erforderlich.

Mögliche Auswirkungen des Schnullers

- Das Baby befriedigt mit dem Schnuller einen Teil seines Saugbedürfnisses. Dieses Saugen fehlt als Anregung für die Milchbildung an der Brust. Zu wenig Milch kann die Folge sein.
- Durch einen Schnuller übersehen Mütter leicht die Hungerzeichen ihres Babys. Dadurch können die Abstände zwischen den Stillmahlzeiten zu groß werden und das Baby kann unbemerkt in eine Art »Fastenzustand« geraten.
- Das Baby saugt am Schnuller mit einem anderen Bewegungsmuster als an der Brust. Bei manchen Babys kann das das richtige Saugen an der Brust stören. Saugverwirrung kann wunde Brustwarzen, Brustverweigerung, mangelnde Gewichtszunahme und vorzeitiges Abstillen bewirken.
- Die normale Mundstellung zwischen den Mahlzeiten und beim Schlafen ist der locker geschlossene Mund. Mit einem Schnuller liegt die Zunge nicht in ihrer normalen Ruheposition und der Mund wird nicht geschlossen. Das Baby gewöhnt sich an eine nicht physiologische Mundstellung.
- Pilzbefall im Mund kommt bei regelmäßiger Benutzung eines Schnullers häufiger vor.
- Der Schnuller soll bewirken, dass sich das Baby ruhiger verhält. Es braucht aber gerade die aktiven Phasen, seine Lebhaftigkeit zur Entwicklung.
- Zahnfehlstellungen können die Folge von sehr langer Benutzung des Schnullers sein. Die Förderung der Mundmuskulatur durch das Stillen beeinflusst die Zahnstellung, soweit möglich, optimal. Ein Schnuller ist relativ hart und passt sich nicht der Form des Gaumens an. Schnuller (und Flaschensauger) können insbesondere beim sehr kleinen Baby den noch weichen Gaumen verformen und Zahnfehlstellungen nach sich ziehen.

Babys, die einen Schnuller benutzen, werden im Durchschnitt früher abgestillt.

Der Schnuller hemmt die natürliche Aktivität eines Babys.

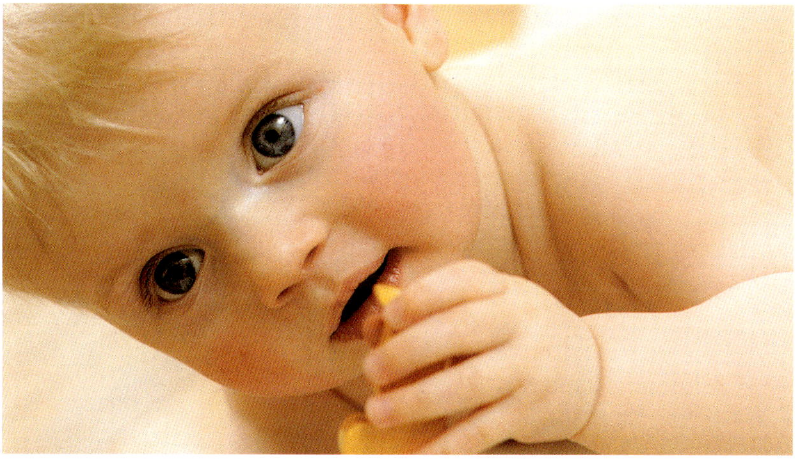

Vielerlei Stimmungen können Sie aus dem Mienenspiel Ihres Babys ablesen – vorausgesetzt, kein Schnuller behindert die Sicht.

Das sollten Sie bedenken

Einen kiefergerechten Schnuller gibt es nicht. Kiefergerecht ist die Bewegung (beim Saugen, bei der Lautbildung) und dazwischen die Ruhestellung des Mundes, nicht ein fester Gegenstand im Mund. Der überwiegende Teil der Kinder, die später eine logopädische Behandlung brauchen, hat als Baby an künstlichen Saugern gesaugt.
Auch die Entwöhnung vom Schnuller ist oft schwierig. Viele ältere Kinder, die man häufig noch mit Schnuller sieht, bestätigen das. Überlegen Sie, ob das, was Sie jetzt an Annehmlichkeit haben, sich tatsächlich lohnt angesichts der Aussicht, einem Drei- bis Fünfjährigen den Schnuller abgewöhnen zu müssen. Ein Baby ohne Schnuller sieht zudem hübscher aus, und Sie können seine Mimik besser beobachten.
Auf Grund der Informationen über den Schnuller müssen Sie die Entscheidung für Ihr Kind und Ihre Familie selbst treffen. Wenn kein Problem vorliegt, verursacht der Schnuller wahrscheinlich auch keines. Die Tücke ist nur, dass Sie es als Mutter im Voraus nicht wissen. Auch hier gilt: Probleme besser vermeiden als bewältigen.
Die vorübergehende Verwendung eines Schnullers während einer kurzen Autofahrt, damit Mutter oder Vater sich auf den Verkehr konzentrieren können, ist etwas anderes als die dauernde Verwendung eines Beruhigungssaugers.

An der Schnullerfrage scheiden sich die Geister. Wie auch immer Sie sich entscheiden – eines sollten Sie bedenken: Einmal eingeführt, ist die Entwöhnung vom Schnuller schwer.

Für das Stillen gilt:

- Geben Sie Ihrem Baby in den ersten Wochen, bis sich das Stillen eingespielt hat, auf keinen Fall einen Schnuller, um einer eventuellen Saugverwirrung vorzubeugen.
- Optimal wäre, wenn Sie dauerhaft auf den Schnuller verzichten könnten.

Der Alltag kehrt ein

Nachdem die ersten aufregenden Wochen vorbei sind, kehrt der Alltag ein – verändert durch das neue Familienmitglied. Beim Stillen werden Sie jetzt nicht mehr die Fragen des Anfangs beschäftigen, sondern vielmehr, wie sich Stillen und Alltag miteinander verbinden lassen und wie Sie mit der neuen Situation am besten zurechtkommen.

Wie geht es Ihnen mit dem Stillen?

Das Stillen beansprucht nicht nur Ihre Zeit entscheidend, es löst auch Gefühle unterschiedlichster Art aus – positive wie negative. Lassen Sie beides zu und entwickeln Sie keine überzogenen Erwartungen.

Höhenflüge und Alltagsgefühle

Schenken und Empfangen, Geben und Nehmen finden in einer liebevollen Beziehung wechselseitig statt. Zu geben kann tiefe Freude erzeugen. Gerade beim Stillen erfahren Sie, wie Sie Ihrem Kind mit dem eigenen Körper Nahrung, Entspannung, Befriedigung und Ruhe vermitteln können. Sie erleben, wie es an Ihrer Brust »still« wird. Vielleicht empfinden Sie auch Stolz und Staunen über die rasante Gewichtszunahme Ihres Kindes – nur durch Ihre Milch. Wenn Sie solche Gefühle haben, freuen Sie sich darüber.

Der Alltag zwischen solchen »Höhenflügen« ist banal und praktisch: Sie legen Ihr Baby an, das Telefon klingelt, auf dem Herd brennt das Mittagessen an, und die Dreijährige muss dringend auf die Toilette. Sie haben Ihr Baby an der Brust und denken dabei nicht an das Wunder des Stillens, sondern daran, was Sie beim Einkaufen nicht vergessen dürfen, wie Sie einen Streit zwischen Geschwistern schlichten könnten oder dass Sie bald los müssen, um Ihr älteres Kind vom Kindergarten abzuholen. Möglicherweise empfinden Sie Gefühle der Müdigkeit und Erschöpfung: »Was, schon wieder brauchst du mich!?« Sie wollen stillen, tun es meistens gerne, aber zwischendurch wird es Ihnen zu viel. All diese Gefühle sind normal. Fast jede Frau erlebt sie in der Stillzeit (und danach) – abwechselnd. Sich ständig vom Stillen beglückt zu fühlen ist keine realistische Erwartung. Wenn Sie ab und zu keine Lust zum Stillen haben (und es sich eingestehen), ist das natürlich und bedeutet nicht, dass Sie grundsätzlich nicht stillen wollen. Gleichzeitig könnte das Saugen Ihres Babys durch eventuell erforderliche Korrekturen des Anlegens und der Handhabung wirkungsvoller werden und Ihnen dadurch Erleichterung bringen.

Wenn Sie das Stillen hin und wieder als Pflicht empfinden, machen Sie sich deswegen keine Vorwürfe – anderen Müttern geht es ebenso.

Schuldzuweisungen von außen

Für Ihr neugeborenes Baby werden Ihnen viele Leute gefragt oder ungefragt Ratschläge erteilen. Die Schuld für vielleicht auftretende Probleme wird nur allzu gerne Ihnen oder Ihrem Baby zugeschoben. Doch Schuldzuweisungen helfen niemandem, sie schwächen vielmehr Ihr Selbstvertrauen und entsprechen in den seltensten Fällen der Wahrheit. Sie spiegeln lediglich die Erfahrung und Haltung dessen wieder, der sie ausspricht oder ohne Worte durch seine Gestik oder Mimik vermittelt.

»Das Baby ist so aggressiv« würde beispielsweise in Wirklichkeit bedeuten: »Die Brustwarzen sind wund geworden, weil das Baby nicht korrekt angelegt war.« »Das Baby ist trinkfaul« müsste eigentlich heißen: »Wegen einer Gelbsucht ist das Baby müde und kann nicht genügend saugen.« »Die Brustwarzen haben die falsche Form oder Größe« ist eine häufige Schuldzuweisung an die Mutter, während vielleicht die Bedingungen für den Stillbeginn nicht optimal waren. Seien Sie besonders vorsichtig, wenn die Erklärung für ein Stillproblem bei Ihrer psychischen Verfassung gesucht wird. Dies werden Sie als Mutter als sehr verunsichernd empfinden, es ist ja auch eine recht schwammige Schuldzuweisung. Jedoch der überwiegende Teil der Stillprobleme ist auf den praktischen Umgang mit dem Stillen zurückzuführen! Forschen Sie nicht nach dem Schuldigen, sondern nach Wegen, mit der Situation zurechtzukommen.

Bei Schwierigkeiten klären Sie die möglichen Ursachen und entwickeln Sie Ideen, wie man sie am besten beheben könnte.

Praktische Erleichterungen

Was kann Ihren Alltag vereinfachen oder aber erschweren? Auf den folgenden Seiten finden Sie einige Hinweise, die Ihnen Ideen zur Erleichterung Ihrer persönlichen Situation geben.

Stillfreundliche Kleidung

Praktische Kleidung erleichtert Ihnen das Stillen. Für die Lernphase ist es am praktischsten, während des Stillens rund um die Brust so wenig Kleidung wie möglich anzuhaben. Wenn Sie vor der Schwangerschaft keinen BH getragen haben, können Sie auch während der Stillzeit (oder nach der Anfangsphase) darauf verzichten, sofern Ihnen das angenehm ist. Viele Mütter empfinden das als sehr praktisch und tragen beispielsweise ein Unterhemd, das sie während des Stillens hinunter- oder hinaufschieben. Wenn Ihre Brust groß ist, werden Sie wahrscheinlich einen BH als angenehm empfinden. Er sollte gut sitzen und in der Anfangszeit aus Baumwolle sein. Still-BHs sind ent-

Spezielle Stillkleidung ist teuer und nicht unbedingt erforderlich. Sie können auch auf die Garderobe zurückgreifen, die Sie bereits haben.

weder vorn in der Mitte oder jeweils auf einer Seite zu öffnen. Achten Sie darauf, dass sich der Verschluss leicht mit einer Hand öffnen lässt. Manche Frauen tragen später einen Body oder sehr elastische BHs, die sie beim Stillen über oder unter die Brust schieben. Vorsicht, dass der verschobene BH nicht einschneidet!

Jedes Kleidungsstück sollte den Zugang zur Brust ohne große Umstände ermöglichen. Einteiler oder Kleidungsstücke mit Verschluss am Rücken wären ein Hindernis, Zweiteiler sind dagegen praktisch. Blusen, die sich vorn aufknöpfen lassen, sind wegen der guten Übersicht in der Lernphase hilfreich. Später ist das nicht mehr erforderlich. Lose, relativ weite Oberteile (beispielsweise T-Shirts, Sweatshirts, Pullover und dergleichen) können beim Stillen problemlos nach oben geschoben werden. Es gibt spezielle Stillbekleidung von sportlich bis elegant mit raffinierten Schnitten. Gönnen Sie sich ein solches Bekleidungsstück, wenn Sie daran Freude haben – notwendig ist es allerdings nicht. Wenn Sie selbst nähen, können Sie auch praktische Öffnungsmöglichkeiten schaffen, die mit einem kleinen Klettverschluss verschlossen werden.

Nachts brauchen Sie eine Bekleidung, bei der das Baby die Brust leicht erreichen kann. Vorn weit aufzuknöpfende Teile und ein weites Unterhemd sind nützlich.

Hilfsmittel, die das Stillen erleichtern

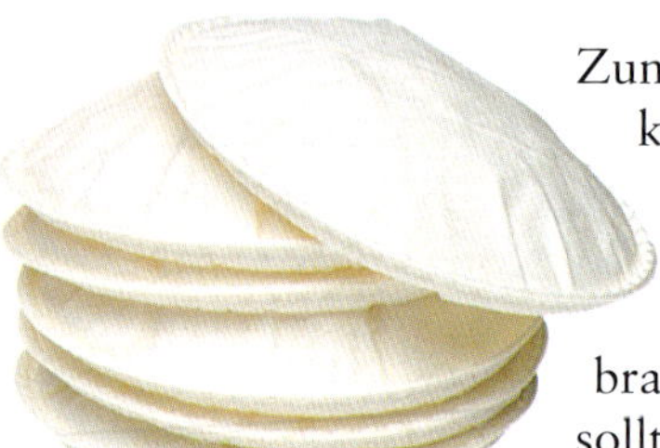

Zum Stillen werden nur Sie selbst gebraucht und im Normalfall sind keine Hilfsmittel erforderlich. Manche können aber das Stillen vereinfachen. Hier einige Beispiele:

Stilleinlagen brauchen Sie nur in der Anfangszeit, wenn spontan Milch aus den Brüsten tropft. Es gibt Einlagen zum Einmalgebrauch und solche zum Waschen. Beide werden im BH getragen. Sie sollten aus einem natürlichen Material wie Baumwolle, Wolle, Seide oder Zellstoff bestehen, Kunstfaser sollte die Haut nicht berühren. Bei tropfender Milch ist Hygiene wichtig: Verwenden Sie daher nach jedem Stillen eine neue oder frisch gewaschene Stilleinlage.

Ein Stillkissen kann eine Hilfe und sehr bequem sein, ist aber für die Stillzeit nicht unbedingt notwendig. Einfache Kissen, Decken- oder Handtuchrollen können ebenfalls helfen, die richtige Haltung einzunehmen.

Ein Kirschkernsäckchen ist nicht teuer und lässt sich auch später weiter verwenden, beispielsweise wenn Ihr Baby Bauchschmerzen hat.

Ein längliches Kirschkernsäckchen – in der Waschmaschine bei 30 Grad waschbar – können Sie zum Wärmen Ihrer Brust und der Nackenmuskulatur oder beim Stillen im Liegen als Lagerungshilfe im Rücken Ihres Babys benutzen.

Tragetücher oder Tragehilfen sind eine große Unterstützung beim Stillen und erleichtern den Alltag mit dem Baby.

Den Haushalt praktisch organisieren

Sie und Ihr Partner haben sicher Vorstellungen und Gewohnheiten, wie ein guter Haushalt auszusehen hat. Es lohnt sich aber dennoch, einige Prinzipien neu zu überdenken. Vereinfachung und praktische Organisation sind jetzt die Devise, eventuell auch Veränderungen Ihres Anspruchs – ein grundsätzliches Umdenken ist erforderlich.
Nutzen Sie die Möglichkeit, sich die Hausarbeit zu erleichtern. Weniger Teile sind leichter in Ordnung und sauber zu halten – räumen Sie deswegen schon während der Schwangerschaft weg, was Sie nicht unbedingt brauchen. Nehmen Sie sich die Zeit, den Haushalt praktisch zu organisieren – es lohnt sich. Überlegen Sie, welche Arbeiten wirklich notwendig sind und welche Arbeitsabläufe sich vereinfachen lassen. Räumen Sie Ihre Putzmittel so ein, dass sie kindersicher und gleichzeitig griffbereit aufbewahrt sind. Manche Geschäfte liefern Waren ins Haus, auch der Einkauf im Versandhandel spart Zeit. Kochen Sie unkomplizierte, aber gesunde Gerichte. Größere Portionen für zwei Mahlzeiten zuzubereiten und eine einzufrieren spart auch Zeit. Vereinfachen Sie sich den Haushalt so weit wie möglich.
Mit einem Baby werden Sie Ihre Hausarbeit wahrscheinlich in kurzen Blitzaktionen erledigen. Eine große Hilfe ist dabei das Tragetuch – Ihrem Baby geht es gut und Sie kommen mit der Arbeit voran.

Aufgaben reduzieren!

Nicht nur im Haushalt, sondern auch in Ihrem gesamten Leben ist es jetzt angebracht, Aufgaben zu reduzieren. Haben Sie bislang ehrenamtliche Tätigkeiten übernommen, die ganze Verwandtschaft zu einem Familienfest bewirtet, selbst Einladungen angenommen, aufwändige Geschenke selbst hergestellt oder einen Ausflug für die Kollegen organisiert – so ist es jetzt an den anderen, derartige Aufgaben zu übernehmen, und an Ihnen, sich zu überlegen, was Sie wirklich tun möchten. Reduzieren bedeutet immer auch ein Stück Loslassen, und das fällt oft schwer. Wenn es Ihnen jetzt gelingt (und es ist nicht für immer), werden Sie Ihren Alltag mit Kind besser bewältigen.

Lernen Sie, Prioritäten zu setzen, und überlegen Sie, was Ihnen wirklich wichtig ist und was Sie getrost von Ihrem Tagesplan streichen können.

Tragen – Erleichterung und Stillunterstützung

Das Tragen eines Babys ist eine wunderbare Möglichkeit, Nähe und Bindung mit den Anforderungen des Alltags zu verbinden. Es ist praktisch, vermittelt Mutter und Kind ein angenehmes Gefühl und unterstützt gleichzeitig das Stillen.

Körper- und Hautkontakt schenken Nähe und Geborgenheit

Beim Tragen werden fast alle Sinne des Babys angeregt und es spürt die Nähe, die es aus den Monaten der Schwangerschaft gewöhnt ist.

Das Tragen eines Babys ist in vielen Kulturen eine uralte Tradition. Der menschliche Säugling kann nach seiner Geburt noch nicht laufen und ist darauf angewiesen, von seinen Eltern getragen zu werden. Er wird sozusagen als »Tragling« geboren.

Gleichzeitig erfüllt das Tragen auch ein grundlegendes seelisches Bedürfnis des Säuglings. Ein reiches Maß an Körperkontakt im Babyalter ist für die gesunde seelische, geistige und auch körperliche Entwicklung des Kindes notwendig. Im Mutterleib erlebte das Kind ununterbrochenen Körperkontakt. Daher ist es einleuchtend, dass es auch nach der Geburt mehr als nur kurze Episoden dieses intensiven Kontakts im Laufe von 24 Stunden braucht. Später wird das Bedürfnis nach Körperkontakt von selbst weniger – das Kind tritt aus der Geborgenheit und Nähe der Mutter heraus und erobert Schritt für Schritt die Welt, kehrt aber zwischendurch immer wieder zur Mutter zurück, um sich ihrer zu vergewissern. Wenn das Kind sein Bedürfnis nach ausgedehntem Körperkontakt zur richtigen Zeit befriedigen konnte, wird sein Drang und seine Neugierde, die Umwelt zu entdecken, später groß sein und es wird von selbst weniger Nähe wollen. Das Bedürfnis nach Körperkontakt reduziert sich zwar später, bleibt aber während des ganzen Lebens bestehen. Das Erleben ausreichender körperlicher Nähe in der Babyzeit befähigt das heranwachsende Kind und den Erwachsenen später selbst behutsam und angemessen Körperkontakt geben zu können.

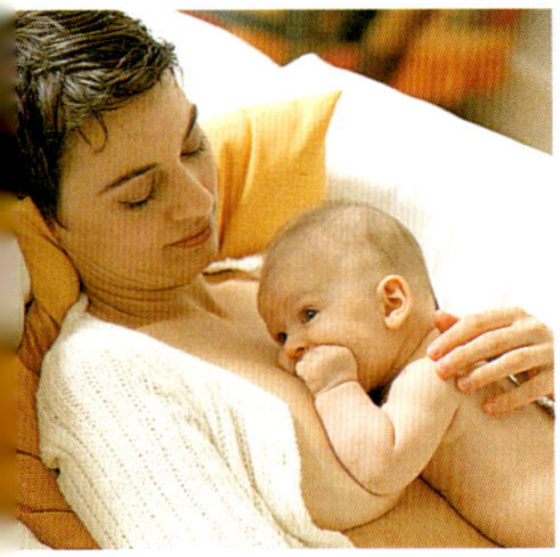

Körperkontakt in jeder Form vermittelt dem Baby ein Gefühl der Geborgenheit.

Verschiedene Tragehilfen

Babys können einfach auf dem Arm getragen werden – für eine kurze Zeitspanne ist das möglich, nicht aber über längere Zeit oder bei einem älteren Baby. Tragehilfen sind eine Möglichkeit, das Halten des Kindes einfacher und für Rücken und Muskeln des Erwachsenen schonender zu gestalten. Es gibt sehr unterschiedliche Tragehilfen.

Das Tragetuch

Ein Tragetuch ist eine lohnende Anschaffung. Es ist flexibel und wächst mit Ihrem Baby mit.

Wohl am meisten verbreitet ist das Tragetuch. Qualitativ hochwertige Tragetücher sind etwa siebzig Zentimeter breit, aus Baumwolle, nahezu unverwüstlich und durch eine spezielle Webart auch diagonal dehnbar. Dadurch passen sie sich den runden Formen des Babyrückens optimal an und lassen sich fester binden als preiswertere Tücher. Sie sind in vielen Farben und Mustern erhältlich. Die Anschaffung lohnt sich – und könnte auch auf Ihrer Wunschliste für das Baby stehen. Sinnvoll ist ein Tuch von mehr als vier Meter Länge, mit dem sich alle Bindearten, je nach Alter des Babys, durchführen lassen. Die Länge hängt auch von der Körpergröße des Erwachsenen ab. Ein sehr großer, breiter Mann braucht ein längeres Tuch als eine kleine, zierliche Frau. Das Binden wird vereinfacht durch ein kleines eingesticktes Kreuz in der Mitte des Tuchrandes.

Genähte Tragehilfen

Für Eltern, die sich mit dem Tragetuch unsicher fühlen, kann eine genähte Tragehilfe eine gute Lösung sein. Das Baby sitzt in einer Art Hose, sein Rücken wird außen von einer Stoffschale gehalten. Diese Tragehilfe wird wie ein Rucksack auf den Rücken genommen oder vorn, vor der Brust, getragen. Die Größe lässt sich je nach Alter des Babys verstellen. Das Kind muss vorab in einen solchen Tragebeutel »verpackt« werden und wird dann hochgenommen.

Babyschlinge

Eine weitere Tragehilfe ist die Babyschlinge. Sie hat gepolsterte Ränder und einen Verschluss, der sich sehr schnell verstellen lässt. Sie wird diagonal über der Schulter getragen und ist sehr praktisch für kurzes Hochnehmen, für das Tragen im Hüftsitz, für ein kleines Baby in Wiegehaltung und auch für das Stillen in der Tragehilfe.

! Bitte beachten Sie

Manche Tragehilfen berücksichtigen die anatomischen Gegebenheiten des Babys nicht ausreichend. Deswegen sind solche Tragehilfen nicht günstig – im Gegensatz zu den oben genannten. In einer guten Tragehilfe hält das Baby seine Beinchen angehockt, der Rücken und auch das Köpfchen werden gestützt und gehalten. Das Baby sollte eng an die Mutter geschmiegt sein und sein Körper nicht zusammensinken. Kraxen oder Gestelle mit Sitzen sind auf alle Fälle nur für ältere Kinder geeignet und haben einen beschränkten Anwendungsbereich.

Buchtipp zur Beurteilung von Tragehilfen und zur Praxis des Tragens **→ Seite 186**

Schalensitze

Ein Baby in einem Schalensitz zu tragen hat große Nachteile. Erstens wird Ihr eigener Rücken dabei äußerst ungünstig belastet und zweitens hat Ihr Baby weder Körper- noch Augenkontakt mit Ihnen und bekommt alle Erschütterungen des Schalensitzes, zum Beispiel beim Absetzen, ungefedert mit.
Deswegen: Schalensitze werden für die Sicherheit im Auto gebraucht, zu Fuß aber tragen Sie Ihr Baby besser und bequemer auf dem Arm oder im Tuch.

Die Praxis des Tragens

Das Binden eines Tragetuches muss – ähnlich wie das Stillen – Schritt für Schritt erlernt werden. Dies erfordert Konzentration und einige Geduld. Später laufen die einzelnen Handgriffe automatisch ab, und auch das Baby geht mit den Bewegungen mit. Erfahrene Mütter können ihr Baby mit erstaunlicher Geschwindigkeit und eingespielten Bewegungen allein auf den Rücken binden. Wenn Sie das Binden lernen wollen, haben Sie etwas Geduld und üben Sie täglich, bald werden Sie gut damit zurechtkommen. Hochwertigen Tragetüchern liegen Bindeanleitungen bei, die Sie im Übrigen auch in einigen Fachbüchern finden. In vielen Stillgruppen und Stillvorbereitungskursen wird Ihnen das Binden auch praktisch gezeigt.

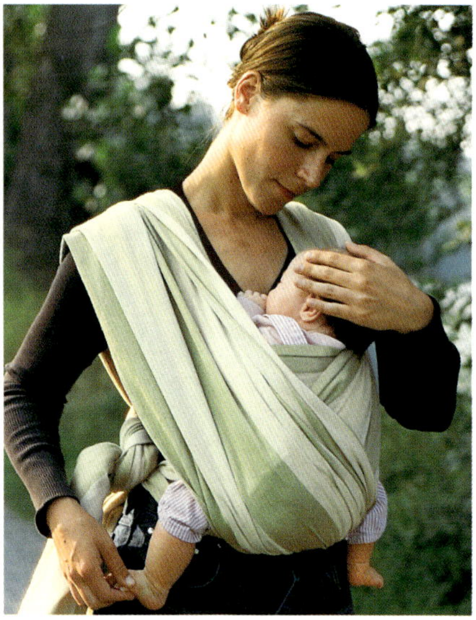

Neugeborene und größere Babys können mit dieser Bindeweise getragen werden.

So wird's gemacht

Schon ein Neugeborenes kann mit einer speziellen Bindeweise im Tuch getragen werden, beispielsweise in der Wickel-Kreuztrage. Es ist günstig, diese Bindeart gleich von Anfang an zu kennen. Sie halten Ihr Baby aufrecht vor Ihrem Oberkörper mit dem Gesicht zu sich. Die Mitte des Tuches legen Sie an seinen Rücken. Das rechte Ende führen Sie unter Ihrem rechten Arm nach hinten und über die linke Schulter nach vorn, das linke Ende gerade umgekehrt, so dass sich die beiden Enden über Ihrem Rücken kreuzen. Ziehen Sie das Tuch so fest, dass es gerade noch angenehm ist. Die beiden Enden kreuzen Sie nun vorn ebenfalls – hinter dem Rücken Ihres Babys – und führen sie in Taillenhöhe nach hinten, wo Sie sie verknoten. So ist Ihr Neugeborenes sicher und gut am Rücken gehalten. Sie können Nähe und gleichzeitig Bewegungsfreiheit genießen.

Babys, die schon kurz nach der Geburt im Tuch getragen werden, gewöhnen sich daran – genauso wie Sie als Mutter oder Vater. Wenn man erst spät, das heißt nach Monaten, mit dem Tragen im Tuch anfängt, kann es sein, dass die neue Situation für das Baby zunächst ungewohnt ist und es nicht zu der Entspannung und zu dem Wohlbefinden kommt, die ja Ziel und Zweck des Tragens im Tuch sind. Daher hat es große Vorteile, früh mit dem Tragen im Tuch zu beginnen.

Solange das Kind klein ist, können Sie es vor der Brust tragen, später, wenn es größer und schwerer ist, auf der Hüfte oder dem Rücken.

Am Anfang braucht das Baby nicht viel mehr als die Nähe seiner Mutter. Irgendwann jedoch beginnt es, neugierig zu werden, und möchte mehr sehen. Ab dem Zeitpunkt, an dem das Baby seinen Kopf selbstständig halten kann, das heißt nach einigen Monaten, können Sie Ihr Kind auch auf den Rücken binden. Je nachdem, wie weit sein Kopf aus dem Tuch herausschaut, genießt es den Überblick über Mut-

ters oder Vaters Schulter aus der Sicherheit der Nähe. Manchmal schläft das Baby im Tuch ein, dann tragen Sie es entweder weiter oder legen es behutsam samt Tuch ab.
Auf der Hüfte können Sie ein größeres Kind ebenfalls im Tuch in einer anderen Bindetechnik tragen. Manchmal wollen Sie Ihr Kind wahrscheinlich nur kurz aufnehmen – weil beinahe etwas in der Pfanne anbrennt, das Geschwisterkind schreit, Sie schnell zur Haustür müssen. Für den Hüftsitz eignet sich auch die Babyschlinge oder ein selbst zusammengenähtes, reißfestes Tragetuch.
Neben den Bedürfnissen Ihres Kindes sollten Sie darauf achten, dass Sie Ihren eigenen Körper nicht einseitig belasten. Als Ausgleich für die körperliche Anforderung des Tragens ist Gymnastik zur Dehnung und Entspannung der Muskeln und zur Stärkung der Rückenmuskulatur sinnvoll.

Einen Buchtipp für Gymnastik finden Sie im Service-Teil **→ Seite 186.**

So lange können Sie Ihr Baby in einer Tragehilfe tragen

Studien belegen, dass Kinder, die vier Stunden täglich getragen werden, deutlich weniger weinen als diejenigen, die nur ein bis zwei Stunden oder gar nicht getragen werden. Wenn Ihr Baby nachts in Ihrem Bett schläft, wird ein Teil seines Bedürfnisses nach Körperkontakt gedeckt sein. Wenn dies aus irgendeinem Grund nicht möglich ist, braucht es tagsüber mehr Körperkontakt. Manche Mütter tragen ihre Babys fast ständig, manche viele Stunden am Tag, andere kurzzeitig, wieder andere genießen die Mobilität durch das Tragetuch vor allem unterwegs. Finden Sie heraus, was für Sie und Ihr Kind gut ist. Eine feste Regel gibt es nicht. Solange es Ihnen und Ihrem Kind Spaß macht, können Sie Ihr Baby bedenkenlos mehrere Stunden am Tag im Tuch tragen.

Stillen in der Tragehilfe

Für manche Stillpaare ist es günstig, das Baby in der Tragehilfe zu stillen. Das ist besonders dann der Fall, wenn die Milchbildung aus bestimmten Gründen außergewöhnlich stark angeregt werden soll und daher sehr häufiges Stillen erforderlich ist und vielleicht auch noch Geschwister zu betreuen sind. In der Babyschlinge oder im Tuch in Wiegehaltung lässt sich das Baby stillen, wenn Sie den Pulli hochschieben. Erfindungsreiche Mütter schnitten zum Beispiel in einer genähten Tragehilfe entsprechende Öffnungen bei den Brüsten aus und genauso in einem alten T-Shirt. Das Baby kam auf diese Weise gut an die Brust, und die Mutter konnte sich gleichzeitig ihren anderen Aufgaben widmen.

Ihr Baby weint

In der Regel werden Sie die Signale Ihres Babys deuten können, bevor es anfängt zu weinen. Meist werden Sie in der Lage sein, sein Weinen eindeutig zu interpretieren, und wenn Sie ihm geben, was es braucht, wird es zufrieden sein. Aber es gibt auch ein Weinen, das länger dauert und bei dem das Baby nicht so einfach zu beruhigen ist.

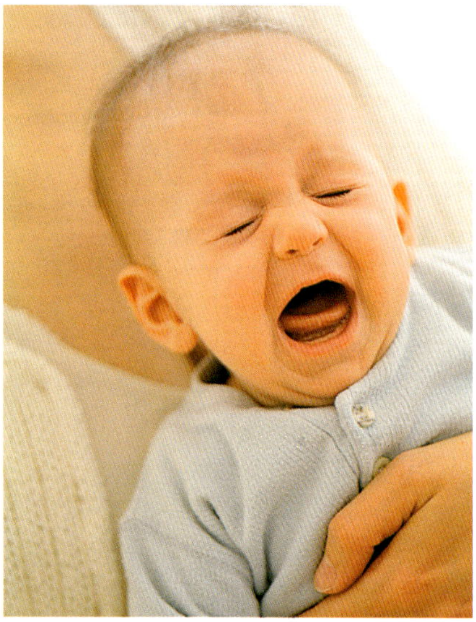

Weinen kann viele Ursachen haben. Mit der Zeit werden Sie die Signale Ihres Babys immer besser verstehen.

Auf jedes Weinen reagieren

Es ist sehr wichtig, auf jedes Weinen des Babys verlässlich zu reagieren. Weinen ist eine seiner Kommunikationsmöglichkeiten und es braucht eine Antwort. So lernt es Verständigung. Wenn Sie grundsätzlich auf jedes Weinen Ihres Babys reagieren, werden Sie bald Expertin seiner Sprache sein und die Verständigung zwischen Ihnen läuft immer besser. Dies gilt vor allem beim kleinen Baby, das noch keinerlei Zeitvorstellung hat und deswegen auf jedes Warten mit Panik reagiert. Das bedeutet aber nicht, dass Sie zeitlebens bei jedem Wunsch Ihres größeren Kindes wie eine Marionette springen müssen. Ein älteres Kind kann und soll begreifen, dass auch die Erwachsenen eigene Bedürfnisse haben und dass es einer Form bedarf, Wünsche zu äußern – noch ist Ihr Kind aber nicht so weit.

Weinen bedeutet nicht immer Hunger

Wenn Ihr Baby weint, schauen Sie zuerst nach, ob seine Grundbedürfnisse befriedigt sind: Ist es ihm zu kalt oder zu warm? Hat es Hunger? Ist die Windel voll und unangenehm auf der Haut? Ist es krank und fühlt sich deswegen unwohl? Ist es übermüdet und braucht Schlaf? Diese Bedürfnisse zu befriedigen ist relativ einfach.
Nicht jedes Weinen bedeutet automatisch Hunger. Wenn das Baby gut an die Brust geht und kräftig saugt, hat es Hunger. Wenn es nur nuckelt oder die Brust wieder loslässt, hat es wahrscheinlich keinen Hunger. Wenn das Stillen nicht zur Beruhigung führt, versuchen Sie, Ihr Baby anders zu beruhigen, und legen Sie es erst danach oder später wieder an.

Mehr über die Beurteilung der Milchmenge → Seite 73 f.

Das Baby beruhigen

Manche Familien erleben es nie, dass ihr Baby untröstlich weint, andere erleben das lange untröstliche Weinen ihres Babys, das eine große Herausforderung für die Eltern darstellt, häufiger. In dieser Situation ist nicht nur entscheidend, was Sie tun, sondern vor allem, wie Sie es tun. Babys sind Meister im Erkennen und Aufnehmen von Stimmungen. Es ist sehr wichtig, dass nach wie vor Sie die Kontrolle über sich und die Geschehnisse behalten und sich der Situation nicht ausgeliefert fühlen: Ihr Baby hat Stress, Sie tun alles, was in Ihrer Macht steht, und lassen es nicht allein – mehr können Sie nicht tun. Konzentrieren Sie sich nicht ausschließlich auf das Baby, sondern bleiben Sie bei Ihren Gefühlen, dabei, wie es Ihnen geht.

Aus den folgenden Beruhigungsvorschlägen suchen Sie sich ein, zwei zum Ausprobieren aus – je nachdem, was für Sie und die jeweilige Situation am besten passen könnte.

Durch sein Weinen signalisiert Ihr Baby, dass es sich unwohl fühlt und getröstet werden möchte.

Manche Babys nehmen die Reize ihrer Umwelt sehr intensiv wahr und haben Schwierigkeiten, diese zu verarbeiten. Sie erleben Stress aufgrund von Überreizung beispielsweise durch – für das Baby – zu viel Besuch, zu viele Aktivitäten und zu viel Trubel im Haus. Da könnten Rückzug in einen ruhigen Raum, weniger Aktivitäten und ein gleichmäßiger Familienrhythmus helfen.

Manches Baby überstreckt sich beim Weinen. Es wirft den Kopf in den Nacken, der Körper ist nach hinten gebogen, Arme und Beine streckt es von sich. In dieser Haltung kann sich das Baby nicht beruhigen und es ist auch nicht in der Lage, aus eigener Kraft aus ihr herauszukommen. Sie als Erwachsene müssen das Baby wieder aktiv in eine Haltung mit gekrümmtem Rücken bringen, die seiner Position im Mutterleib entspricht und die Voraussetzung zur Beruhigung ist.

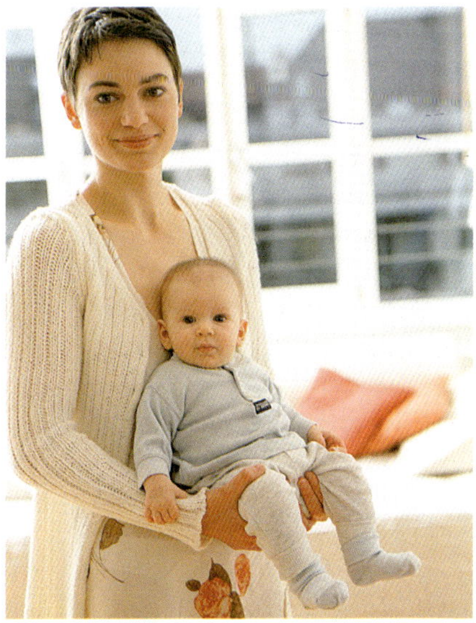

Eine Beruhigungshaltung – Beckenkreisen unterstützt das Entweichen der Luft.

Mögliche Haltungen zur Beruhigung

- Intensiver Hautkontakt ist eine wunderbare Möglichkeit, ein Baby zu beruhigen.
- Setzen Sie Ihr Baby mit dem Rücken zu Ihrem Oberkörper auf den Schoß, eine Hand liegt auf dem Bauch des Babys, die andere hält seinen Kopf (Streicheln am Kopf kann ein Baby beunruhigen, deswegen den Kopf nur halten!).
- Stellen Sie sich hin und halten das Baby mit dem Rücken zu Ihrem Oberkörper. Dabei fassen Sie seine Oberschenkel, die nach vorn gebeugt sind. Bewegen Sie sich etwas hin und her. Leicht kreisende Bewegungen Ihres Beckens können bei Blähungen Entlastung bringen.
- Setzen Sie das Baby quer auf Ihren Oberschenkel. Eine Hand hält seinen Bauch, die andere seinen Rücken. Diese Position ist auch günstig zum Aufstoßenlassen.

- Legen Sie Ihr Baby bäuchlings auf den Unterarm, sein Kopf bei Ihrem Ellbogen. Seine Beine und Arme hängen herab. Der leichte Druck auf den Bauch lässt die Luft besser entweichen.
- Versuchen Sie, Ihr Baby zu bündeln. Wickeln Sie es relativ straff in ein großes Tuch ein. Manche Babys mögen dies, weil Beine und Arme auf diese Weise gehalten sind.

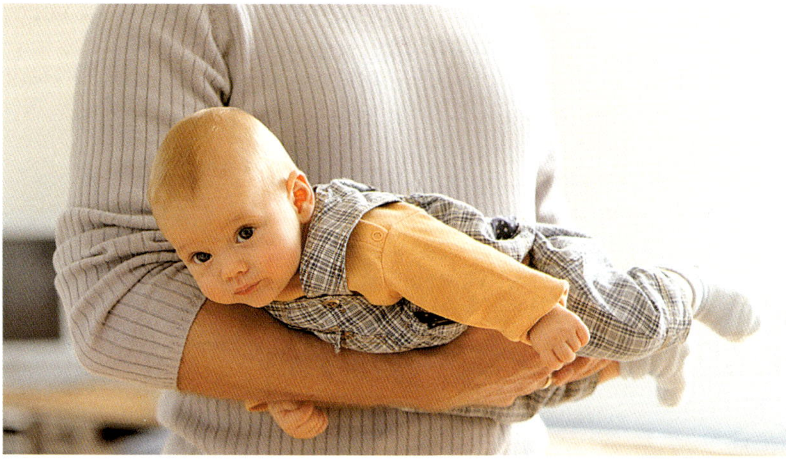

Der Kolikgriff – ideal auf dem starken Unterarm des Vaters.

Babys lieben Bewegung, weil sie das an die Zeit im Mutterleib erinnert. Die gekrümmte Haltung lässt sich sehr gut mit Bewegung kombinieren, sei es im Schaukelstuhl oder im Tragetuch. Besonders beliebt sind Bewegungen in alle drei Richtungen: aufwärts-abwärts, rechts-links, vorwärts-rückwärts. Der Walzerschritt enthält Bewegungen in alle drei Richtungen. Wenn Sie selbst daran Freude haben, probieren Sie es, vielleicht mit dem Baby im Tuch.
Diese Beruhigungsmöglichkeiten sind immer mit intensivem Körperkontakt verbunden. Direkter Hautkontakt durch gemeinsames Baden, das Baby nackt auf Ihrem Bauch oder auf dem Oberkörper des Vaters sowie eine sanfte Massage, Singen und ruhige Musik sind weitere Möglichkeiten, ein weinendes Baby zu beruhigen.

Einen Buchtipp zum Thema Babymassage finden Sie im Service-Teil → Seite 186.

! Bitte beachten Sie

Die genannten Vorschläge dienen als Anregung. Probieren Sie jedoch nicht endlos Beruhigungsmöglichkeiten aus. Es gibt Situationen, in denen das Baby zwar das Gehaltenwerden durch Sie braucht, es aber keine andere Möglichkeit gibt als abzuwarten: »Du darfst jetzt weinen, ich halte dich, damit du nicht allein bist, und ich warte, bis du es nicht mehr brauchst.«

Eine große Hilfe für eine Mutter mit einem weinenden Kind, das sich schwer oder gar nicht beruhigen lässt, ist, wenn sie selbst dabei gehalten wird. Dazu lehnen Sie sich an Ihren Partner oder lassen sich von ihm halten, während Sie Ihr weinendes Baby auf dem Arm haben. Auf diese Weise fließt die Kraft von dem geliebten Menschen zu Ihnen und Ihrem Baby.

Wenn die Situation Ihre Grenzen überschreitet, suchen Sie zunächst einen Kinderarzt auf, um eine Krankheit Ihres Kindes auszuschließen. Vertrauen Sie in Ihre eigenen Gefühle und die Beziehung zu Ihrem Baby. Wenn Sie nicht mehr zurechtkommen, wenden Sie sich an eine Person Ihres Vertrauens, die die Intensität der Verbindung zu Ihrem Kind versteht, und bitten Sie sie um die Empfehlung einer geeigneten Fachkraft zur Unterstützung Ihrer Situation. Vorsicht mit vorgeschlagenen Maßnahmen, bei denen Sie sich nicht gut fühlen.

Scheuen Sie sich nicht, die Unterstützung einer kompetenten Fachkraft zu suchen, wenn Sie sich überfordert fühlen.

Mutter und Baby gehören zusammen

In den neun Monaten der Schwangerschaft waren Sie und Ihr Baby ständig zusammen. Auch in der ersten Zeit nach der Geburt ist es natürlich, dass Sie und Ihr Baby weiterhin (fast) unzertrennlich sind. Irgendwann verspürt Ihr Baby von selbst den Drang, sich von Ihnen zu lösen. Wenn es krabbelt, bewegt es sich das erste Mal aus eigener Kraft von Ihnen weg. Der Übergang erfolgt idealerweise allmählich und entspannt – wenn es an der Zeit ist.

Mütter, die ihren Kindern im Baby- und Kleinkindalter ihre beständige Nähe schenken, erleben meistens aufgeschlossene, lebensfrohe, an der Umwelt interessierte Kinder, die die ersten Schritte in die Selbstständigkeit mit innerer Sicherheit und Selbstverständlichkeit tun.

Ausgehen mit dem Baby

Wenn Ihnen die ständige Nähe zu Ihrem Baby wichtig ist, dann nehmen Sie es einfach mit – wohin Sie auch gehen: auf den Spaziergang, zum Elternabend für die älteren Kinder, zum Einkaufen, auf Ausflüge, in die Kirche, zum Sport, auf ein Seminar, das Sie besuchen, eventuell sogar zu beruflichen oder sonstigen Terminen – alles natürlich in Maßen. Auch wenn es zunächst ungewohnt erscheint: Probieren Sie es einfach aus. Es wird zwar nicht genauso sein wie ohne Baby, aber trotzdem ist es meist eine gute Erfahrung. Ein Baby zu haben, bedeutet nicht, in die eigenen vier Wände eingesperrt zu sein. Das täte niemandem gut. Mit einem Stillbaby unterwegs zu sein, ist zudem sehr praktisch: Sie legen es an, wenn es Hunger hat.

Kleine Babys lassen sich im Tragetuch fast überallhin mitnehmen.

Das brauchen Sie für unterwegs

- Ein Tragetuch zum Tragen, Hinlegen und Zudecken
- Wickelutensilien
- Ein Tuch zum Aufstoßenlassen
- Mütze und Jacke, wenn es kühl ist

Viele Mütter machen sich mit dem Baby im Tuch und einer kleinen Tasche oder einem Rucksack auf den Weg und genießen ihre uneingeschränkte Beweglichkeit. Andere benutzen den Kinderwagen für Einkäufe und Taschen, während das Kind im Tuch untergebracht ist. Auf längeren Strecken oder wenn das Baby schwerer wird, kann es erholsam sein, es zwischendurch im Wagen abzulegen.

Stillen in der Öffentlichkeit

Vor allem in den warmen Jahreszeiten ist das Stillen in der Öffentlichkeit kein Problem. Im Winter oder bei schlechtem Wetter müssen Sie manchmal erfinderisch sein.

Wenn das Baby unterwegs hungrig wird, haben Sie die Nahrung immer dabei – ganz frisch, in optimaler Zusammensetzung, Temperatur und Menge. Sie können Ihr Baby einfach stillen. Nach der Lernphase der ersten Wochen werden Sie mühelos diskret stillen können, so dass es unter Umständen niemand merkt. Es ist für Sie wahrscheinlich angenehmer, wenn dabei nicht die ganze Brust frei ist. Eine Bluse können Sie von unten aufknöpfen, weite Pullover oder Hemden nach oben schieben. Auch das Stillen in einer Tragehilfe verbirgt Ihre Stillbeziehung vor neugierigen Blicken anderer. Mit der Zeit werden Sie auch ein Auge für bequeme Sitzmöglichkeiten unterwegs bekommen oder etwas zum Abstützen Ihres Fußes finden.

Ab wann möchte und kann ich wieder allein ausgehen?

Für einige Monate rund um die Uhr mit dem Baby zusammenzusein ist sehr gut für Ihre gegenseitige Beziehung. Wenn Ihr Baby allerdings viel weint und Sie 24 Stunden am Stück beansprucht, ist eine gewisse Zeit allein, während Sie Ihr Baby in guten Händen wissen, sicher eine Wohltat. Kurze Phasen von ein, zwei Stunden Trennung von der Mutter verkraften auch kleine Babys gut – vorausgesetzt, sie sind mit der betreuenden Person sehr vertraut. Ausgestrichene Muttermilch kann mit dem Löffel oder aus der Tasse gefüttert werden. Frauen erleben die Veränderungen in ihrem Leben durch das Baby sehr unterschiedlich. Wenn Ihr Bedürfnis, allein auszugehen, für Sie ein Grund zum Abstillen wäre, organisieren Sie lieber hin und wieder einen Babysitter und stillen unverändert weiter.

Eine längere Abwesenheit, beispielsweise über ein Wochenende, erleben Babys im ersten Jahr – oft auch noch im zweiten – als endgültige

Trennung, weil sie kein Zeitgefühl haben. Sie sind noch nicht in der Lage, sich vorzustellen, dass die Mutter wiederkommt. Entsprechend kann es nachher kleinere oder größere Schwierigkeiten geben, beispielsweise ein verstärktes Anklammern.
Überlegen Sie sich alternativ, Ihr Baby auf Fahrten mitzunehmen, während ältere Geschwister bei den Großeltern oder Freunden betreut werden. Nie wieder wird es so einfach sein, ein Kind mitzunehmen. Reisen mit kleinen Babys, vor allem solange sie noch nicht krabbeln, sind am unkompliziertesten, weil diese sehr wenig brauchen – außer der Nähe von Mama und Papa.
Viele Mütter bleiben die ersten Jahre beständig mit ihren Kindern zusammen, verschieben größere Unternehmungen (beispielsweise eine Wochenendfahrt) auf später und genießen diese dann umso mehr. Natürlich hat ein derart intensives Zusammensein mit dem Kind seine Höhen und Tiefen, aber insgesamt sind die meisten Mütter mit ihrer Situation sehr zufrieden. Diese Zeit kann man mit der ersten Phase einer Partnerbeziehung vergleichen. Wenn Sie auf diesem Weg gehen können und möchten, lassen Sie sich durch andere Auffassungen nicht verunsichern. Dieser erste intensive Kontakt zu Ihrem Kind trägt seine Früchte.

Muttermilch sammeln und aufbewahren

Manchmal ist es erforderlich, Muttermilch anders als durch das Saugen des Babys aus der Brust zu entleeren. Dies ist von Hand oder mit Hilfe einer Handpumpe oder elektrischen Pumpe möglich. Sie können entweder das Ziel verfolgen, eine kleine Menge Milch zu gewinnen, die bestehende Milchbildung zu erhalten, die Milchbildung aufzubauen oder auf Überschuss zu pumpen.

Die Brustentleerung von Hand

Es ist in jedem Fall günstig, die Entleerung der Brust von Hand zu lernen – vielleicht sind Sie kurzfristig darauf angewiesen, beispielsweise, wenn die Milch einschießt, Ihre Brustwarzen wund sind, bei kurzzeitig erforderlicher Entleerung oder wenn Ihnen gerade keine Pumpe zur Verfügung steht. Manche Frauen kommen mit dem Entleeren von Hand besser zurecht als mit dem Pumpen. Dazu müssen Sie die Milchseen von Hand mit Melkbewegungen rhythmisch ausdrücken. Die Technik der »Marmet-Massage«, wie diese Methode genannt wird, ist im La Leche Liga Informationsblatt Nr. 27 genau beschrieben. Hier ist sie kurz zusammengefasst:

Die Brust mit der Hand zu entleeren ist in manchen Situationen sehr hilfreich.

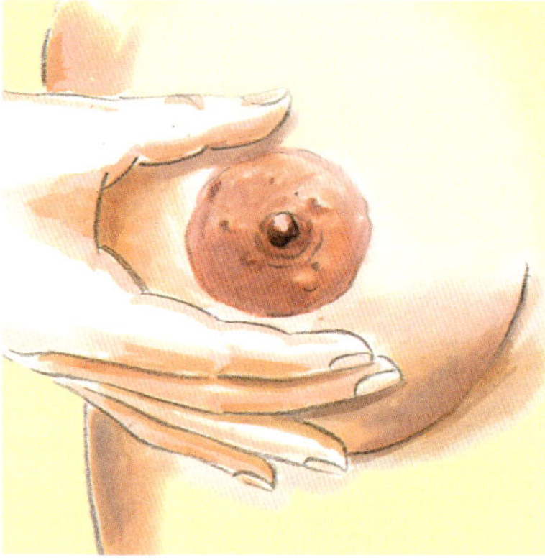

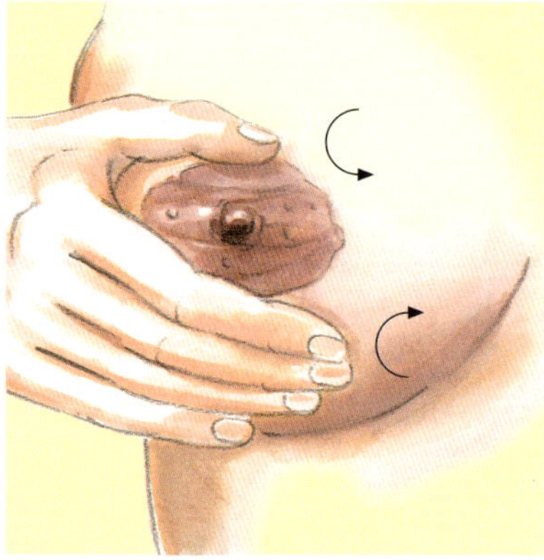

So setzen Sie die Hand zum Ausstreichen der Milch an (links).

Mit rollenden Bewegungen streichen Sie die Milch aus (rechts).

Zuerst lösen Sie den Milchspendereflex aus

Dazu massieren Sie die Brust in leichten kreisförmigen Bewegungen spiralförmig von außen nach innen. Streichende Bewegungen sternförmig von außen nach innen – in der Richtung, in der sich auch die Milch bewegen soll – unterstützen den Milchspendereflex.

Sie massieren mit kreisförmigen und streichenden Bewegungen und streichen die Milch fünf bis sieben Minuten lang aus. Danach wiederholen Sie den Vorgang noch zweimal, jeweils etwas kürzer.

Das Entleeren der Milchseen ist das Wichtigste

Setzen Sie den Daumen auf der einen Seite, Mittel- und Zeigefinger auf der anderen Seite der Brustwarze an, je drei bis vier Zentimeter von der Brustwarze entfernt, dort wo sich die Milchseen befinden. Heben Sie die Brust etwas an und drücken die Finger sanft in Richtung des Brustkorbes (Zeichnung links). Jetzt rollen Sie Daumen und Zeigefinger in Richtung Brustwarze ab (Zeichnung rechts). Stellen Sie sich vor, dass Sie die mit Milch gefüllten »Schläuche«, die Milchseen, von hinten nach vorn rollend ausdrücken. Sie spüren den Druck, aber quetschen Sie das Brustgewebe nicht und rutschen Sie nicht auf der Haut hin und her. Wiederholen Sie dies immer wieder rhythmisch: Finger ansetzen, gegen den Brustkorb drücken, rollen.

! Bitte beachten Sie

Damit Sie alle Milchseen erfassen, müssen Sie die Hand rund um die Brustwarze drehen. Beginnen Sie langsam. Wenn nicht sofort Milch kommt, verstärken Sie den Druck nicht, sondern fahren mit den Melkbewegungen gleichmäßig fort.

Als Auffangbehälter eignet sich ein ausgekochtes Trinkglas. Wenn Sie die einzelnen Bewegungen geübt haben, können Sie mit zwei Händen an beiden Brüsten gleichzeitig ausdrücken. Dafür sind die speziellen Auffangbehälter für das Entleeren von Hand praktisch (erhältlich in der Apotheke oder im Fachhandel).

Die richtige Pumpe wählen

Handpumpen gibt es in unterschiedlichen Konstruktionen. Sie sind wirkungsvoll und meist preiswert, aber das Pumpen ist relativ anstrengend. Handpumpen aus Glas und mit Gummiball sollten Sie nicht verwenden, weil sie schwer zu reinigen sind.

Wenn Sie längerfristig pumpen müssen – sei es für ein Kind im Krankenhaus, zum Aufbau der Milchbildung, bei einer medizinisch erforderlichen Stillpause oder wegen Berufstätigkeit, ist eine hochwertige elektrische Pumpe empfehlenswert. Gute Pumpen sind regulierbar und effektiv, werden vom Krankenhaus zur Verfügung gestellt oder können in Apotheken oder speziellen Verleihstellen ausgeliehen werden. Ein Doppelpumpset, mit dem Sie an beiden Brüsten gleichzeitig pumpen können, ist von großem Vorteil. Der Spiegel des Milchbildungshormons Prolaktin steigt durch beidseitiges Pumpen stärker an, außerdem sparen Sie viel Zeit.

Bezugsadressen von Milchpumpen finden Sie im Service-Teil **→ Seite 182 ff.**

Brust und Brustwarzen verschiedener Frauen haben sehr unterschiedliche Größen. Entsprechend brauchen Sie unterschiedliche Pumptrichter. Ein zu kleiner Trichter kann Wundreibung der Brustwarze verursachen, ein zu großer ist nicht effektiv. Manche Mütter bevorzugen spezielle weiche Pumptrichter.

Halten Sie beide Pumptrichter exakt über die Brustwarzen zentriert und drücken Sie leicht an.

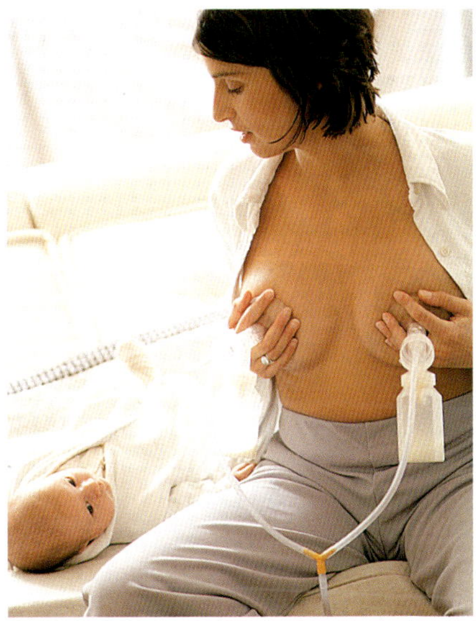

Effektiv pumpen mit der elektrischen Pumpe

Verschiedene Maßnahmen tragen zur besseren Wirkung des Pumpens bei. Wenn möglich, wärmen Sie die Brust vor und eventuell während des Pumpens an und lösen damit oder mit Brustmassage den Milchspendereflex aus. Denken Sie an Ihr Baby, pumpen Sie mit dem Baby auf der Haut oder neben seinem (Krankenhaus-)Bett, legen Sie sich sein Foto, sein Kleidungsstück oder schöne Stillfotos neben die Pumpe. Denken Sie an fließendes Wasser oder spritzende Milch, summen oder singen Sie ein Wiegenlied. Richten Sie sich ein Getränk mit Strohhalm her und trinken Sie während des Pumpens. Eine Massage zwischen den Schultern kann den Milchspendereflex zusätzlich anregen.

So wird gepumpt

Beginnen Sie mit dem geringsten Sog und kurzen Pumpzeiten. Halten Sie den Trichter, nicht die Auffangflasche, um ein Verkanten zu verhindern. Wenn Sie den Trichter vorab befeuchten, unterstützen Sie den Aufbau des Vakuums.

! Bitte beachten Sie

Achten Sie darauf, dass sich Ihre Brustwarze genau in der Mitte des Pumptrichters befindet, und drücken Sie den Trichter sanft gegen Ihre Brust. Unterbrechen Sie das Pumpen nach etwa fünf bis sieben Minuten, massieren Sie wieder und wechseln Sie die Seite.

Pumpen Sie am besten mit dem Doppelpumpset auf beiden Seiten gleichzeitig, spätestens sobald Sie mit dem Pumpen auf einer Seite vertraut sind. Unterbrechen Sie das Pumpen zwischendurch und massieren Sie Ihre Brust. Die Pumpdauer variiert von Mutter zu Mutter. Hören Sie nicht gleich auf zu pumpen, wenn keine Milch mehr kommt, sondern machen Sie noch etwas weiter.

Pumphäufigkeit

Wie oft Sie pumpen, hängt von dem jeweiligen Zweck ab. Bei Frühgeborenen oder schwer kranken Babys ist es sinnvoll, auf Überschuss zu pumpen. Dazu ist acht- bis zwölfmaliges Pumpen innerhalb von 24 Stunden erforderlich, etwa alle zwei bis drei Stunden und einmal während der Nacht.
Um die Milchbildung zu erhalten, ist eine Pumpzeit von mindestens hundert Minuten täglich nötig. Häufigeres Pumpen ist wirkungsvoller als die Verlängerung der einzelnen Pumpzeiten. Mehrmaliger Seitenwechsel beziehungsweise Massieren zwischendurch trägt zur Steigerung der Milchbildung bei.

Hygienemaßnahmen bei kranken Babys

Bei einem kranken Baby sind andere Hygienemaßnahmen nötig als bei einem gesunden.

Beim Sammeln von Muttermilch für ein krankes Baby in der Klinik sind strenge Hygienemaßnahmen rund um die Brust unerlässlich: tägliches Duschen (nicht Baden), gründliches Waschen der Hände und Fingernägel mit Wasser und Seife vor dem Pumpen, Abtrocknen mit täglich frischem Handtuch, das nur dafür verwendet wird, Abspülen der Brüste unter fließendem warmen Wasser (ohne Seife) vor dem Pumpen, anschließend Lufttrocknen oder Trocknen mit Einmal-Papierhandtuch, danach keine Berührung mit der Kleidung, Wegschütten der ersten Tropfen (Ausnahme: bei Kolostrum alles füttern). Verwendung von vorgekühlten Flaschen, Ablegen aller Utensilien auf einem gebügelten Tuch oder Küchenpapier, keine Berührung des Flaschenrandes, frische Stilleinlagen nach jedem Pumpen, tägliches Wechseln des Unterhemdes oder des BHs.
Die erforderlichen Hygienemaßnahmen unterscheiden sich entsprechend den Empfehlungen der Nationalen Stillkommission je nach Zweck und Gesundheitszustand des Babys.

Beim Pumpen beachten

	Risikokinder (zum Beispiel Frühgeborene, schwer oder chronisch kranke Babys)	Gesunde, termingeborene Babys zu Hause
Pumpset	Teile nach jedem Pumpen reinigen und auskochen (3 Minuten, alle Teile mit Wasser bedeckt)	Teile nach jedem Pumpen reinigen und auskochen oder Reinigung in der Spülmaschine bei 65 °C, keine Kaltsterilisation
Aufbewahrungsbehälter	Kunststoffbehälter Glasbehälter Keine Beutel	Muttermilchgefrierbeutel möglich Kunststoffbehälter Glasbehälter
Hygiene	Strenge Hygienemaßnahmen	Etwas lockerere Handhabung
Sofort nach Pumpen kühlen und im Kühlschrank bei +4 °C aufbewahren möglich für ...	72 Stunden (3 Tage)	5 Tage, maximal 8 Tage
Wenn nicht sofort verfüttert, tiefkühlen bei ...	-18 °C	-18 °C
Sammeln von Milch im Tiefkühlgerät	Stets neue Flasche verwenden	Milch im Kühlschrank abkühlen, dann zu bereits gefrorener Mich geben (neue Menge kleiner als bereits eingefrorene)
Verbrauch tiefgekühlter Milch innerhalb von ...	3 Monaten	6 Monaten
Aufgetaute, nicht erwärmte Milch im Kühlschrank aufbewahren und aufbrauchen innerhalb von ...	Ungeöffnet: 24 Stunden Geöffnet: 12 Stunden	Ungeöffnet: 24 Stunden Geöffnet: 12 Stunden
Milch bei Raumtemperatur lagern und dann sofort verfüttern möglich für ...	In der Klinik Milch umgehend verfüttern oder sofort kühlen	6 bis 8 Stunden

Tauen Sie eingefrorene Muttermilch schonend auf: 24 Stunden im Kühlschrank, zur Not unter fließend kaltem oder lauwarmem Wasser. Einmal erwärmte und nicht verbrauchte Milch muss weggeworfen werden. Aufgetaute Milch darf nicht wieder eingefroren werden. Muttermilch, die nicht mehr verfüttert werden darf, können Sie beispielsweise als Badezusatz verwenden.
Wenn Sie pumpen, hoffen Sie, Ihr Kind später stillen zu können. Das Durchhalten wird Ihnen leichter fallen, wenn Sie sich vor Augen halten, wie wertvoll Ihre Milch für Ihr Baby ist.

Sorge für die Mutter

Auch die Mutter ist in den ersten Wochen auf liebevolle Unterstützung und Fürsorge angewiesen.

Das Neugeborene steht überall im Mittelpunkt. Leicht werden dabei die Bedürfnisse der Mutter übersehen. Auch sie benötigt Fürsorge und »Pflege«: Pflege des Körpers und der Seele. Sie braucht Menschen, die sich um ihre Befindlichkeit sorgen, die sie ermutigen und ihre neue Aufgabe anerkennen. Vergessen Sie also nicht, auch für sich selbst zu sorgen, und nehmen Sie es gerne an, wenn andere Ihnen Hilfe anbieten und sich um Sie kümmern.

Emotionale Höhen und Tiefen

Während Schwangerschaft, Geburt, Wochenbett und Stillzeit sind die Psyche und der Körper einer Frau eng miteinander verbunden. In der Zeit nach der Geburt bringen die hormonellen Veränderungen eine enorme und plötzliche Umstellung mit sich – etwa so, als ob die Pubertät im Zeitraffer von einem Tag ablaufen würde. Gefühlsschwankungen, Schlafschwierigkeiten und Erschöpfungszustände sind daher in der Zeit nach der Geburt ganz normal. Körperlich ist die junge Mutter ziemlich belastet und dazu kommen noch die zu verarbeitenden psychischen Faktoren. Außerdem trägt sie die Verantwortung für das Baby. Sie muss, besonders beim ersten Kind, viele neue Aufgaben erlernen, und es wird von ihr erwartet, dass sie stets glücklich ist, unabhängig davon, ob sie die Unterstützung ihres Partners, der Familie, des Freundeskreises oder der Gesellschaft bekommt. Gerade in dieser Zeit bräuchte sie selbst am meisten Bemutterung.
Allein aus diesen Gründen überrascht es nicht, dass viele Mütter in den ersten Wochen nach einer Geburt neben der Freude auch Gefühle von Trauer, Niedergeschlagenheit und Angst erleben. Stimmungsschwankungen sind die Regel. Sie weinen und fühlen sich manchmal völlig ausgelaugt. Dies ist allerdings meist ein vorübergehender Zustand und der normale Ausdruck der gravierenden Veränderungen, die die Geburt eines Kindes mit sich bringen, kann aber der Mutter und ihrer Familie ganz schön zu schaffen machen.
Bei einigen wenigen Müttern tritt ein schwererer Grad von Niedergeschlagenheit auf, der zwischen der Geburt und dem Ende des ersten Lebensjahres erscheinen kann. Die Symptome sind ernst: Die Lebensfreude ist wie ausgelöscht, ebenso die Motivation, auch nur das Notwendigste zu tun, die Konzentration lässt nach, die Mutter schläft nicht oder außerordentlich viel, sie regt sich blitzschnell auf oder reagiert teilnahmslos. Frauen mit solchen Anzeichen brauchen professionelle Hilfe.

Dauerhafte Niedergeschlagenheit ist nicht die Regel, aber wenn sie auftritt, brauchen Sie rasch Hilfe.

Zeit und Ruhe finden

Ihr Baby kann Sie jederzeit brauchen – Tag und Nacht. Das ist beim ersten Kind eine völlig ungewohnte Situation, die Sie aus den Jahren Ihrer Berufstätigkeit oder Ihrer Ausbildung vermutlich nicht kennen. Es bedeutet, dass Sie Ihren Tagesablauf nicht genau planen können.

Tipp Verbinden Sie eigene Aufgaben und Interessen mit der Pflege Ihres Babys und lassen Sie sich auf die Möglichkeiten, die sich ergeben, kurzfristig ein. So finden Sie Raum auch für Ihre eigenen Bedürfnisse.

Wofür hätten Sie gerne Zeit? Nehmen Sie sich Papier und Bleistift und notieren Sie Ihre Wünsche! Anschließend gehen Sie sie durch und überlegen – kreativ und unkonventionell –, was Sie davon zusammen mit Ihrem Baby verwirklichen können. Statt mühsam Zeit ohne Baby freizuschaufeln, planen Sie Ihr Programm einfach mit Kind: Musik hören – mit Ihrem Baby im Arm; einen Brief schreiben oder mit Ihrem Mann ausgehen können Sie problemlos mit dem Baby im Tuch. Freundinnen treffen, einen Stadtbummel machen, Hausarbeit erledigen – alles ist auch mit einem Säugling möglich. In der Wohnung können Sie Ihr Baby während der Arbeit im Tuch tragen oder Sie legen es auf ein Fell auf den Boden. Ihre Tätigkeit wird das Baby interessieren und anregen. Sie können mit ihm reden und singen, während Sie Ihre Aufgaben erledigen – und sofort auf das Kind eingehen, wenn es Sie braucht.

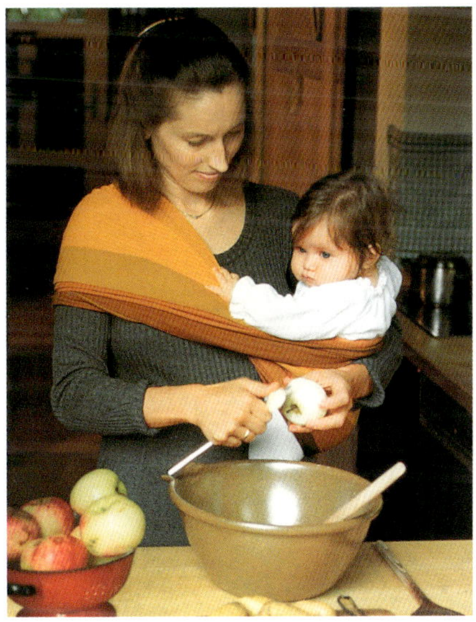

Mit dem Baby im Tragetuch lassen sich die meisten Arbeiten im Haushalt erledigen.

Lernen Sie vor allem, gemeinsam mit dem Baby Ruhe und Entspannung zu finden. Wenn es schläft, nutzen Sie nicht jedes Mal die Zeit, um Dringendes zu erledigen, sondern legen Sie sich neben Ihr Baby auf das Fell am Boden oder in Ihr Bett – und schlafen Sie auch, vor allem, wenn Ihr Baby Sie nachts oft weckt. Kurzfristig einschlafen zu können ist die neue Kunst, die junge Mütter lernen. Nutzen Sie auch die Stillzeiten zur eigenen Entspannung – im Schaukelstuhl, im bequemen Sessel oder liegend. Dösen Sie ein wenig und entspannen Sie sich. Wenn Sie in der Anfangszeit mit Ihrem Baby berufliche Arbeiten erledigen oder für eine Ausbildung lernen müssen, planen Sie diese Arbeiten in kleinen abgeschlossenen Einheiten, die Sie irgendwo vorbereitet hinlegen. Wenn sich dann die Gelegenheit ergibt, nehmen Sie sie sofort wahr und arbeiten oder lernen eine kurze Zeit – bis Ihr Baby Sie wieder braucht.

Wie sich Stress und das Stillen beeinflussen

Stillen in Stresssituationen erleben Mütter sehr unterschiedlich. Die einen nennen Stress als Grund für einen Rückgang der Milchbildung. Andere berichten, dass ihnen gerade das Stillen und die Nähe zu ihrem Baby an einem hektischen, anstrengenden Tag Entspannung und eine positive Perspektive gegeben hat.

Bei manchen Frauen kann Stress die Milchbildung beeinträchtigen, bei anderen trägt gerade das Stillen zur Entspannung bei.

Die Ursache für diese gegensätzlichen Erfahrungen liegt beim hormonellen Regelkreis. Die Stresshormone können das Milchspendehormon Oxytozin blockieren, der Milchspendereflex findet dann nicht oder nur in abgeschwächter Form statt. Das macht in einer akuten Stresssituation auch Sinn. Wenn dies nur gelegentlich passiert, sind Mutter und Kind vielleicht eine kurze Zeit frustriert, aber danach läuft das Stillen weiter wie gewohnt. Eingespieltes Stillen ist kein so empfindlicher Prozess, der sich allzu leicht irritieren ließe. Wenn der Milchspendereflex allerdings zu lange unterdrückt wird, signalisiert die fehlende Entleerung dem Körper, dass die Milchbildung reduziert werden soll. Deswegen erleben manche Frauen Stress und Ärger als Grund für weniger Milch.

Der Gegenspieler der Stresshormone ist das Milchbildungshormon Prolaktin, das bei Stress ansteigt. Auch das macht Sinn: kein Stillen in der akuten Stresssituation, aber unmittelbar danach, also vermehrte Milchbildung. Prolaktin wirkt zudem entspannend. Deswegen berichten viele Frauen, dass es für sie wohltuend ist, ihr Baby bei Stress an der Brust zu haben, und dass gerade das Stillen ihnen hilft, schwierige Situationen durchzustehen.

Das hormonelle Gleichgewicht ist bei jeder Frau anders, entsprechend unterschiedlich kann sich Stress auf den Stillvorgang auswirken – oder auch nicht. Im Allgemeinen ist Stillen wenig störanfällig, auch wenn die Umgebung und die Umstände alles andere als stabil sind. Trotzdem wirkt sich Stress auf das Leben mit einem Baby nicht gerade positiv aus. Am besten ist es, Stress so weit wie möglich zu vermeiden – vor allem durch realistische Erwartungen, Reduzierung von Aufgaben und Unterstützung von außen.

Tipp

Was und wie man isst, spielt eine nicht unwesentliche Rolle bezüglich der Strapazierfähigkeit eines Menschen. Bewegung und Entspannungsübungen helfen ebenfalls beim Abbau von Stress, genauso wie der Austausch mit anderen Eltern, die sich in der gleichen Lebensphase befinden. All diese Möglichkeiten des Stressabbaus kommen auch der Beziehung zu Ihrem Kind zugute.

Mehr über die Ernährung in der Stillzeit → Seite 106 ff.

Außergewöhnliche Stresssituationen

Neben den alltäglichen Stresssituationen kann eine Familie auch außergewöhnlichen Stress erleben: eine Frühgeburt, eine schwere Krankheit oder Behinderung des Babys, eine nicht ermutigende ärztliche Prognose, eine bevorstehende lebensbedrohliche Operation oder ein Konflikt mit dem medizinischen Personal. Unabhängig vom Kind können Arbeitslosigkeit und finanzielle Schwierigkeiten, Trennung, Scheidung oder ein Todesfall die neue Familie stark belasten. Neben den genannten Möglichkeiten, mit Stress besser zurechtzukommen, kann auch der Kontakt mit anderen Menschen, die in diesen besonderen Situationen Erfahrung haben, eine große Unterstützung darstellen.

Manche Mütter erleben gerade das Stillen in derart schweren Lebenslagen als sehr tröstlich und hilfreich. Wenn Sie in einer solchen Situation Schwierigkeiten mit dem Milchspendereflex bekommen oder einen zeitweiligen Einbruch bei der Milchbildung erleben, haben Sie etwas Geduld mit sich selbst und wenden Sie gezielte Maßnahmen an, um die Milchbildung wieder anzuregen.

Anleitung zur Steigerung der Milchmenge → Seite 130 f.

Wenn Sie Ihr Kind aufgrund einer außergewöhnlichen Stresssituation vorübergehend nicht oder nur teilweise stillen können, machen Sie sich deswegen keine Vorwürfe. Das Wichtigste ist die Beziehung zu Ihrem Kind. Stillen oder pumpen Sie so oft, wie es Ihnen möglich ist. Sobald es die Situation erlaubt, haben Sie die Möglichkeit, das Stillen und den Aufbau der Milchbildung wieder zu beginnen.

Mutter werden – Frau sein

Als junge Frau haben Sie Ihren Platz im Leben gesucht und gefunden. Die Partnerbeziehung kann dabei eine wichtige Rolle gespielt und die Erfahrungen des Frauseins geprägt haben. Mutter eines Kindes zu werden hängt eng damit zusammen. Ein Kind zu empfangen, es auszutragen, zu gebären und stillen zu können sind elementare Erfahrungen im Leben einer Frau. Dies erleben zu dürfen bedeutet, am Werden und Wachsen neuen Lebens beteiligt zu sein. Als Frau verändern Sie sich durch das Mutterwerden: Die Schönheit Ihres Körpers und Ihre Bewegungen werden reifer. In dieser Zeit erleben Sie Ihren Körper und Ihre Gefühle sehr intensiv. Viele Frauen empfinden die Mutterschaft als Wachsen in ihrem Frausein.

Mutter zu werden und zu sein ist ein beständiger Lernprozess, der aus unterschiedlichen, immer wiederkehrenden Elementen besteht: Empfangen, liebevollem Halten und Loslassen. Dies geschieht bei Empfängnis, Schwangerschaft und Geburt, bei jeder einzelnen Stillmahlzeit, bei der Stillzeit überhaupt und beim Großziehen des Kindes, bis es das Elternhaus verlässt. Auch in der Beziehung zu Ihrem Partner erleben Sie diese Elemente.

Stillen und Sexualität

Nach der Geburt eines Kindes erleben viele Paare einen sexuellen Neubeginn.

Sexualität kann ein akutes Problem nach der Geburt eines Kindes darstellen. In den ersten Wochen rät der Arzt meist vom Geschlechtsverkehr ab, und in der Anfangszeit mit einem neuen Kind können beide Partner so müde sein, dass sie gar nicht daran denken, miteinander zu schlafen. Vielen Frauen reicht der Körperkontakt mit dem Säugling, der sich rund um die Uhr meldet. Eines Tages ist es aber so weit, dass beide Partner wieder Lust verspüren, und dann stellen sich viele neue Fragen, deren Antworten so unterschiedlich sind wie die Paare selbst. Wichtig ist, dass Sie offen miteinander sprechen. Sie können nicht davon ausgehen, dass alles so sein wird wie früher. Bei Veränderungen benötigen Sie viel Liebe, Geduld, Phantasie und Experimentierbereitschaft.

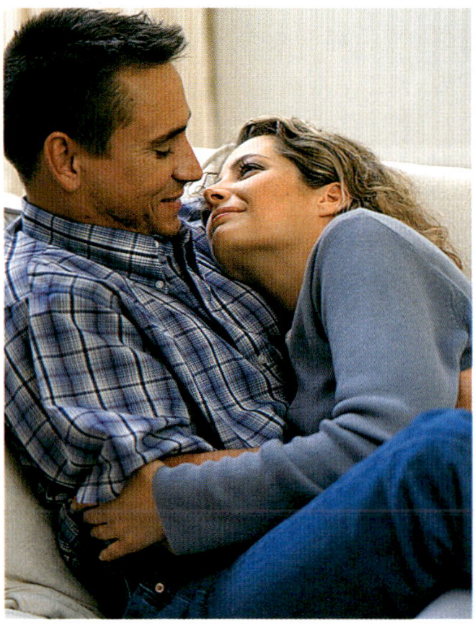

Auch wenn das Baby eine wichtige Rolle spielt – Sie bleiben ein Paar.

Möglich ist, dass eine andere Tageszeit besser zu Ihren neuen Bedürfnissen und zu denen Ihres Kindes passt. Wenn das Ehebett zum Familienbett geworden ist, mögen Sie vielleicht ein anderes Zimmer wählen – oder eine Zeit, in der das Kind für eine Weile friedlich schläft und das Ehebett frei ist. Und wenn es zum kritischen Punkt aufwacht? Dann tragen Sie es mit Humor. »Das Kind hat Radar«, sagen viele Eltern. Dies ist aber nur ein vorübergehendes Phänomen, denn sonst wären wir alle als Einzelkinder aufgewachsen.

Die körperlichen Probleme lassen sich mit Vorsicht, Geduld, anderen Positionen und im Falle einer trockenen Scheide (durch den veränderten Hormonspiegel) mit etwas Gleitmittel lösen. Beckenbodengymnastik ist sowohl vor als auch nach der Geburt empfehlenswert. Sie wirkt sich auch positiv auf Ihre sexuelle Beziehung aus.

Während des Geschlechtsverkehrs kann der Milchspendereflex ausgelöst werden und Milch aus den Brüsten tropfen. Dies ist eine völlig normale Reaktion Ihres Körpers. Wenn Sie in der Stillzeit Berührung an der Brust während des Geschlechtsverkehrs als unangenehm oder störend empfinden, bitten Sie Ihren Partner, darauf Rücksicht zu nehmen. Auch diese Probleme sind vorübergehend.

Nicht alle erwähnten Schwierigkeiten treten bei jedem Paar auf und es gibt Eltern, die ihr intimes Leben bald nach der Geburt ohne größere Probleme wieder aufnehmen.

Das Stillen selbst ist Teil Ihrer Sexualität. Die Ernährung des Babys an der Brust steht für manche Mütter im Vordergrund; für andere stehen das Stillen selbst, die körperliche Nähe des Babys und sein Saugen im Mittelpunkt. Lassen Sie Ihre Gefühle einfach zu. Eine Mutter, die das Stillen meist sehr angenehm findet, kann auch gelegentlich das Gefühl haben, dass ihr körperliche Berührung zu viel wird. Die Empfindungen variieren sehr: von Frau zu Frau und von Situation zu Situation.

Familienplanung in der Stillzeit

Die Angst vor einer erneuten Schwangerschaft kann die Beziehung zu Ihrem Partner beeinträchtigen. Über Stillen und Empfängnisverhütung hören Sie die widersprüchlichsten Äußerungen. Die einen berichten über den empfängnisverhütenden Schutz des Stillens, andere warnen davor, dem Glauben zu schenken.
Tatsächlich ist Stillen diejenige Maßnahme, die weltweit am meisten Schwangerschaften verhindert. Aber – der Eisprung wird nur dann unterdrückt, wenn die Stillhormone kontinuierlich wirken. Deswegen verhütet Stillen eine Schwangerschaft nur unter bestimmten Umständen! Die Zusammenfassung dieser Bedingungen heißt Laktations-Amenorrhoe-Methode oder LAM.

Stillen ist nur unter bestimmten Voraussetzungen ein verlässlicher Schutz vor einer neuen Schwangerschaft.

Stillen verhindert eine Schwangerschaft mit 98-prozentiger Sicherheit, wenn alle folgenden Bedingungen eingehalten werden:

- Das Baby ist jünger als sechs Monate.
- Das Baby wird ausschließlich gestillt: keine Zufütterung von Wasser, Tee oder Beikost.
- Das Baby wird häufig und regelmäßig tagsüber und nachts gestillt. Die Abstände zwischen den Stillmahlzeiten betragen höchstens vier Stunden. Innerhalb von 24 Stunden ist eine Pause von höchstens sechs Stunden möglich.
- Die Stillzeit beträgt mindestens 90 bis 120 Minuten innerhalb von 24 Stunden, meist viel mehr.
- Das Baby saugt nicht an Flasche oder Schnuller.
- Die Mutter hat keine Blutung nach dem 56. Tag (acht Wochen) nach der Geburt.

Blutungen bis zur achten Woche gelten als Wochenfluss, nicht als Regelblutung. Wenn das Kind häufig angelegt und voll gestillt wird, treten meistens weder Eisprung noch Regelblutung in den frühen Monaten auf. Für einige Frauen trifft dies allerdings nicht zu. Für viele jedoch bleibt der Eisprung noch mehrere Monate nach Einführung der

Solange ein Baby voll gestillt wird, kommt es selten zu einer Regelblutung.

Beikost aus. Sobald die erste Regelblutung eintritt, ist das Stillen als Verhütungsmethode nicht mehr sicher – auch wenn die Mutter voll stillt. Ist eine der Bedingungen für die Empfängnisverhütung durch das Stillen nicht mehr erfüllt, wenden Sie bitte eine andere stillverträgliche Verhütungsmethode an.

Wenn Sie Ihr Baby stillen, kann das Einhalten der Bedingungen der Laktationsamenorrhoe-Methode für Sie ein guter Weg sein, Ihrem Körper nach der Schwangerschaft die Gelegenheit zu geben, ohne Eingriffe das hormonelle Gleichgewicht wieder zu finden. Diese schonende Methode mit Vorteilen für Mutter und Kind eignet sich sehr gut, den Abstand zwischen Geburten zu regeln oder Ihnen Zeit zu geben, eine geeignete Maßnahme der Familienplanung zu wählen. Die Sicherheit lässt sich durch Kombination mit anderen Methoden erhöhen.

Weitere Verhütungsmethoden nach der Geburt

Natürliche Methoden der Familienplanung mit Schleimbeobachtung und Temperaturmessung können sehr effektiv sein, sofern die Frau damit seit längerer Zeit vertraut ist.

Verschiedene Barrieremethoden wie Spermizide und Kondome lassen sich auch mit dem Stillen recht gut vereinbaren. Ein Diaphragma kann sechs bis acht Wochen nach der Geburt angepasst und muss immer zusammen mit einem Spermizid verwendet werden.

Die Sterilisation des Mannes oder der Frau ist ein endgültiger Schritt, der mit all seinen Folgen sehr reichlich überlegt werden sollte. Eine Sterilisation der Mutter hat keinen Einfluss auf die Milchbildung und das Stillen.

Informieren Sie sich bei Ihrem Frauenarzt, welche Verhütungsmethode für Ihre speziellen Bedürfnisse geeignet ist.

Hormonelle Verhütung in der Stillzeit kann problematisch werden. Der jetzige ärztliche Rat lautet: Die Minipille ist vertretbar, Vorsicht ist jedoch bei anderen Hormonpräparaten geboten. Die Minipille beeinträchtigt die Milchmenge nicht, muss aber immer zur gleichen Uhrzeit eingenommen werden. Östrogenhaltige Kombinationspräparate können die Milchmenge dagegen entscheidend verringern. Wenn eine Mutter zu Problemen bei der Milchbildung neigt, ist eine hormonelle Verhütungsmethode nicht zu empfehlen.

Körperpflege

Körperpflege trägt zum Wohlbefinden bei und erhält die Gesundheit. Bleiben Sie auch nach der Geburt bei den Pflegemaßnahmen, die Sie aus der Schwangerschaft gewohnt sind und die Ihnen gut tun. Es sind dabei nur wenige Gesichtspunkte zu berücksichtigen.

Bringen Sie keine Seife, Cremes oder Parfüms auf Brustwarze und Warzenhof. In der Zeit des Wochenflusses bevorzugen viele Frauen die Dusche. Später wirkt das gelegentliche gemeinsame Baden mit dem Baby auf beide entspannend. Halten Sie während der Stillzeit eine normale Hygiene ein: Händewaschen nach dem Wickeln und nach dem Gang auf die Toilette und täglicher Wechsel des Unterhemdes oder des BHs.
Äußerste Hygiene ist nur bei wunden Brustwarzen und bei einer Pilzinfektion der Mutter und/oder des Kindes erforderlich. Wenn Sie eine empfindliche Haut haben, verwenden Sie regelmäßig Handcreme für Ihre Hände, weil sich bei kleinen Wunden durch das häufige Händewaschen die Infektionsgefahr erhöht.

Massagen zur Entspannung und besseren Milchbildung

Eine Massage tut gerade in der Stillzeit sehr gut. Ihre Brust können Sie selbst massieren. Brustmassagen sind sehr angenehm und hilfreich: Sie lösen gestaute Stellen, können den Milchspendereflex bewirken und regen, wiederholt angewandt, die Milchbildung an. Besonders wirksam ist die Massage der Brust unter einer warmen Dusche. Eine Massage soll immer angenehm sein, nie Schmerzen verursachen und auf keinen Fall das Brustgewebe quetschen.

Die Brustmassage ist beschrieben auf Seite 94.

Rückenmassage

Eine Rückenmassage ist nicht nur äußerst wohltuend, sondern trägt ebenfalls zur besseren Milchbildung bei, da die Nerven, die den Saugreiz zum Gehirn leiten, über den Rücken verlaufen. Eine stark verspannte Rückenmuskulatur kann sich sogar negativ auf den Milchspendereflex auswirken.

So wird's gemacht:

Setzen Sie sich bequem auf einen Stuhl und legen Sie Ihren Kopf auf den Unterarmen ab. Diese ruhen auf einem Tisch. Die Brüste hängen frei nach unten. Eine andere Person massiert dann kräftig Ihren Rücken mit den Knöcheln der Finger, vor allem rechts und links entlang der Wirbelsäule und im Bereich der Schultern. Auch während des Stillens oder des Pumpens kann Ihnen jemand die Schultern und den zugänglichen Teil Ihres Rückens massieren.

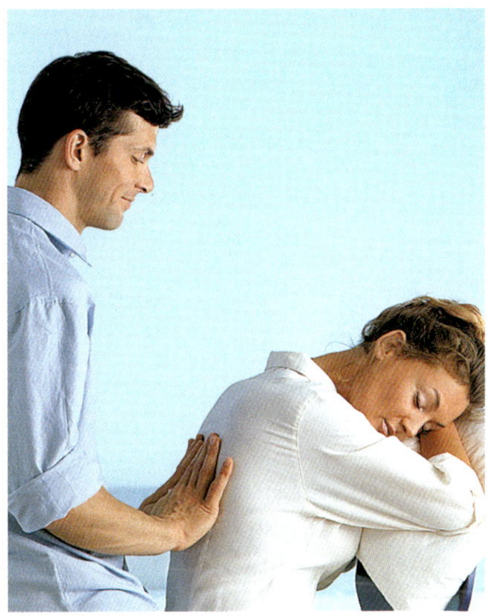

Eine Rückenmassage tut gut und fördert die Milchbildung.

Ernährung und Trinkmenge

Grundsätzlich können Sie in der Stillzeit im Großen und Ganzen essen, wie Sie es gewohnt sind und wie es Ihnen schmeckt. Strenge Regeln, was Sie unbedingt essen sollten und was Sie auf jeden Fall meiden müssen, könnten sogar ein Anlass zu frühem Abstillen werden, und das wäre schade. Wenn Sie die Schwangerschaft und Stillzeit zum Anlass nehmen möchten, Ihre bisherigen Ernährungsgewohnheiten zu verbessern, hier einige leicht umsetzbare Vorschläge.

Tipps für eine gesunde Ernährung in der Stillzeit

- Häufige kleine Mahlzeiten stabilisieren den Blutzuckerspiegel und sind wenigen größeren vorzuziehen.
- Vollkornbrot und Vollgetreide stabilisieren ebenfalls den Blutzuckerspiegel, enthalten mehr Mineralstoffe und sorgen für eine regelmäßige Verdauung. Der Eiweißbedarf ist in der Stillzeit erhöht, Eiweiß kann jedoch im Körper nicht gespeichert werden. Deswegen brauchen Sie mehrmals täglich eiweißhaltige Nahrungsmittel. Eiweiß ist enthalten in Milch und Milchprodukten, Eiern und Fleisch, Nüssen, Hülsenfrüchten und Getreide.
- Zu den kalziumreichen Lebensmitteln zählen Milch, Milchprodukte, Sesam, Nüsse, Soja, Tofu, Brokkoli, Grünkohl, Oliven, Orangen, Feigen, Datteln.
- Ihr Körper braucht nicht viele, aber hochwertige Fette. Die ungesättigten Fettsäuren in kaltgepressten Ölen erhöhen deren Anteil in der Muttermilch. Ungesättigte Fettsäuren sind für die Gehirnentwicklung Ihres Babys besonders wichtig.
- Natürlich sind Obst und Gemüse gut für Ihr Wohlbefinden, aber auch der Vitamingehalt der Muttermilch ist beeinflussbar.

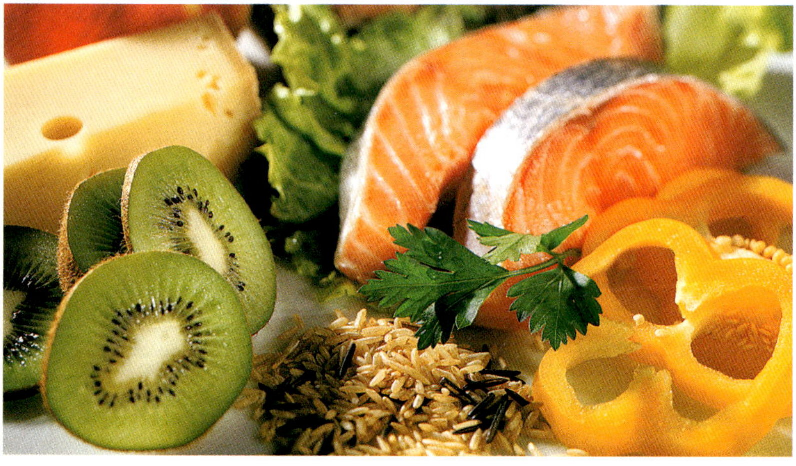

Keine heroischen Ernährungsanstrengungen während der Stillzeit! Essen Sie abwechslungsreich – und was Ihnen schmeckt.

Gesunde Ernährung muss nicht aufwändig sein

Wie ernähren Sie sich in einer Phase gesund, in der Sie wenig Zeit für die Zubereitung komplizierter Speisen haben? Wenig aufwändig und doch vollwertig sind Obst, rohes Gemüse, Nüsse, Joghurt, Käse und Vollkornbrot. Arbeit sparen Gemüsesorten, die man roh essen kann, wie Kohlrabi, Fenchel, Karotten, Sellerie, Tomaten, Gurken und Paprika. Gemischte Salate lassen sich im Voraus zubereiten, während Sie die Salatsoße getrennt aufbewahren. Praktisch ist es, Getreide oder Kartoffeln vorzukochen und später mit Käse, Salat und Soße zu ergänzen. Vieles können Sie mit einer Hand – mit dem Baby auf dem Arm oder während des Stillens – essen. Stellen Sie sich Nüsse, ein Brot, etwas Gemüse und ein Getränk zum Stillen hin, und schon haben Sie eine kleine Zwischenmahlzeit.

Vitamine sind empfindlich! Achten Sie deshalb auf schonende Zubereitung und gute Qualität der Nahrungsmittel.

! Bitte beachten Sie

Vielleicht ernähren Sie sich nicht besonders gesund und bevorzugen Pizza, Fastfood und Cola. Das Stillen gelingt zwar trotzdem – auch Frauen, die einseitig essen, können ihre Babys gut an der Brust ernähren. Die Milchdrüsen entnehmen Ihrem Körper das, was sie für eine Milch guter Qualität brauchen. Das geschieht aber auf Ihre Kosten. Ein abwechslungsreicher und vollwertiger Speisezettel empfiehlt sich daher für Ihr eigenes Wohlbefinden. Nach der Einführung von Beikost ist er auch für Ihr Kind wichtig.

Machen Sie jetzt keine Diät

Die Stillzeit ist nicht die richtige Zeit für Diäten und Abmagerungskuren. Sie brauchen jetzt all Ihre körperlichen Reserven. Der normale, allmähliche Gewichtsverlust nach der Geburt (nicht mehr als zwei Kilogramm monatlich) ist für Sie und das Baby am besten.

Besondere Ernährungsformen

Einige Ernährungsformen können die Qualität der Muttermilch beeinflussen. Wenn Sie ab und zu Fleisch oder Fisch essen oder als Vegetarierin Eier, Milch und Milchprodukte verzehren, nehmen Sie die beim Stillen erforderlichen Nährstoffe zu sich. Essen Sie überhaupt keine Nahrungsmittel tierischer Herkunft oder ernähren Sie sich nach den Prinzipien der Makrobiotik, besteht unter Umständen ein Mangel an Eiweiß, Eisen, Kalzium und verschiedenen Vitaminen.

Extreme Ernährungsgewohnheiten sind in der Stillzeit nicht sinnvoll. Im Zweifelsfall lassen Sie sich bitte beraten.

Einschränkungen in der Stillzeit?

Mehr zum Thema Allergien und Koliken
→ Seite 137 und 177

Es gibt viele Ratschläge, auf welche Lebensmittel eine junge Mutter verzichten sollte, damit ihr Kind keine Koliken oder andere Beschwerden bekommt. Für die meisten Mütter ist das nicht erforderlich, sondern eine unnötige Einschränkung. Ausnahme sind allergische Mütter und/oder Babys. Lang andauernde Koliken können ein Zeichen für eine Allergie sein. In diesem Fall sollten Sie das auslösende Lebensmittel ausfindig machen und konsequent meiden.
Übrigens: Auch Gewürze (in Maßen) müssen Sie nicht weglassen. Mit den Gewürzen Ihrer Vorliebe – der Geschmack geht in die Muttermilch über – wird Ihr Kind auf die Küche vorbereitet, die es später zu essen bekommt.

Ausreichend trinken

Sich zum Trinken großer Mengen zu zwingen ist nicht sinnvoll.

Trinken Sie in der Stillzeit nach Durst. Wenn Sie bei jeder Stillmahlzeit ein Glas Flüssigkeit neben sich stehen haben und Ihre Durstgefühle nicht übergehen, Sie selbst als Mutter einen hellen Urin und keine Verstopfung haben, trinken Sie genug. Sowohl zu wenig als auch zu viel Trinken hemmt die Milchbildung, weil das Hormon, das den Durst regelt, und das Milchspendehormon in Zusammenhang stehen.

Stillen und Sport

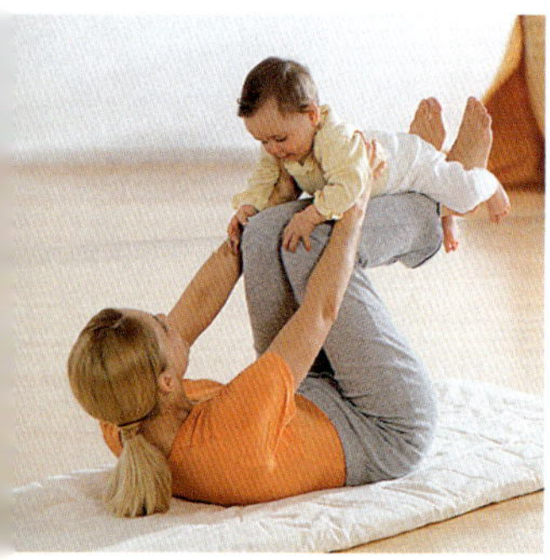

Verbinden Sie eigene Übungen und Spaß zu zweit.

Körperliche Bewegung trägt zum Wohlbefinden bei. Das gilt in Maßen auch für die Stillzeit. Achten Sie darauf, dass Sie nicht mehr als zwei Kilogramm pro Monat abnehmen. Tragen Sie einen gut sitzenden und unterstützenden BH. Extreme sportliche Betätigung ist aus vielen Gründen für die junge Mutter nicht empfehlenswert.
Eher problematisch wird es wahrscheinlich sein, Zeit für körperliche Betätigung zu finden. Lassen Sie Ihre Phantasie spielen und finden Sie neue Möglichkeiten, zusammen mit Ihrem Baby zu genügend Bewegung zu kommen. Spazieren gehen können Sie mit Baby im Tuch (in Kreuztrage binden). Gymnastik oder anderer Sport, den Sie zu Hause treiben können, ist besonders geeignet für die Zeit mit dem Baby. Manche Übungen können Sie mit Ihrem Baby zusammen machen.
Auch Schwimmen ist nach Abklingen des Wochenflusses gut für eine stillende Mutter. Gerade mit einem älteren Baby tragen Schwimmbadausflüge zu Bewegung und Erholung bei. Achten Sie darauf, dass der Badeanzug nicht in das Brustgewebe einschneidet – das könnte Stauungen verursachen. Bei wunden Brustwarzen oder einer Soorinfektion sollten Sie auf das Schwimmen verzichten.

Wichtige Menschen rund um das Stillpaar

Mutter und Baby stehen zu vielen Menschen in Beziehung. Vor allem der Vater ist wichtig für die beiden. Aber auch alle Menschen in ihrer näheren Umgebung haben einen Einfluss auf ihr Leben und auf das Stillen – und umgekehrt.

Die Rolle des Vaters

Als Mann erleben Sie das Elternwerden anders als Ihre Partnerin. Tiefgreifende körperliche Veränderungen begleiten bei der Frau das Mutterwerden und unterstützen diesen Prozess. Sie erlebt Schwangerschaft, Geburt und Stillen »am eigenen Leibe«. Als Vater sind Sie manchmal indirekt auch körperlich betroffen, beispielsweise wenn Sie Ihre Frau unterstützen oder auf sie Rücksicht nehmen, aber Ihr Körper bleibt dabei unverändert. Trotzdem ist die Elternschaft auch für Sie als Vater eine tiefgreifende Veränderung. Nie wieder wird es genauso werden wie vor der Zeugung Ihres Kindes. Vaterwerden ist ein wichtiger Teil des Wachsens als Mann und kann Ihnen Verantwortung und Anstrengung, aber auch Erfüllung und Freude bringen.

Vater-Kind-Bindung aufbauen

Auch Väter brauchen Zeit, um sich in ihrer neuen Rolle zu Hause zu fühlen.

Eine starke Bindung zwischen Ihnen und Ihrem Kind ist die beste Grundlage für Ihre zukünftige Beziehung. Lassen Sie sich auf die Bindung mit Ihrem Kind von Anfang an intensiv ein – auch wenn Sie sich unsicher fühlen. Allmählich werden Sie in die Vaterrolle hineinwachsen, die bereits in der Schwangerschaft begonnen hat. Sie haben vielleicht regelmäßig Ihre Hände auf den sich rundenden Bauch Ihrer Partnerin gelegt, Ihr Kind gespürt und zu ihm gesprochen. Ihre Partnerin bei der Geburt zu unterstützen und die Ankunft des Kindes zu erleben, ist für Sie wahrscheinlich eine prägende Erfahrung gewesen. Diese Begleitung ist sehr anstrengend gewesen – seelisch und körperlich, aber gerade das hat die Bindung zu Ihrem Kind reifen lassen.

Vielleicht haben Sie in der ersten Stunde ungestört Zeit zu dritt gehabt und Ihr Baby angeschaut, berührt und gestreichelt. Daraus ist eine tiefe Liebe entstanden, die kontinuierlich weiterwachsen wird, wenn Sie sich viel Zeit für Ihr Baby nehmen, es oft spüren und ihm in die Augen sehen. Für die Ernährung Ihres Babys ist für die ersten sechs Monate die Mutter allein zuständig, aber es gibt für Sie viele andere Möglichkeiten, Ihrem Kind nahe zu sein: Wickeln und baden Sie Ihr Baby, tragen Sie es herum, binden Sie es ins Tuch. Baden Sie ab und zu mit ihm zusammen. Oder lassen Sie es Haut an Haut auf Ihrem Oberkörper liegen. Sprechen Sie zu ihm, erzählen Sie ihm etwas. Sie werden spüren, wie selbstverständlich und nah Ihnen der Umgang mit Ihrem Baby vorkommen wird.

Gefühle zwischen Stolz und Eifersucht

Vielleicht ist die Beziehung zu Ihrem Baby und zu Ihrer Partnerin von Anfang an selbstverständlich und entspannt. Möglicherweise erleben Sie aber Gefühle der Eifersucht, die Sie zuerst kaum wahrhaben wollen. Es scheint Ihnen, dass Ihr Baby von Ihrer Partnerin all die liebevolle Zuwendung bekommt, die früher Ihnen gehörte, und dass sie nach einem langen Tag (und einer langen Nacht) mit dem Baby wenig Energie und Aufmerksamkeit für Sie übrig hat. Oder Sie empfinden Eifersucht auf die Beziehung des Babys zur Mutter, das diese zu bevorzugen scheint. Und Sie machen all die unscheinbare (Haus-)Arbeit als Unterstützung im Hintergrund.

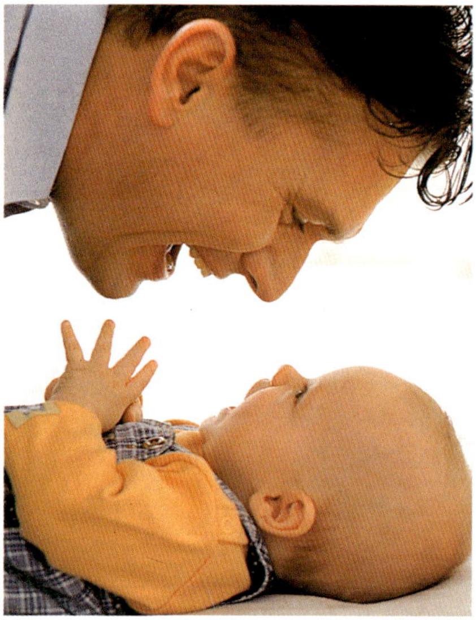

Es gibt viele Möglichkeiten, wie Vater und Baby Kontakt miteinander aufnehmen können.

Neben Freude und Stolz erleben viele Väter solche Frustrationsgefühle. Sie sind ein Zeichen dafür, dass die Familie noch zusammenwächst und signalisieren die Notwendigkeit einer intensiven Auseinandersetzung mit der neuen Situation. Nehmen Sie solche Gefühle zum Anlass, die Veränderungen offen zu diskutieren.

Ihr Baby geht in den ersten Monaten eine intensive Beziehung mit seiner Mutter ein. Die Nahrungsaufnahme prägt diese grundlegende Beziehung: Das Baby lernt dabei auch, eine Bindung einzugehen. Später werden Sie als Vater die Früchte ernten, wenn Ihr Kind die Intensität, die es in der Bindung zu seiner Mutter gelernt hat, auf die Beziehung mit Ihnen als Vater überträgt.

Eltern werden – als Partner wachsen

Auf der anderen Seite kann das intensive Verhältnis zwischen Mutter und Baby in keiner Weise die Beziehung zwischen Mann und Frau ersetzen. Wenn sie ein kleines Baby haben, bleiben den Eltern einfach weniger Zeit und Kraft für ihre Beziehung und für die gemeinsame Sexualität – aber nicht auf Dauer. Auch wenn Sie sich oft müde fühlen, nehmen Sie jede Gelegenheit zu Körperkontakt und Zärtlichkeit wahr. Vielleicht finden Sie neue Wege zu Nähe und intensivem Kon-

takt miteinander. Gelegentlich können Sie zum Beispiel Ihren Arm um Ihre Partnerin legen, während sie stillt.
Die Mutter verändert sich durch das Erlebnis der intensiven Bindung mit ihrem Baby – und dies kann später auch Ihrer beider Beziehung bereichern. Auch Sie erleben Ihre Frau in der Mutterrolle neu und dies verändert vermutlich Ihre Gefühle zu ihr.
In den ersten stressigen Wochen nach der Geburt entstehen schnell Missverständnisse. Jeder Partner wünscht sich die Unterstützung und das Verständnis des anderen. Keiner kann sie geben – wegen Erschöpfung, nicht aus mangelnder Bereitschaft – und schnell werden Vorwürfe laut. Der Grund ist nicht die Beziehung, sondern die herausfordernde neue Situation.
Offenkundige oder unterschwellige Partnerkonflikte können durch ein Kind nicht beseitigt werden, sie verstärken sich eher. Leicht wird die Schuld beim Stillen oder beim Kind gesucht, während das Problem aber in der Partnerschaft selbst begründet liegt. Wenn dies der Fall sein sollte, suchen Sie gemeinsam nach Lösungsmöglichkeiten.
In derartigen Situationen ist es wichtig, dass die Partner Zeit finden – oder einplanen –, um über die Schwierigkeiten offen zu reden, bevor ihr Familienleben in Problemen festgefahren ist. Sie müssen vielleicht erst lernen, wie Sie miteinander kommunizieren, neu entdecken, welche Bedürfnisse jeder hat, die realistischen Möglichkeiten abstecken und klar darüber sprechen. Diese Phase ist meist relativ kurz, aber ganz entscheidend für das zukünftige Zusammenleben. Es lohnt sich, aufeinander zuzugehen und sich darüber auszutauschen, wie Sie Partnerschaft und Familie neu gestalten können.

Auch wenn für Sie Elternschaft sehr wichtig ist, sollten Sie Ihre Partnerschaft nicht vernachlässigen!

Die Mutter praktisch unterstützen

Gerade in der ersten Zeit nach der Geburt können Sie viel dazu beitragen, dass den Wünschen der Mutter ausreichend Gehör geschenkt wird. Darüber hinaus gibt es viele Möglichkeiten, Ihre Partnerin in dieser Phase zu unterstützen. Sie wird Ihre Hilfe gerade jetzt besonders schätzen, und das kann Ihre Beziehung auf Dauer stärken.
Lassen Sie Ihre Frau spüren, dass Sie wissen, wie wichtig das Stillen ist; sie braucht Ihre Anerkennung und Ermutigung. Zeigen Sie Verständnis für liegen gebliebene Aufgaben und gehen Sie ihr tatkräftig zur Hand. Mit jeder Arbeit, die Sie jetzt im Haushalt verrichten, wie Abspülen, Wäschewaschen, Putzen, Einkaufen und dergleichen, leisten Sie einen aktiven Beitrag zum Stillen Ihres Babys. Kleine Aufmerksamkeiten fördern das Stillen zusätzlich: Stellen Sie Ihrer Partnerin ein Getränk oder eine kleine Zwischenmahlzeit bereit und versorgen Sie sie mit Kissen. Stillt sie während einer Mahlzeit, schneiden Sie ihr das Essen klein oder machen ihr belegte Brote zurecht.

Wenn Sie Ihrer Partnerin einen Teil der Hausarbeit abnehmen, kann sie sich mit gutem Gefühl dem Baby widmen.

Erholungspausen nach einem langen Tag mit dem Baby tun jeder Mutter gut. Wenn Sie heimkommen, nehmen Sie sich Ihr Baby, gönnen Sie Ihrer Partnerin eine halbe Stunde für sich, und schalten Sie selbst ab, während Sie die Zeit mit Ihrem Kind verbringen.
Wenn Sie all diese Anregungen lesen, merken Sie, dass der engagierte Einsatz für Ihr Baby – ob mit oder ohne Stillen – vor allem Zeit erfordert. Früher hatten Sie sicher einen vollen Tagesablauf. Um ausreichend Zeit für Ihr Baby und die Familie zu haben, sind irgendwo Abstriche unumgänglich – bei Ihren Hobbys oder vielleicht auch beruflich. Einschränkungen können schwer fallen, denken Sie aber daran, dass Sie langfristig für Ihren engagierten Einsatz als Vater eine gute und intensive Beziehung zu Ihrer Familie genießen werden.

Die allein erziehende Mutter

Hilfe und Unterstützung bekommen Sie bei den Verbänden allein erziehender Mütter und Väter. Adressen finden Sie im Service-Teil **→ Seite 182 ff.**

Mütter, die ihre Kinder allein ohne Unterstützung oder Anwesenheit des Vaters erziehen, sind in der heutigen Gesellschaft keine Seltenheit mehr. Einige haben diesen Lebensweg ganz bewusst gewählt; für andere hat sich das Alleinsein mit dem Kind unerwünscht oder unerwartet ergeben. Je nach Situation muss die allein stehende Frau zusätzlich zum Mutterwerden auch den Abschied vom Partner sowie finanzielle und organisatorische Probleme bewältigen. Es kann eine große Herausforderung werden, das Leben so zu gestalten, dass die Mutter-Kind-Bindung und die Freude trotz aller Schwierigkeiten im Mittelpunkt stehen. Auch Frauen, die ihre Unabhängigkeit hoch schätzen und mit dem Alleinsein gut zurechtkommen, brauchen während der Schwangerschaft und in den ersten Wochen und Monaten nach der Geburt Unterstützung.

Praktische Hinweise für Alleinerziehende

- Suchen Sie sich Unterstützung, sobald es klar ist, dass Sie Ihr Kind allein erziehen werden. Der Anfang der Schwangerschaft ist dafür nicht zu früh. Suchen Sie zuerst unter Ihren Verwandten und Freundinnen. In manchen Familien und Freundeskreisen ist das Alleinsein kein Thema. Die Angehörigen freuen sich über das werdende oder schon vorhandene Baby und bieten ganz selbstverständlich die notwendige Hilfe an, so dass sich die Mutter mit Gelassenheit ihrem Kind widmen kann. Bei anderen mangelt es an Verständnis für die Situation – wie auch immer sie zu Stande gekommen ist. In diesem Fall müssen Sie sich woanders Unterstützung suchen.
- Geburtsvorbereitung wird manchmal extra für Alleinstehende angeboten. Eine Begleitperson – Mutter, Schwester oder Freundin –

ist bei den Abenden willkommen. Oft bildet sich unter den Frauen eine informelle Selbsthilfegruppe. Alleinstehende fühlen sich manchmal auch in Paarkursen gut eingebunden – je nach Fingerspitzengefühl der Leiterin –, kommen gut zurecht und erhalten in der Gruppe eine willkommene Rückenstärkung. Besuchen Sie auch einen Stillvorbereitungskurs.

- Bereiten Sie sich gut auf das neue Leben mit Kind vor. Organisieren Sie bereits während der Schwangerschaft den Haushalt optimal, damit Sie es später mit dem Baby leichter haben. Nehmen Sie den Mutterschutz vor der Geburt in Anspruch und gönnen Sie sich viel Ruhe vor der großen Herausforderung.
- Stillen bietet in dieser Situation viele Vorteile. Die positive Auswirkung auf den Gesundheitszustand Ihres Babys und die praktischen Erleichterungen werden Sie besonders schätzen.
- Die täglichen Nachsorgebesuche der Hebamme können für Sie nach der Geburt sehr hilfreich sein, auch in Bezug auf das Stillen. Allein die Tatsache, dass Sie allein erziehend sind, kann ein Grund sein, den Zeitraum für diese Besuche zu verlängern.
- Allein stehende Mütter passen gut in Mutter-Kind-Gruppen. Alle Mütter beschäftigen sich mit dem gleichen Thema: der Entwicklung ihres Verhältnisses zum Kind. Sie lernen voneinander und unterstützen sich gegenseitig. Solche Kontakte können auch in Rückbildungskursen, Babymassageseminaren, Müttercafés und Stillgruppen entstehen. Die Gespräche und Freundschaften sind relativ unabhängig vom Bestehen oder Nichtbestehen einer intakten Partnerschaft.
- Finanzielle Engpässe nach der Geburt kommen bei Alleinerziehenden noch häufiger vor als bei Paaren. Versuchen Sie nichtsdestotrotz, Ihren Erziehungsurlaub möglichst lang auszudehnen. Der Stillbeginn wird dadurch maximal unterstützt. Erkundigen Sie sich vor Ort und überprüfen Sie den Anspruch auf gesetzliche Sozialleistungen, die Ihnen ermöglichen könnten, bei Ihrem Kind zu Hause zu bleiben. Diese Zeit, in der Sie sich um den Aufbau einer intensiven Beziehung zu Ihrem Kind bemühen, wird in späteren Jahren Früchte tragen.

Stillen spart Ihnen in den ersten Monaten viel Geld. Das ist gerade für Alleinerziehende ein gravierender Vorteil.

Im Nachhinein betrachtet sind die Babytage allzu kurz. Versuchen Sie, diese kostbare Zeit bewusst im Auge zu behalten – auch wenn vieles anders ist, als Sie es sich gewünscht haben. Die Mutter-Kind-Beziehung begleitet Sie bis an Ihr Lebensende. Die jetzigen Schwierigkeiten müssen dagegen nicht immer so bleiben und sollten die Freude an Ihrem Kind und Ihrer neuen Rolle nicht überschatten.

Geschwister und das gestillte Baby

Haben Sie bereits Kinder? Dann wissen Sie: Auch für die Geschwister ist es eine große Umstellung, wenn ein neues Kind ins Haus kommt, vor allem für das ehemals Jüngste. Einerseits ist es aufregend und schön, wenn das Baby endlich da ist, andererseits gibt es Angst und Eifersucht: »Wird das Baby mich ersetzen?« Die Reaktion vieler Verwandter, Freunde und Nachbarn verstärkt solch unangenehme Gefühle eher noch. »Ach, wie ist das Baby süß!«, sagen sie und bringen eine Menge interessanter Pakete für das Baby, manchmal auch für die Mutter mit, seltener für das ältere Kind.

Ganz lässt sich die Eifersucht auf den Neuankömmling meist nicht verhindern, doch mit Phantasie und Einfühlungsvermögen können Sie die Geschwisterbeziehung fördern.

Nicht zu vergessen ist, dass Geschwister meistens selbst noch Babys oder Kleinkinder sind. Gleichgültig, ob sie sich über ein Brüderchen oder Schwesterchen gefreut haben, die Tatsache der permanenten Anwesenheit des neuen Erdenbürgers – Tag und Nacht – ist für Kinder schwer zu verkraften. Die Erwartungen der Eltern dürfen daher nicht überzogen sein. Es entsteht Konkurrenz um die elterliche Zeit und Aufmerksamkeit, die das erste Kind oft als Liebesverlust empfindet. Eltern müssen vorsichtig werden, ihren »älteren« Kindern ihre Liebe nach wie vor versichern und dürfen sie in ihrer neuen Rolle als »großes Kind« nicht überfordern. Viele Kinder lassen sich gerne in die Babypflege miteinbeziehen, aber es muss ihnen Spaß machen und darf nicht zur Pflicht werden.

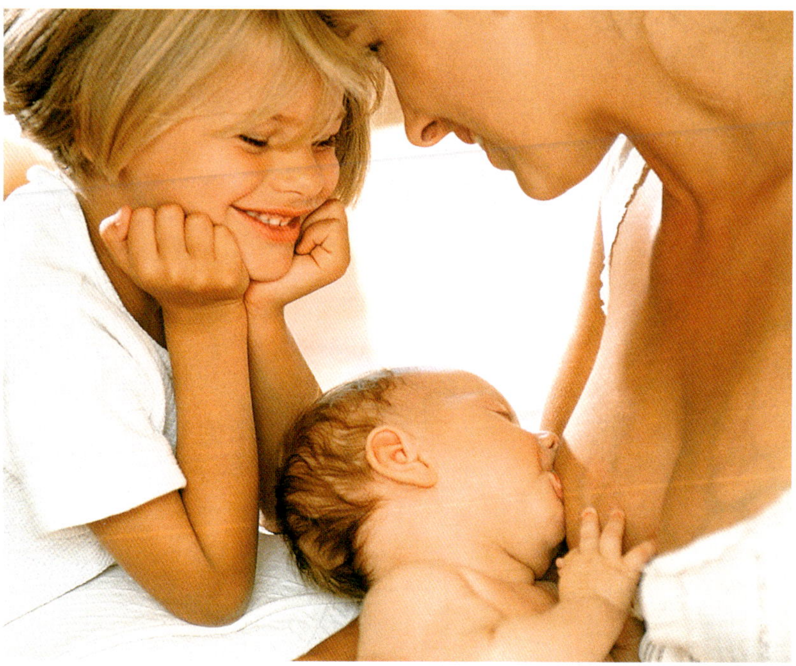

Beim Stillen haben Sie meist Zeit, sich gleichzeitig auch um Ihr älteres Kind zu kümmern.

Wenn Sie als Eltern ganz konsequent Zeit für die gewohnten Rituale – Spielzeit, Geschichte lesen, Samstag Morgen mit Papa Semmeln holen, Kuscheln und Singen vor dem Schlafengehen – einplanen, bleibt das Leben des älteren Kindes überschaubar und sicher. Eine gewisse Flexibilität muss es auch geben, aber ergreifen Sie die Möglichkeiten, wenn sie sich ergeben. Wenn Sie ständig die Wünsche des Geschwisterkindes nach Zeit und Aufmerksamkeit verschieben, wird es entweder hoffnungslos oder wütend. Beides, mehrmals wiederholt, schadet Ihrem Verhältnis. Natürlich sollte ein Kind das Warten und Teilen mit Geschwistern lernen, aber es muss nicht alles auf einmal können.
Eine weitere Möglichkeit, auf die Bedürfnisse beider oder mehrerer Geschwisterkinder einzugehen, ist es, sich um beide gleichzeitig zu kümmern. Wenn Sie Ihr Baby stillen, wickeln, herumtragen, ist Ihr Mund frei: Sie haben meistens die Möglichkeit, sich mit dem Geschwisterkind zu unterhalten, eine Geschichte zu erzählen, zu singen. Beim Stillen können Sie gemeinsam ein Bilderbuch anschauen. Ein Kuschelplatz im Stillsessel kann zur beliebten Oase werden und das Tragetuch ein Segen auch für das Geschwisterkind sein.

Tipp

Bei älteren Kindern achten Sie darauf, dass Sie sich in entscheidenden Momenten, wenn auch nur kurz, Zeit nehmen. Verabschieden und begrüßen Sie das ältere Kind immer persönlich, wenn es aus dem Haus geht oder heimkommt. Nehmen Sie sich Zeit für das erste spontane Erzählen. Regelmäßige Zeiten abends am Bettrand tun allen sehr gut, selbst wenn sie nicht allzu lang sind.

Großeltern, Eltern und Enkelkind

Mit der Geburt eines Kindes kommen möglicherweise viele Erinnerungen an die eigene Kindheit bei Ihnen hoch. Die Beziehung zu Ihren Eltern kann in dieser Zeit stark aufgewühlt werden. Ein Kind bringt immer auch die Chance mit sich, Altes aufzuarbeiten und die Beziehung zu den eigenen Eltern auf neue Grundlagen zu stellen.
Im Idealfall hat eine gesunde Ablösung und ein Loslassen stattgefunden. Dann ist es am leichtesten, die Beziehung zur dritten Generation harmonisch aufzubauen. Ihre Eltern und Schwiegereltern haben das Privileg, einfach nur Großeltern zu sein und ihr Enkelkind ohne die alltägliche Verantwortung zu genießen. Entsprechend ist es nicht ihre Aufgabe, das Kind zu erziehen. Wenn alle Beteiligten diese Vorstellung von der Rolle der Großeltern haben, wird vieles einfacher und selbstverständlicher ablaufen.

Durch die Geburt eines Kindes kommen sich Mutter und Tochter oft wieder näher und die Beziehung wird intensiver.

Kinder bringen viel Freude ins Haus – auch für die Großeltern.

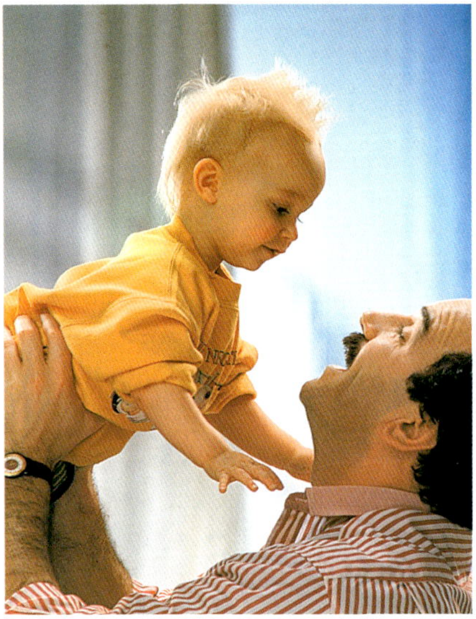

Manche jungen Familien erleben die ideale Situation, dass Großeltern Unterstützungsmöglichkeiten erspüren und taktvoll wahrnehmen. Sie fragen beispielsweise, was die Mutter noch für das Baby bräuchte, nehmen Wäsche mit oder bringen fertig gekochtes Essen. Sie bestärken die Mutter in ihrer neuen Rolle und nehmen ihr Aufgaben im Haushalt ab, unterstützen das Stillen, erfreuen sich am Baby und ziehen sich auch wieder zurück. Nicht immer läuft es allerdings so optimal. Vielleicht sind Unterstützungsangebote mit Versuchen verbunden, sich in Ihre Erziehung einzumischen. Es ist wichtig, dass Sie dies erkennen und sich abgrenzen. Gerade beim Stillen erleben viele Mütter die Bemerkungen von Großmüttern als Einmischung, die ihnen stark zusetzt. In diesem Fall führen Sie sich vor Augen, unter welchen Bedingungen die Generation vor Ihnen ihre Babys großgezogen hat. Es gab starre Stillvorschriften, die das Gelingen sehr erschwerten und die Mütter von damals stark unter Druck setzten. Vielleicht ist Ihre Mutter oder Schwiegermutter enttäuscht über ihre eigene Stillerfahrung oder deren Fehlen. Finden Sie mehr darüber heraus. Sehr leicht wird unbeabsichtigt die eigene Enttäuschung auf die junge Mutter übertragen.

Es hilft, wenn Sie verletzende Aussagen entsprechend ihrer eigentlichen Bedeutung umzuformulieren versuchen: »Deine Milch reicht wohl nicht mehr!« könnte dann heißen: »Bei mir hat's damals nicht gereicht. Ich kann mir nicht vorstellen, dass es bei dir reicht.« »Das Kind braucht endlich etwas Gescheites« könnte heißen: »Ich würde gerne selbst das Baby füttern.« Schlagen Sie in diesem Fall der Großmutter vor, etwas anderes mit dem Baby zu machen. »Du verwöhnst ja das Kind, wenn du es ständig hochnimmst!« kommt vielleicht aus schmerz- und neidvollen Gefühlen gegenüber der Freiheit heutiger Mütter. »Wann schläft dein Kind endlich durch?!« könnte heißen: »Uns war es verboten, das Kind nachts hochzunehmen. Sein Schreien auszuhalten war schrecklich.« Vielleicht hilft Ihnen dieser Denkansatz, die Großmutter besser zu verstehen und sich in einer Art abzugrenzen, die nicht verletzend ist.

Eltern und Großeltern müssen erst lernen, miteinander umzugehen.

Wenn Ihnen die Bemerkungen zu stark zusetzen, versuchen Sie, sie etwas abzublocken: »Das Baby bekommt alles, was es braucht«, oder: »Der Kinderarzt sagt, dass unser Baby gut gedeiht und sich altersgemäß entwickelt.« Lassen Sie sich nicht auf Detaildiskussionen ein. Die Beziehung zwischen Eltern und Großeltern ist oft eine Gratwanderung zwischen Freude am Kontakt, willkommener Unterstützung und notwendiger Abgrenzung. Mit der Zeit wird auch in dieser Beziehung manches einfacher und selbstverständlicher.

Veränderungen im Freundeskreis

Mit der Geburt des ersten Babys verändert sich auch der Freundeskreis – und dies völlig unabhängig vom Stillen. Junge Paare ohne Kinder unternehmen eine ganze Reihe von Aktivitäten miteinander – vom gemeinsamen Ausgehen bis zu Sport und Tagesausflügen. Das Paar mit dem neuen Baby ist plötzlich nicht mehr so flexibel, mag kein verrauchtes Lokal mehr und Ausflüge dauern ihm zu lang. Paare ohne Kinder können sich die Rücksicht auf ein Baby nur schwer vorstellen. Wenn in einem Freundeskreis mehrere Paare ziemlich gleichzeitig ein Baby bekommen, wird der Übergang einfacher sein. Paare aber mit unerfülltem Kinderwunsch kann die Nähe eines Babys an den eigenen Schmerz erinnern. Seien Sie behutsam im Reden und versuchen Sie, sich auch in deren Perspektive einzufühlen.

Insgesamt bewirken diese Tatsachen, dass sich der Freundeskreis stillschweigend verändert. Der Kontakt zu manchen Menschen wird lose oder schläft allmählich ein, andere Kontakte zu Alleinstehenden oder Kinderlosen bleiben bestehen, und neue Kontakte kommen dazu. Freundschaften entstehen leichter, wenn beide Seiten Kinder in ähnlichem Alter haben. Automatisch ist es einfacher, gemeinsame Interessen zu finden. Es gibt große Unterschiede im Umgang mit Babys und gerade junge Familien fühlen sich mitunter verunsichert oder angegriffen, wenn sie bei Freunden andersartige Vorstellungen beobachten. Deswegen suchen Sie sich eher Freunde, die mit ihren Babys so umgehen, wie es auch Ihrem eigenen Stil entspricht. Am leichtesten entstehen solche Kontakte in Still- und Eltern-Kind-Gruppen.

Nach der Geburt eines Kindes verändert sich der Freundeskreis: Alte Freunde werden Sie aus den Augen verlieren, dafür neue Kontakte knüpfen. Insgesamt liegt darin eine Chance!

Vielleicht ergibt sich auch ein neuer Kontakt zu einer älteren Frau beziehungsweise einem älteren Mann, der oder die – unter Umständen selbst ohne Kinder – Freude an einem kleinen Baby hat. Solche Bekanntschaften können eine große Bereicherung für das Kind, aber auch für Sie als Eltern sein.

Stillen und Berufstätigkeit

Die Geburt eines Babys wirft viele Fragen bezüglich der Berufstätigkeit der Eltern auf. Der finanzielle Bedarf der Familie erhöht sich, gleichzeitig steht weniger Geld zur Verfügung, wenn Zeit, die sonst der Berufstätigkeit zugute kam, jetzt für das Baby und später für das heranwachsende Kind gebraucht wird. Durch die Elternschaft stehen auf lange Sicht für die berufliche Karriere nicht dieselben Kräfte zur Verfügung wie ohne Kind. Und das gilt (meist in unterschiedlichem Grad) sowohl für die Frau als auch für den Mann – wenn beide die Verantwortung für das Kind ernst nehmen.

Babypause oder Wiederaufnahme der Berufstätigkeit?

Es gibt verschiedene Möglichkeiten, mit der Berufsfrage während der Babyphase umzugehen. Es ist die Erfahrung unzähliger Mütter, dass die beständige Anwesenheit der Mutter in den ersten drei Jahren bei den heranwachsenden Kindern zu mehr Selbstvertrauen und Selbstständigkeit führt. Aus diesem Grund entscheiden sich viele Mütter dafür, in der Baby- und Kleinkindzeit zu Hause zu bleiben und voll für die Kinder da zu sein. Wenn Sie so eine Entscheidung getroffen haben, lassen Sie sich nicht verunsichern von ausgesprochenen oder unausgesprochenen Erwartungen, die berufliche Karriere unverändert fortzusetzen. Stehen Sie zu Ihrer Entscheidung und freuen Sie sich an Ihren Kindern. Und bedenken Sie: Die Entscheidung von heute ist nicht endgültig. Die intensive Kinderphase ist begrenzt, Sie sammeln eine Menge neuer Kenntnisse und Erfahrungen. Später werden sich wieder andere Möglichkeiten eröffnen.

Wenn Sie die Wahl haben, können Sie Ihrem Kind dann die meiste Zeit geben, wenn es sie von seiner Entwicklung her braucht.

Tipp Wenn Sie die Fortsetzung Ihrer beruflichen Tätigkeit überlegen, ziehen Sie genau Bilanz: Was kostet die Betreuung Ihres Babys, welche sonstigen Kosten für Transport, Kleidung und dergleichen fallen im Rahmen Ihrer Berufstätigkeit an, und was bleibt Ihnen nach Abzug dieser Ausgaben tatsächlich an zusätzlichem Verdienst übrig? Lohnt sich das im Vergleich zu dem erheblichen Aufwand, der durch Ihre berufliche Tätigkeit auf Sie zukommt? Oder ziehen Sie es vor, mit weniger Geld zwar bescheidener, dafür aber in der Nähe Ihres Kindes und entspannter zu leben?

Geht es Ihnen weniger um den Verdienst als um den Anschluss im beruflichen Leben, dann überlegen Sie, ob es nur den einen Weg gibt, den Sie bislang vor Augen hatten, oder ob es nicht doch andere Möglichkeiten gibt, die auch eine berufliche Pause zulassen.

Mit dem Verdienst eines Elternteils die Familie ernähren zu können, ist eine privilegierte Situation, die nicht allen Familien offen steht. Wenn Sie auf einen zusätzlichen Verdienst angewiesen sind, denken Sie darüber nach, welche Alternativen sich Ihnen bieten, die sich gut mit der Familie vereinbaren lassen. Heutzutage gibt es viele Angebote, die es Frauen ermöglichen, zu Hause zu arbeiten. Computerarbeitsplätze haben in den letzten Jahren ganz neue Perspektiven eröffnet. Vielleicht ist es Ihnen möglich, nur ab und zu an Ihre Arbeitsstelle zu gehen und die meiste Arbeit zu Hause zu erledigen. Teilzeit für die Mutter, den Vater oder beide wäre ein weiterer Denkansatz.

Praktische Fragen bei Berufstätigkeit

Ein guter Stillbeginn im Mutterschutz erleichtert das spätere Stillen.

Wenn Sie die Entscheidung für eine berufliche Tätigkeit außer Haus getroffen haben, ist es für Sie und Ihr Kind besonders wichtig zu stillen. Manchen Müttern ist es möglich, ihr Baby an den Arbeitsplatz mitzunehmen. Bei kleinen Babys ist das noch am ehesten möglich, beispielsweise im Tragetuch oder in einem Babykörbchen. Das ist allerdings eher die Ausnahme. Eine andere sehr gute Lösung wäre es, wenn Ihnen das Kind zum Stillen an den Arbeitsplatz gebracht würde. Als stillende Mutter stehen Ihnen in vielen Ländern regelmäßige Stillpausen während der Arbeitszeit zu.
Wenn sich keine der beiden Möglichkeiten verwirklichen lässt, müssen Sie während der Arbeitszeit Ihre Milch entleeren, am besten mit Hilfe einer elektrischen Pumpe mit Doppelpumpset. Mit einer Kühltasche sorgen Sie für die notwendige Kühlung der Milch. Die betreuende Person gibt dem Baby während Ihrer Abwesenheit die Milch mit dem Becher oder Löffel – mit der Flasche nur, wenn Ihr Baby unempfindlich gegen eine Saugverwirrung ist.
Die betreuende Person sollten Sie besonders sorgfältig auswählen und mindestens eine Woche vor Aufnahme Ihrer Berufstätigkeit gemeinsam mit ihr das Baby versorgen. Stillen Sie, unmittelbar bevor Sie die Wohnung verlassen, und gleich nach Ihrer Rückkehr. Wenn Sie in einem Land wohnen, in dem Stillpausen oder Pumpzeiten nicht gesetzlich verankert sind, besprechen Sie mit dem Arbeitgeber deren Notwendigkeit und erklären Sie ihm, welche Vorteile das Stillen auch für ihn mit sich bringt.

Gestillte Kinder sind weniger krank, auch wenn sie tagsüber mit anderen Kindern betreut werden – ein Vorteil für die Mutter und den Arbeitgeber.

Wenn Sie inmitten einer Ausbildung stehen, stellen sich wieder andere Fragen. Kurz vor Abschluss einer Ausbildung oder einer Ausbildungsphase kann es sinnvoll sein, mit relativ großem Aufwand den Abschluss zu ermöglichen. Beispielsweise könnte ein Babysitter Ihnen das Kind zum Stillen bringen. Nach dem Abschluss könnten Sie dann eine längere berufliche Pause einlegen. Für Sie gelten all die Vorschläge, die auch für die berufstätige Mutter zutreffen. Wenn Sie jung Mutter werden, bedenken Sie, dass Sie auch später Ausbildungs- und Fortbildungsmöglichkeiten wahrnehmen können. Ihre Kinder werden schon groß sein, wenn Sie selbst noch ziemlich jung sind.

Gerade für die außer Haus berufstätige Mutter ist das Familienbett besonders wertvoll. Sie werden die Zeit zusammen, den Körperkontakt und das nächtliche Stillen genießen. Letzteres wird auch den Erhalt der Milchbildung fördern. Sich ganz auf Ihr Baby einzulassen und gleichzeitig die Berufstätigkeit wieder aufzunehmen erfordert von Ihnen einen enormen Einsatz.

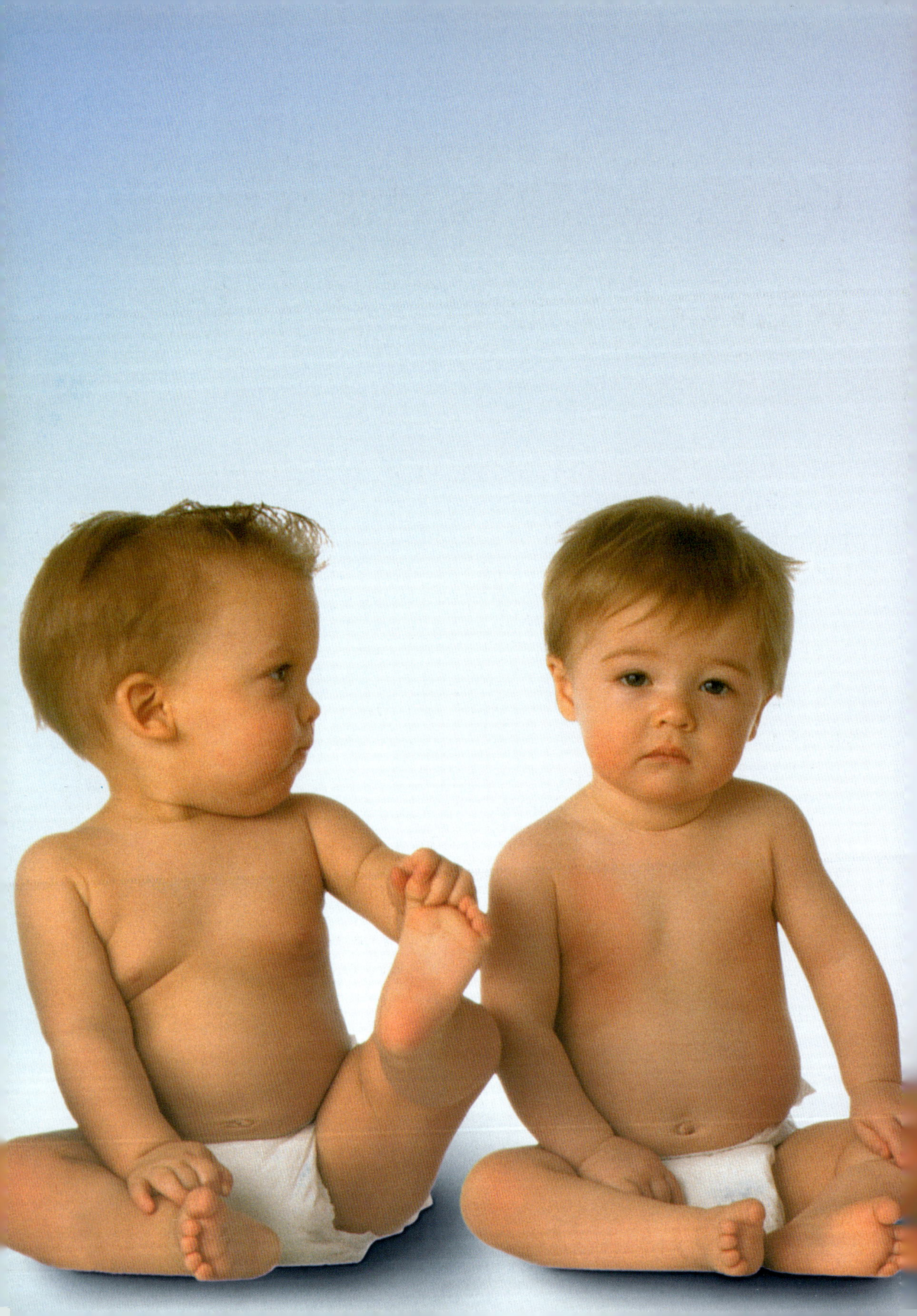

Mit Schwierigkeiten umgehen

Auch wenn das Stillen die natürlichste Form der Säuglingsernährung ist, tauchen gelegentlich Schwierigkeiten auf. Die meisten sind vorübergehend und lassen sich beheben, sofern sie frühzeitig erkannt werden, Sie wirkungsvolle Maßnahmen ergreifen und Unterstützung bekommen. Sorgfältiges, korrektes Anlegen bringt meist bereits schon eine Erleichterung.

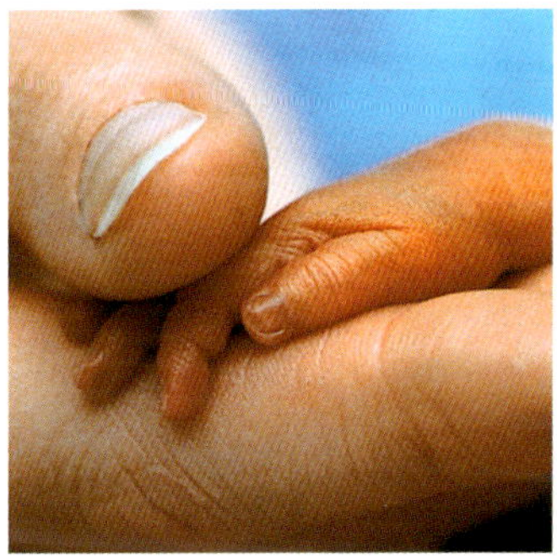

Einige Babys erfordern viel mehr Zuwendung als der Großteil ihrer Altersgenossen; dazu gehören zum Beispiel Zwillinge, frühgeborene und kranke Babys. Sie zu stillen ist eine besondere Aufgabe. Gleichzeitig kann gerade das Stillen Mutter und Kind helfen, mit der Situation zurechtzukommen.

Manchmal gelingt das Stillen trotz aller Bemühung nicht. Auch dann haben Sie die Möglichkeit, intensive Nähe und eine tiefe Bindung zu Ihrem Baby aufzubauen.

Wenn akute Probleme auftauchen

Im Laufe der Stillzeit erleben viele Mütter die eine oder andere Schwierigkeit und finden einen Weg, damit umzugehen. Zur Lösung der meisten Probleme gibt es wirkungsvolle Maßnahmen. Grundsätzlich gilt: Bei jeder auftauchenden Schwierigkeit sollten Sie auf optimales Anlegen achten!

Auf erste Anzeichen achten

Wichtig ist, Probleme beim Stillen möglichst frühzeitig zu erkennen. Wenn Sie die ersten Zeichen wahrnehmen, zu interpretieren wissen und sofort entsprechend reagieren, wird das Problem viel eher mit sanften Mitteln zu lösen sein.

Die ersten Anzeichen können nur Sie als Mutter erkennen! Nehmen Sie auch kleine Veränderungen wahr: leichte Schmerzen, eine gestaute Stelle, verändertes Aussehen der Brustwarze, ein untypisches Verhalten des Babys und dergleichen. Manche Probleme können Sie durch sorgfältiges Anlegen selbst korrigieren.

Mehr über Stillberaterinnen und Laktationsberaterinnen finden Sie im Service-Teil **→ Seite 179 f.**

Bei anderen Schwierigkeiten brauchen Sie fachkundigen Rat. Nehmen Sie im Zweifelsfall eher früher als zu spät Kontakt zu einer Stillberaterin oder einer Laktationsberaterin auf – je nach Situation.

Wunde Brustwarzen

Vielleicht erleben Sie während Ihrer Stillzeit wunde Brustwarzen. Jede Berührung tut weh, vor allem das Saugen des Babys an der Brust. Angst vor den Stillmahlzeiten ist vorprogrammiert. Daher ist es sehr wichtig, rasch nach Linderung zu suchen!

Falsches Anlegen ist die häufigste Ursache für wunde Brustwarzen! **→ Seite 34 ff.**

Wunde Brustwarzen kommen meist in den ersten Wochen vor. Wenn die Brustwarzen in den ersten Tagen etwas empfindlich sind, ist das normal, Schmerzen und längeres Wundsein dagegen nicht. Suchen Sie bei den ersten Anzeichen nach dem Grund. Wunde Brustwarzen können ganz unterschiedliche Ursachen haben. Die häufigste ist nicht korrektes Anlegen – am leichtesten zu korrigieren.

Mitunter werden sie auch durch ein zu kurzes Zungenbändchen, durch Flach- und Hohlwarzen, durch falsches Lösen des Saugschlusses, falsches Pumpen, Benutzung eines Brusthütchens, langes Tragen

von feuchten Stilleinlagen, schlecht belüftete Kleidung, Cremes und Öle oder durch verschiedene Hauterkrankungen, insbesondere Soor und (selten) Allergien hervorgerufen. Eine erfahrene Fachkraft wird Ihnen helfen, die Ursache herauszufinden, und entsprechende Gegenmaßnahmen vorschlagen.
Folgende allgemeine Maßnahmen können Sie bei den ersten Anzeichen sofort anwenden. Sie unterstützen die spezielle Therapie.

Maßnahmen bei wunden Brustwarzen

- Stillen Sie weiter!
- Legen Sie Ihr Baby sorgfältig und korrekt an! Lassen Sie die Stillposition gegebenenfalls von einer Stillberaterin überprüfen und gehen Sie die Beschreibung des wirkungsvollen Saugens, die Stillpositionen und die Listen mit den häufigen Fehlern (Seite 36 ff. und 45 ff.) durch.
- Stillen Sie häufig und lieber kürzer statt lange mit größeren Pausen.
- Den Milchspendereflex vor dem Stillen durch Massieren auszulösen kann günstig sein.
- Wechseln Sie immer wieder die Positionen, um die Brustwarze zu schonen; stillen Sie im Wiegegriff, Rückengriff, im Liegen und über der Schulter.
- Lassen Sie nach dem Stillen Muttermilch an der Brustwarze antrocknen.
- Halten Sie die Brustwarze durch Luft, kurze Sonnenbäder und luftdurchlässige Wäsche so trocken wie möglich. Tragen Sie, wenn es geht, nur ein T-Shirt. Benutzen Sie Stilleinlagen nur im Notfall und wechseln Sie diese häufig.
- Meiden Sie auf der Brustwarze Seife, desinfizierende Lösungen und Salben.

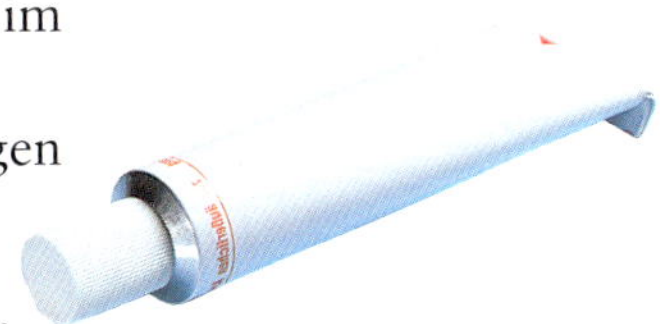

- Ausnahme: Eine sehr kleine Menge gereinigter Lanolinsalbe kann zwischen den Fingern verrieben und nach dem Stillen auf die Brustwarze gebracht werden. Sie macht die Haut geschmeidiger, unterstützt den Heilungsprozess und muss vor dem nächsten Stillen nicht abgewaschen werden.
- Sanfte, kreisende Punktmassagen der Brustwarzen fördern die Durchblutung.
- Bei zu großen Schmerzen können Sie im Notfall für 24 Stunden Ihre Milch von Hand ausstreichen oder mit weichem Aufsatz pumpen und allmählich steigernd wieder stillen.
- Brusthütchen sind kaum zu empfehlen. Sie machen das Problem oft noch schlimmer. Zusätzlich kann beim Gebrauch von Brusthütchen die Milchmenge durch zu wenig Anregung stark zurückgehen.

Pilzinfektion (Soor)

Eine Pilzinfektion ist eine der möglichen Ursachen für lang andauerndes oder plötzlich auftretendes Wundsein der Brustwarzen. Die oben genannten Maßnahmen allein reichen dann nicht für die Behandlung. Oft wird eine Pilzinfektion nicht oder spät erkannt. Im beginnenden Stadium sind die Brustwarzen leicht glänzend, später pinkfarben und glänzend oder gerötet. Sie können rissig oder schuppig sein, jucken und weisen manchmal einen weißen Belag auf. Charakteristisch sind Schmerzen während oder nach dem Stillen, die im Verlauf der Stillmahlzeit zunehmen. Eine gleichzeitige Pilzinfektion in der Scheide ist möglich, aber nicht zwangsläufig. Es kommt durchaus auch vor, dass die Mutter keine erkennbaren Anzeichen an Brust und Scheide hat!

Das Baby kann weiße Flecken im Mund, in den Wangentaschen, auf der Zunge und eine Pilzinfektion im Windelbereich haben. Brustverweigerung und unruhiges Stillverhalten sind weitere mögliche Anzeichen. Hat Ihr Baby Soor nur im Windelbereich, beobachten Sie regelmäßig seinen Mund und reagieren Sie bei den ersten Zeichen.

Bei einer Soorinfektion im Mund des Babys oder an der Brust der Mutter müssen beide behandelt werden: Mutter und Kind!

Die wichtigsten Maßnahmen bei Soor

- Stillen Sie weiter, allerdings häufiger und kürzer. Achten Sie auf korrektes Anlegen und wechseln Sie die Stillpositionen.
- Mutter und Baby müssen gleichzeitig behandelt werden.
- Sorgfältigste Hygiene ist erforderlich.
- Luft und Sonne unterstützen den Heilungsprozess.
- Disziplin, Geduld und Ausdauer sind für den Erfolg der Behandlung ausschlaggebend.

Wenn Ihr Baby Soor im Mund hat, müssen Ihre Brustwarzen gleichzeitig behandelt werden, weil Sie sich sonst immer wieder gegenseitig im Ping-Pong-Effekt anstecken. Nach dem Stillen spülen Sie den Mund des Babys mit klarem Wasser aus, da Muttermilch der optimale Nährboden für Pilze ist. Danach bestreichen Sie seinen Mund mit einem Wattestäbchen, das Sie in das Pilzmittel getaucht haben. Die Brustwarze und den Warzenhof waschen Sie ebenfalls mit klarem Wasser ab, lassen die Brust trocknen und bestreichen sie mit einer Pilzsalbe. Bei großen Schmerzen können Sie eventuell eine Zeit lang abpumpen und die Milch mit Tasse oder Löffel füttern.

Parallel zur Behandlung der Infektion ist äußerste Sorgfalt in der Hygiene unumgänglich, wesentlich mehr als sonst beim Stillen. Windelsoor muss gleichzeitig behandelt werden. Luft und Sonne unterstützen wiederum die Heilung. Täglich eine halbe Stunde ohne Windel strampeln tut dem Baby gut.

Wichtige Hygienemaßnahmen bei Soor

- Waschen Sie sich vor und nach dem Stillen sowie vor und nach dem Wickeln sorgfältig die Hände mit Seife.
- Vermeiden Sie rissige Hände. Benutzen Sie zur Vorbeugung ausreichend Hautcreme.
- Bevorzugen Sie Wegwerfstilleinlagen oder wechseln Sie die Einlagen nach jeder Stillmahlzeit. Noch besser wäre ein lockeres T-Shirt ohne BH.
- Verwenden Sie möglichst keine Sauger, Schnuller oder Beißringe! Wenn doch, kochen Sie sie täglich 20 Minuten aus.
- Reinigen Sie das Spielzeug Ihres Kindes häufig und regelmäßig mit Seifenwasser.
- Waschen Sie Ihre Unterwäsche und die Ihres Kindes im Kochwaschgang. Dem letzten Spülgang eine Tasse Essig beigeben.
- Baden Sie nicht mit dem Baby zusammen.
- Ausgedrückte oder gepumpte Muttermilch darf gefüttert, aber nicht aufbewahrt oder eingefroren werden. Kochen Sie das Pumpenzubehör täglich aus.

Bei mildem Pilzbefall können Sie eine Linderung nach 48 Stunden erwarten, bei schwerem Befall dagegen erst nach drei bis fünf Tagen. Während der Behandlung ist eine Verschlechterung für ein oder zwei Tage möglich. Die Therapie muss über zwei Wochen konsequent durchgeführt werden, auch wenn die Symptome bereits abklingen. Für die Beurteilung der Situation und die Auswahl geeigneter Maßnahmen kann eine Laktationsberaterin eine große Hilfe sein, insbesondere bei Soor in den Milchgängen, chronischem Soor oder wenn zusätzlich zum Soor eine Infektion eingetreten ist. Für Pilzmittel brauchen Sie ein ärztliches Rezept.

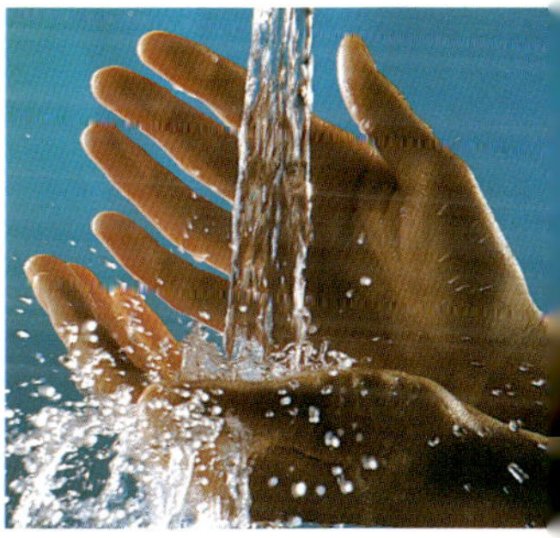

Bei Soor unerlässlich: regelmäßiges Händewaschen.

Milchstau

Früh behandelt, spüren Sie bald Linderung. Stillen Sie auf keinen Fall ab.

Ein Milchstau kann für Sie als Mutter schmerzhaft und belastend sein. Sie erkennen ihn an einer empfindlichen, heißen und eventuell geröteten Stelle Ihrer Brust oder einem tastbaren Knoten mit begrenztem Rand. Ein Milchstau entsteht meist durch nicht ausreichende Entleerung der Milchgänge, eher bei sehr reichlicher Milchbildung, manchmal durch Stoß oder Druck, bei Narben, veranlagungsbedingt aber auch durch Stress. Er kann ebenso durch einengende Kleidung, einen Badeanzug, einen BH, den Sie während des Stillens hochschieben, falsches Binden des Tragetuchs oder eine einschneidende Tragehilfe ausgelöst werden. Milchstau kommt im Winter häufiger vor als in der warmen Jahreszeit.

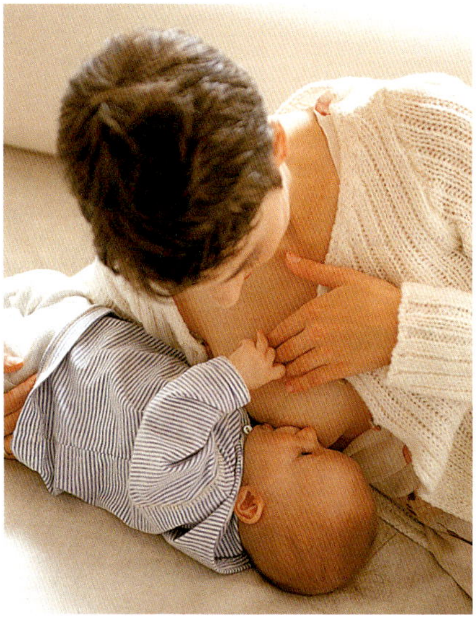

Hilfe bei Milchstau: Schwerkraft und Massage unterstützen das Fließen der Milch, Babys Unterkiefer befindet sich in Richtung der gestauten Stelle.

Wirksame Maßnahmen bei einem Milchstau

Frauen, die eine Veranlagung zum Milchstau haben, erkennen bald die ersten Zeichen und ergreifen sofort Maßnahmen. Wenn auch Sie zu Milchstau neigen, legen Sie Ihr Baby oft an. Wärme vor dem Stillen durch einen feuchtwarmen Wickel, warmes Duschen oder Wärmekissen lassen die Milch leichter fließen. Massieren Sie die Brust vor dem Anlegen in kreisenden Bewegungen von außen nach innen. Legen Sie Ihr Baby in korrekter Stillposition an. Die Milchgänge beim Unterkiefer Ihres Babys werden am besten entleert. Halten Sie es so, dass sich sein Unterkiefer in Richtung der gestauten Stelle befindet. Die Schwerkraft kann die Entleerung zusätzlich begünstigen. Legen Sie sich zusammen mit Ihrem Baby auf ein Bett und stillen Sie, sich abstützend, mit hängender Brust. Das ist zwar kurzfristig unbequem, kann aber sehr wirkungsvoll sein. Während des Stillens können Sie die gestaute Stelle zum Kind hin ausstreichen, kreisend massieren oder wärmen.

20 Minuten Kälte nach dem Stillen verhindern die Ausbreitung einer Entzündung und bringen Erleichterung. Geeignet ist ein kalter Quarkwickel (Brustwarzen und Warzenhöfe aussparen), Kältepackungen, gefrorene Erbsen (eingeschlagen in ein Tuch) oder Umschläge mit kalten Weißkrautblättern. Vermeiden Sie einengende Kleidung und gönnen Sie sich Ruhe. Reichliches Trinken und Vitamin C unterstützen die Behandlung eines Milchstaus zusätzlich.

Eine deutliche Besserung sollte innerhalb von ein bis zwei Tagen eintreten. Wenn die genannten Maßnahmen nicht innerhalb dieser Zeit helfen, nehmen Sie Kontakt zu einer Stillberaterin auf.

Vorbeugen

Am besten ist es jedoch, einem Milchstau vorzubeugen: Eine gute Stillposition, ein Wechsel der einzelnen Positionen, Ruhepausen im Tagesablauf, bequeme Kleidung, guter Sitz von Tragetüchern und Tragehilfen helfen, einen Milchstau zu vermeiden.

Brustentzündung

Bei einer Brustentzündung bekommen Sie Fieber, haben Gliederschmerzen und das Gefühl von Grippe. Meistens ist an der Brust eine gerötete, empfindliche Stelle zu erkennen. Im Frühstadium ist die Behandlung wie bei einem Milchstau, allerdings sind vor dem Stillen nur fünf Minuten Wärme anzuwenden, damit sich die Entzündung nicht ausbreitet, und 20 Minuten Kälte danach.

Eine Brustentzündung ist eine Krankheit. Legen Sie sich mit Ihrem Baby ins Bett. Wegen der mangelnden Entleerung der Brust wäre Abstillen jetzt nicht sinnvoll. Eventuell hilft Ihnen ein stillverträgliches Schmerzmittel. Eine homöopathische Behandlung durch einen erfahrenen Arzt oder Heilpraktiker hat schon vielen Frauen mit Brustentzündung geholfen. Manchmal sind auch Antibiotika erforderlich. Sie brauchen ein stillverträgliches Antibiotikum und sollten trotz Schmerzen weiterstillen. Spätestens nach 24 Stunden Fieber sollten Sie mit Ihrem Arzt Kontakt aufnehmen. Sehr selten tritt eine beidseitige Brustentzündung auf. Ein sofortiger Arztbesuch ist notwendig.
Wenn eine Brustentzündung frühzeitig behandelt wird, kommt es sehr selten zu einem Abszess (abgekapselte Eiteransammlung). Bei einem Abszess ist ärztliche Behandlung unbedingt erforderlich. Meist wird der Eingriff ambulant durchgeführt und das Baby kann an der gesunden Brust weitergestillt werden. Wenn die Wunde nicht in unmittelbarer Nähe des Warzenhofes liegt, können Sie das Baby bald auch an der betroffenen Seite anlegen, bis dahin muss die kranke Brust gepumpt werden. Käme die Wunde jedoch mit dem Mund des Babys in Berührung, muss abgepumpt werden, bis sie verheilt ist. Nach Heilen der Wunde stillen Sie wie gewohnt weiter.

Bei Brustentzündung: Bettruhe und alle Maßnahmen wie bei Milchstau, nach 24 Stunden Fieber ärztliche Behandlung, eventuell zusätzlich ein stillverträgliches Antibiotikum.

Hohl- und Flachwarzen

Brustwarzen können sehr unterschiedlich beschaffen sein. Eine Flachwarze tritt im Ruhezustand wenig oder kaum aus dem Brustgewebe heraus; bei Kälte, wenn Sie die Brustwarze reiben, die Milchseen zusammendrücken oder beim Saugen des Babys stellt sie sich auf und steht heraus. Eine Hohl- oder Schlupfwarze dagegen kann unter Umständen im Ruhezustand herausstehen, bei Zusammendrücken der Milchseen (das können Sie mit Daumen und Zeigefinger selbst testen) ziehen die Milchgänge die Brustwarze nach innen.
Grundsätzlich ist fast jede Brust zum Stillen geeignet. Das Baby saugt an der Brust und nicht an der Brustwarze. Viele Frauen mit besonderen Brustwarzenformen stillen ohne Komplikationen. Wenn Sie einiges beachten, ist ein reibungsloser Stillbeginn wahrscheinlich, selbst wenn Sie eine ungewöhnliche Brustwarzenform haben.
Brustwarzen verändern sich im Laufe der Schwangerschaft, am Ende kann Ihre Brustwarze anders reagieren als zu Beginn. Die Vorbereitung von Hohl- und Flachwarzen während der Schwangerschaft wird in Studien unterschiedlich beurteilt. Das stundenweise Tragen eines Brustwarzenformers ab dem siebten Monat, später auch zwischen den Stillmahlzeiten könnte eine Hohlwarze allmählich dehnen. Flachwarzen können massiert werden, damit sie sich leichter aufstellen.

Hohl- und Flachwarzen sind kein Grund, nicht zu stillen!

> **! Bitte beachten Sie**
>
> Bei Neigung zu vorzeitigen Wehen dürfen Sie Ihre Brustwarzen nicht massieren. Die Stimulation könnte Wehen auslösen.

Vorbeugen

Bei Flach- und Hohlwarzen ist die wichtigste Maßnahme, die Empfehlungen zum Stillen in den ersten Tagen genau einzuhalten: Behalten Sie Ihr Baby ständig bei sich und legen Sie es bei den ersten Hungerzeichen an. Achten Sie darauf, dass es ausschließlich an Ihrer Brust saugt. Jeder Sauger und auch ein Brusthütchen zeigen dem Baby ein herausstehendes Teil, das es an der Brust nicht findet. Auch Fingerfütterung könnte bei einer Hohl- oder Flachwarze das Stillen stören. Das Baby soll ja lernen, ohne Stimulation des Saugpunktes zu trinken. Es ist sehr wichtig, den Lernvorgang und die Prägung auf die Brust gerade in den ersten Tagen nicht zu stören.

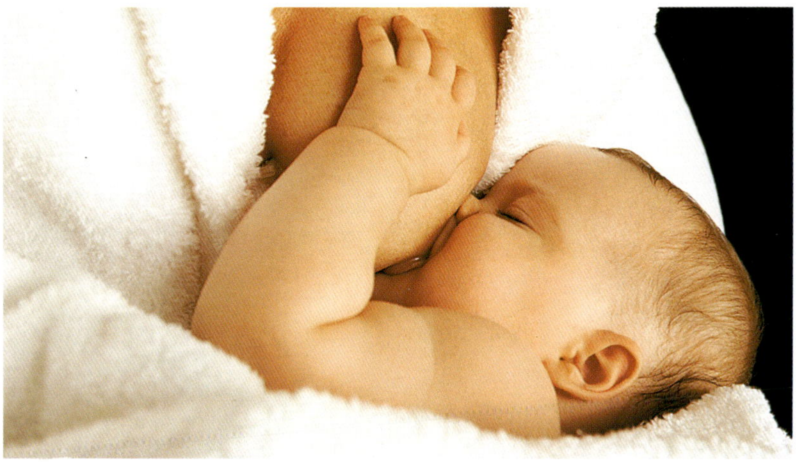

Bei Hohl- und Flachwarzen und vielen anderen Problemen ist die erste und sehr wirkungsvolle Maßnahme, das Baby optimal anzulegen.

Manchen Frauen hilft es, beim Anlegen eine Hautfalte zu bilden. Dies ist die einzige Ausnahme, bei der der Zigarettengriff sinnvoll sein kann. Dazu nehmen Sie so viel Brustgewebe wie möglich zwischen Zeige- und Mittelfinger und drücken es so zusammen, dass sich die Brustwarze in der Mitte der Hautfalte befindet und heraussteht. Legen Sie das Baby im Rückengriff an. Berühren Sie seine Unterlippe, warten, bis das Baby den Mund geöffnet hat, und ziehen es an die Brust. Stopfen Sie nicht das Brustgewebe in seinen Mund. Lassen Sie die Finger erst los, wenn das Baby richtig saugt. Eine solche Hautfalte lässt sich nur dann bilden, wenn das Brustgewebe noch weich ist, das heißt in den ersten Tagen vor dem Milcheinschuss.
Bei manchen Frauen hilft es, eine Hohl- oder Flachwarze vor dem Stillen oder zwischendurch mittels Sog herauszusaugen. Dazu ziehen

Sie den Kolben aus einer 20-Milliliter-Spritze und schneiden die Spitze ab. Jetzt schieben Sie den Kolben von der anderen Seite in die Spritze, setzen diese vorsichtig über der Brustwarze an und ziehen den Kolben langsam heraus. Der Sog saugt Ihre Brustwarze heraus. Behalten Sie den Sog eine halbe Minute lang bei. Dann drücken Sie den Kolben langsam wieder hinein. Eine »Niplette« dient demselben Zweck.

Zu viel Milch

Die Angst, zu wenig Milch zu haben, erleben viele Mütter. Zu viel Milch ist dagegen ein häufig unbeachtetes Phänomen. Manchmal werden seine Anzeichen sogar als zu wenig Milch interpretiert.
Bei zu viel Milch erleben Sie wahrscheinlich eine unruhige Stillzeit. Das Baby verschluckt sich, lässt die Brust immer wieder los, weint, bäumt sich auf und wird wütend, weil es mit dem starken Milchspendereflex und den unerwartet großen Milchmengen nicht zurechtkommt. Vielleicht leidet es auch unter Koliken. Entweder nimmt das Baby sehr reichlich zu, ist dabei aber sehr unruhig, oder es scheint vor der vollen Brust zu verhungern. Weitere Symptome sind: Die Milch läuft Ihrem Baby seitlich aus dem Mund oder sie spritzt beim Loslassen oder bei leichtem Druck aus der Brust. Im Moment ist all dies ein praktisches Problem, aber es ist wunderbar, dass Ihr Körper reichlich Milch bildet. Die Schwierigkeiten lassen sich in den Griff bekommen. Die Ursache können Veranlagung, ein zu früher Wechsel der Seiten (bevor das Baby selbst loslässt), zusätzliches Pumpen und äußerst selten hormonelle Störungen sein.

Wenn Ihr Baby voll gestillt wird und sehr reichlich zunimmt, brauchen Sie sich keine Sorgen zu machen. Mit Muttermilch kann man ein Baby nicht überfüttern – im Gegensatz zu künstlicher Babynahrung.

Maßnahmen bei überstarkem Milchspendereflex

- Lassen Sie Ihr Baby gegen die Schwerkraft »bergauf« trinken. Legen Sie sich auf den Rücken, lassen Sie es über Ihren Schultern knien und saugen. Wenn Sie auf der Seite liegen, legen Sie ein Polster unter Ihr Baby, sodass sein Kopf höher liegt als Ihre Brust. Im Sessel lehnen Sie sich stark zurück.
- Beim Einsetzen des Milchspendereflexes können Sie die erste Milch ausstreichen, bis sie nicht mehr so kräftig spritzt.
- Stellen Sie allmählich auf eine Brust pro Mahlzeit oder eine Brust innerhalb einer Stillepisode von zwei Stunden um.
- Lassen Sie Ihr Baby häufig aufstoßen.
- Kühlen Sie die Brust nach dem Stillen.
- Trinken Sie für maximal zwei Wochen täglich zwei, drei Tassen Pfefferminz- oder Salbeitee.
- Manchmal hilft ein homöopathisches Mittel.

Bei Müttern mit einem starken Milchspendereflex bleibt es eher unbemerkt, wenn das Baby die Brust nicht gut gefasst hat, weil die Milch von selbst leicht fließt. Achten Sie bewusst darauf, dass Ihr Baby korrekt angelegt ist. Das ist wichtig für eine gute Stimulation der Milchbildung auch auf lange Sicht.

Zu wenig Milch

Häufig wird falscher Alarm geschlagen: »Zu wenig Milch!« Wenn Sie oft kurz oder sehr lange stillen, Ihr Baby viel weint, unruhig oder lange wach ist, wenn Ihre Brust nicht mehr so groß ist wie im Wochenbett oder wenn Sie keine Milch von Hand ausstreichen können, sind das keine Zeichen für zu wenig Milch!

Mehr zum Thema Beurteilung der Milchmenge → Seite 73 f.

So können Sie beurteilen, ob Ihr Baby genug Milch bekommt

Ein gesundes Baby nimmt wöchentlich in den ersten drei bis vier Monaten durchschnittlich 115 bis 220 Gramm, im vierten bis sechsten Monat 85 bis 140 Gramm und im zweiten Lebenshalbjahr 45 bis 85 Gramm zu. Man rechnet die Gewichtszunahme nicht ab Geburtsgewicht, sondern ab dem tiefsten Gewicht während der Wochenbettzeit. Wenn Ihr Arzt wegen mangelnder Gewichtszunahme zum Zufüttern oder Abstillen rät, fragen Sie nach den genauen Werten von Gewichtszunahme, Längenwachstum und Kopfumfang, außerdem nach Gesundheits- und Entwicklungsstand. Alle diese Faktoren müssen gemeinsam beurteilt werden. Zu bedenken ist auch, dass die derzeit verwendeten Gewichtskurven auf Daten von Babys mit künstlicher Ernährung basieren.

Wenn die oben genannten Beobachtungen und eine Gewichtszunahme an der unteren Grenze auf zu wenig Milch schließen lassen, ergreifen Sie sofort Maßnahmen, um die Milchmenge zu steigern.

Maßnahmen zur Steigerung der Milchmenge

Mit gezielten Maßnahmen können Sie die Milchmenge steigern.

- Achten Sie auf eine korrekte Stillposition und wirkungsvolles Saugen. Korrigieren Sie, wenn Ihr Baby nicht wirkungsvoll saugt.
- Stillen Sie alle zwei Stunden an beiden Brüsten mit einer etwas längeren Pause während der Nacht.
- Wechselstillen steigert die Milchmenge. Sie legen Ihr Baby zum Beispiel links an, bis es die Brust von selbst loslässt. Dann legen Sie es rechts an, bis es zu saugen aufhört. Danach hören Sie mit dem Stillen nicht auf, sondern legen erneut links an, diesmal

wahrscheinlich kürzer, danach wieder rechts. Dieser mehrmalige Wechsel steigert durch die zusätzliche Anregung der Brust die Milchmenge.

- Sobald mehr Milch fließt, achten Sie auf genügend langes Saugen an einer Seite, damit Ihr Baby mehr fettreichere Hintermilch bekommt.
- Wenn Ihr Baby nicht ausreichend an der Brust saugt, kann für eine Übergangszeit zusätzliches Pumpen sinnvoll sein. Die Milch kann mit einem Becher zugefüttert werden.
- Massieren Sie Ihre Brust so oft wie möglich zum Entspannen und Auslösen des Milchspendereflexes.
- Ausgedehnter Körperkontakt durch Tragen und gemeinsames Schlafen im Familienbett fördern die Milchbildung und die Saugbereitschaft des Babys.
- Gönnen Sie sich Ruhe und Entspannung.
- Sorgen Sie für Unterstützung und Hilfe im Haushalt beziehungsweise akzeptieren Sie sie, wenn sie Ihnen angeboten werden.

Stillen in einer Tragehilfe kann das häufige Anlegen erleichtern **→ Seite 87.**

In vielen Fällen reicht es aus, wenn sich Mutter und Baby für 48 Stunden ins Bett legen und stillen, stillen, stillen. Das häufige Saugen signalisiert dem Körper einen erhöhten Milchbedarf – beispielsweise bei einem Wachstumsschub – und die Milchmenge passt sich den veränderten Erfordernissen an.

Wenn jedoch der Bedarf und die Milchmenge zu stark auseinander klaffen, ist eine Zufütterung während der Milchsteigerung nötig, um Mutter und Baby nicht zu überfordern.

Mehr zum Thema Relaktation **→ Seite 152 ff.**

Stillstreik – wenn das Baby die Brust verweigert

Manchmal hört ein Baby nach einer langen Phase eingespielten Stillens plötzlich auf zu saugen, beginnt zu weinen oder verweigert die Brust. Es bäumt sich vielleicht von der Brust weg, wirkt unglücklich und verhält sich, als ob die Brust etwas Schreckliches wäre. Dieses Verhalten nennt man Stillstreik.

Für Sie als Mutter ist eine solche Situation verwirrend und belastend. Ihr Baby dreht sich von der Brust weg, die ihm bislang Trost und Nahrung gegeben hat. Sie fühlen sich als Mutter verunsichert, fragen sich wahrscheinlich, was Sie falsch gemacht haben. Doch seien Sie beruhigt: Ihr Baby lehnt nicht Sie als Mutter ab, sondern hat Schwierigkeiten mit der Nahrungsaufnahme an der Brust.

Ein Stillstreik kann von wenigen Stunden bis zu einer Woche dauern.

Wichtig ist, dass Ihr Baby trotz Brustverweigerung genügend Flüssigkeit zu sich nimmt. Versuchen Sie, die Brust so oft zu entleeren, wie das Baby vorher gesaugt hat, und geben Sie ihm die Milch mit dem Löffel oder einem Becher, aber nicht mit der Flasche.

Auch Stress ist ein denkbarer Auslöser für einen Stillstreik.

Wenn Sie Ihre Brust regelmäßig zur Milchbildung anregen und Ihr Baby genügend Nahrung bekommt, beginnt die Detektivarbeit der Ursachenfindung. Ein veränderter Geruch oder Geschmack der Milch kann einen Stillstreik verursachen, ausgelöst zum Beispiel durch eine neue Seife, ein neues Waschmittel, ein Parfüm, ungewohnte Nahrungsmittel, Alkohol, Gewürze oder Vitaminpräparate. Das Einsetzen der Menstruation, manche Medikamente oder eine beginnende Brustentzündung können ebenfalls den Geschmack der Muttermilch verändern.

Dem Baby Zeit lassen

Gelassenheit und Geduld sind die Schlüssel zur Lösung des Problems.

Lassen Sie sich Zeit und setzen Sie sich und Ihr Baby nicht unter Druck. Sie beide brauchen jetzt viel Zärtlichkeit, Körper- und Hautkontakt miteinander: nachts im Bett und tags im Tuch. Versuchen Sie das Stillen in einer ruhigen Atmosphäre, vielleicht im Halbschlaf, im Gehen oder in der Badewanne. Vermeiden Sie Ablenkung. Bei großer Hitze wechseln Sie häufig die Seiten oder stillen im Liegen.

Ein Stillstreik etwa um den siebten bis neunten Monat wird oft mit dem Wunsch des Kindes nach Abstillen verwechselt. Doch ein Baby entwöhnt sich im ersten Lebensjahr normalerweise nicht selbst von der Brust. Ein Stillstreik tritt meist plötzlich auf und das Baby ist unglücklich. Die selbstständige Entwöhnung dagegen kommt langsam, das Baby verliert allmählich das Interesse an der Brust, ist dabei aber zufrieden. Wenn Sie daher in diesem Alter einen Stillstreik erleben, geben Sie nicht auf, sondern versuchen Sie, Ihr Baby liebevoll zum Trinken zu ermutigen.

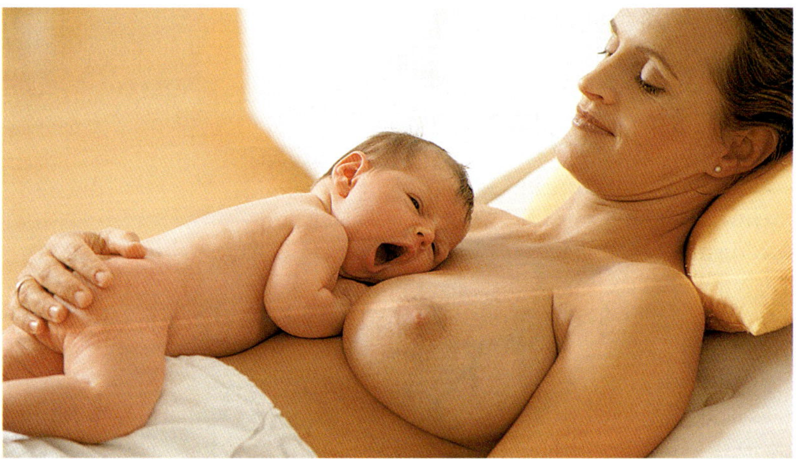

Hautkontakt am ganzen Körper kann vielerlei bewirken – ein schläfriges Baby aufwecken, ein unruhiges beruhigen, die Milchbildung anregen, zum Stillen ermutigen – außerdem ist es einfach schön.

Alltägliche Krankheiten des Kindes

Bei alltäglichen Krankheiten eines Babys ist das Stillen eine große Hilfe. Die Abwehrstoffe in der Muttermilch tragen dazu bei, die Krankheit zu überwinden, und das Saugen gibt dem Baby Trost und Entspannung. Viel Geduld brauchen Sie, wenn eine verstopfte Nase oder Schmerzen Ihr Baby beim Stillen stören. Bei Schnupfen benutzen viele Mütter Muttermilch als Nasentropfen und machen damit sehr gute Erfahrungen. Auch als Augentropfen verwenden manche Muttermilch. Streichen Sie dazu Milch aus, aber schütten Sie die ersten Tropfen weg, weil die spätere Milch frei von Hautbakterien ist, und lassen Sie Muttermilch direkt in das Auge Ihres Babys tropfen.
Manche älteren Kinder, die schon Beikost erhalten, möchten bei einer Erkrankung erneut fast ausschließlich gestillt werden. Wieder gesund kehren sie zum gewohnten Rhythmus zurück.

Alltägliche Krankheiten der Mutter

Auch wenn Sie als Mutter eine alltägliche Erkrankung, beispielsweise eine Erkältung oder eine Darmgrippe durchmachen, können Sie weiter stillen. Sie sollten allerdings versuchen, sich Unterstützung zu organisieren, damit Sie sich ins Bett legen können, der Haushalt versorgt ist und das Baby gewickelt wird. Zum Stillen im Liegen lassen Sie sich Ihr Baby ins Bett bringen.
Speziell auf Ihre jetzige Krankheit abgestimmte Abwehrstoffe in der Muttermilch schützen das Baby vor einer Ansteckung oder helfen ihm, die Krankheit zu bewältigen. Wenn Sie jetzt nicht stillen, wäre Ihr Baby durch das Fehlen der Abwehrstoffe zusätzlich gefährdet. Auch bei Fieber können Sie stillen, Sie werden aber vermutlich mehr Flüssigkeit zu sich nehmen müssen als sonst.

Mehr über schwere oder chronische Krankheiten der Mutter → Seite 145 f.

Medikamente in der Stillzeit

Es kann erforderlich sein, dass Sie während der Stillzeit ein Medikament einnehmen müssen. Der Wirkstoff gelangt möglicherweise über Ihr Verdauungssystem in Ihr Blut und von dort über die Brustdrüse in die Milch, dann wandert er über das kindliche Verdauungssystem in die Blutbahn. Manche Medikamente erscheinen zum Beispiel in größerer Konzentration in der Muttermilch, gelangen aber nicht in das Blut des Babys, sondern werden vorher ausgeschieden. Ausschlaggebend sind auch die eingenommene Dosis, das Gewicht der Mutter sowie Alter und Gewicht des Babys. So wirkt sich ein Medikament bei einem neun Monate alten gestillten Kind, das wegen Beikost weniger Muttermilch trinkt und selbst schon größer ist, anders aus als bei einem Neugeborenen. Daher muss jedes Medikament und jede Situation für sich beurteilt werden.

Bei Krankheiten der Mutter

Sehr häufig raten Ärzte beim Verschreiben eines Medikaments zum Abstillen, ohne die Schwierigkeiten und Folgen eines plötzlichen Abbruchs der Stillbeziehung für Mutter und Kind zu bedenken, vielleicht auch ohne weiter gehende Informationen über die Auswirkung auf das gestillte Baby einzuholen. Tatsächlich gibt es für fast alle Krankheiten ein stillverträgliches Medikament, zum Beispiel Antibiotika, Schmerzmittel, Impfstoffe und viele andere. Nur bei ganz wenigen Indikationen lässt sich kein stillverträgliches Medikament finden, beispielsweise bei einer Chemotherapie (im Falle einer Krebserkrankung).

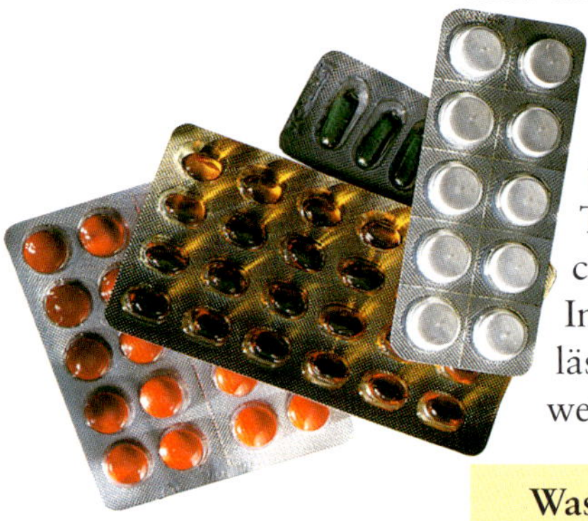

Was Sie jetzt beachten müssen

- Sie als Mutter müssen sich darum kümmern, ein stillverträgliches Medikament zu bekommen. Leider können Sie nicht davon ausgehen, dass Ihnen automatisch eines verschrieben wird. Informieren Sie Ihren Arzt, dass Sie stillen und auch weiterhin stillen möchten und wie alt und schwer Ihr Baby ist. Bitten Sie ihn, ein stillverträgliches Medikament für Sie auszuwählen, und stillen Sie während der Medikamenteneinnahme weiter. Sie können eine Laktationsberaterin bitten, mit Ihrem Arzt über die Stillverträglichkeit des betreffenden Medikaments zu sprechen.
- Bewährte Medikamente sind neueren vorzuziehen.
- Ein einziges Medikament ist günstiger als die Kombination verschiedener Präparate.
- Das Medikament soll möglichst nicht in Alkohol gelöst sein.
- Wenn Sie ein Medikament regelmäßig täglich einmal einnehmen, sollte dies, wenn möglich, nach der letzten Stillmahlzeit vor der längeren Stillpause in der Nacht geschehen.
- Abpumpen verringert nicht die Konzentration des Medikaments in der Muttermilch.
- Bei manchen Medikamenten ist eine kurze Stillpause erforderlich. Pumpen Sie in dieser Zeit und schütten Sie die Milch weg; geben Sie Ihrem Baby früher gepumpte Muttermilch oder künstliche Milch mit alternativen Zufütterungsmethoden und stillen Sie anschließend weiter.

Während der Stillzeit dürfen Medikamente nur in Absprache mit dem Arzt eingenommen werden! Weitere Informationen findet Ihr Arzt in dem Buch »Arzneiverordnung in Schwangerschaft und Stillzeit« **→ Seite 181.**

Mögliche Auswirkungen auf die Milchbildung

Verschiedene Medikamente haben eine Auswirkung auf die Milchbildung. Manche Präparate verringern die Milchbildung, auch wenn sie keine ausgesprochenen Abstillmedikamente sind. Abstillmedikamente haben nicht immer eine endgültige Wirkung auf die Milchbildung. Vielleicht können Sie später versuchen, die Milchbildung wieder in Gang zu bringen. Auch manche im Wochenbett verordnete Medikamente zur Förderung von Gebärmutterkontraktionen können sich negativ auf die Milchmenge auswirken.
Andere Medikamente können die Milchbildung erhöhen. Ihr Einsatz ist Sonderfällen und ärztlicher Begleitung vorbehalten. Viele Frauen haben gute Erfahrungen mit homöopathischer Behandlung zur Erhöhung der Milchbildung gemacht. Fragen Sie einen erfahrenen Homöopathen oder Heilpraktiker.

Sollten Sie bei Ihrem Baby während der Medikamenteneinnahme Veränderungen bemerken, sprechen Sie mit dem Kinderarzt.

Genussmittel und Drogen

- Koffein in Maßen vertragen die meisten gestillten Babys. Manche Babys reagieren mit Überreizung und langem Wachsein. In diesem Fall ist es ratsam, weniger Koffein zu sich zu nehmen.
- Alkohol geht in die Muttermilch über und verändert ihren Geschmack. Es kann sein, dass Ihr Baby deswegen weniger trinkt. Alkohol erschwert zudem den Milchspendereflex und wirkt sich daher negativ auf die Milchbildung aus. Hin und wieder ein kleines Glas Wein oder Bier zu einem besonderen Anlass ist kein Stillhindernis. Bei übermäßigem Alkoholgenuss oder akuter Alkoholkrankheit ist eine Fortsetzung des Stillens schädlich.
- Nikotin beeinträchtigt das Milchbildungshormon und wirkt sich daher negativ auf die Milchmenge aus. Rauchen kann bei gestillten Babys zu einem verlangsamten Wachstum, Unruhe, Erbrechen, Durchfall, häufigeren Krankheiten der oberen Luftwege, Verschlimmerung von Allergien, früherem Abstillen und mehr eigenem Rauchen im Erwachsenenalter führen.
  Wenn Sie es nicht schaffen, sich das Rauchen ganz abzugewöhnen, reduzieren Sie es so weit wie möglich. Rauchen Sie auf keinen Fall vor oder während einer Stillmahlzeit.

Passives Rauchen schadet dem Baby. Niemand sollte in Gegenwart eines Babys oder in den Zimmern, in denen es sich aufhält, rauchen.

- Drogen bedeuten für das Baby ein doppeltes Risiko: Durch die Muttermilch gehen sie auf seinen Organismus über; außerdem kann Drogeneinfluss die Betreuung des Kindes beeinträchtigen. Drogeneinnahme in der Stillzeit ist für das Baby schädlich. Nur bei Methadon-Substitution kann gestillt werden – vorausgesetzt, es werden keine anderen Drogen genommen.

Babys mit besonderen Bedürfnissen

Einige Babys haben besondere Bedürfnisse auf Grund ihres Temperaments, ihrer frühen Erfahrungen, ihres Gesundheitszustands oder als Zwillinge. Sie als Eltern solcher Babys sind einerseits stark gefordert, andererseits entstehen in diesen Situationen tiefe Bindungen.

Das unruhige Baby

Buchtipp »Das 24-Stunden-Baby« → Seite 186

Manche Babys signalisieren, dass sie sehr viel Aufmerksamkeit, Körperkontakt und Zuwendung, dabei aber meist weniger Schlaf brauchen als ihre Altersgenossen. Sie drücken viel stärkere Bedürfnisse aus und fordern ihre Eltern rund um die Uhr, ohne krank oder durch negative Erfahrungen besonders belastet zu sein. Mitunter lässt sich die Ursache für ihre Unruhe und ihr Weinen nicht finden und sie sind kaum zu beruhigen, was wiederum die Nerven der Eltern gewaltig strapaziert. Die betroffenen Mütter und Väter bekommen oft wohlmeinende Ratschläge von Menschen zu hören, die eine solche Situation selbst nie erlebt haben. Bald stellen sich Eltern die Frage, ob sie etwas falsch gemacht haben. Vor allem dann, wenn sie andere Babys beobachten, die nach einer Stillmahlzeit zufrieden einschlafen und nach zwei, drei Stunden wohlgelaunt wieder aufwachen. Babys sind sehr unterschiedlich veranlagt. Die einen sind sehr leicht zufrieden zu stellen, die anderen nicht. Auch Geschwisterkinder können in dieser Hinsicht ganz verschieden sein.

Unruhige Babys brauchen viel Körperkontakt und die beständige Nähe eines Elternteils.

Unruhige Babys zeigen durch ihr Verhalten, dass sie Unterstützung brauchen, um in der Welt zurechtzukommen. Wenn Sie zu den betroffenen Eltern gehören, versuchen Sie, auf Ihr Baby einzugehen und ihm die Sicherheit zu vermitteln, die es braucht. Geben Sie ihm Ihre Nähe, auch wenn Sie es nicht beruhigen können. Vergleichen Sie Ihr Baby nicht mit anderen Kindern: Es ist eine eigenständige Persönlichkeit und signalisiert Ihnen, was es gerade braucht, um sich entwickeln zu können. Bedenken Sie auch, dass die langen Phasen der Zuwendung und des Wachseins zur Entwicklung seines Gehirns beitragen. Ihr Baby so zu akzeptieren, wie es ist, wird Ihnen die nötige Gelassenheit geben. Sie werden allmählich in Ihre Aufgabe hineinwachsen.

Möglichkeiten zur Beruhigung → Seite 88 ff.

Und: Aus Babys mit intensiven Bedürfnissen, die in einem liebevollen und verständnisvollen Elternhaus aufwachsen, werden später meist Kinder, die sich gut in andere einfühlen können.

Das allergiegefährdete Baby

Die ausschließliche Ernährung mit Muttermilch trägt entscheidend dazu bei, Allergien beim Baby und Kleinkind vorzubeugen. Muttermilch ist frei von tierischem Eiweiß, fördert die Ausreifung der Darmschleimhaut und erschwert damit das Eindringen von Fremdstoffen. In der Muttermilch enthaltene Bestandteile schützen Ihr Kind wirksam vor Infekten und stärken auf diese Weise seine Gesundheit.

Vorbeugende Maßnahmen

Gibt es in Ihrer Familie bereits Allergien, wirkt es vorbeugend, wenn Sie Staubfänger wie Teppiche oder Vorhänge vermeiden, Raumschimmel entfernen, ein striktes Rauchverbot für alle Wohnräume aussprechen, keine Haustiere halten und Federkissen entsorgen. Diese Maßnahmen und eine gezielte Ernährung können einen Allergieausbruch verhindern, verzögern oder zumindest abmildern.
Ausschließliches Stillen ohne jegliche Beikost über einen Zeitraum von ungefähr sechs Monaten vermeidet die zu frühe Zufuhr von Fremdeiweißen. Geben Sie Ihrem Baby erst dann Beikost, wenn es seine Bereitschaft signalisiert. Führen Sie die Beikost schrittweise ein, das heißt immer nur ein einziges neues Nahrungsmittel, und füttern Sie dieses mindestens eine Woche, bevor Sie ein neues hinzufügen. Neben Beikost weiterzustillen ist sehr empfehlenswert.
Wenn Sie als Mutter selbst Allergikerin sind, verzichten Sie auf die Nahrungsmittel, die bei Ihnen Symptome auslösen. Meiden Sie möglichst auch die Nahrungsmittel, gegen die der Vater des Kindes allergisch ist.

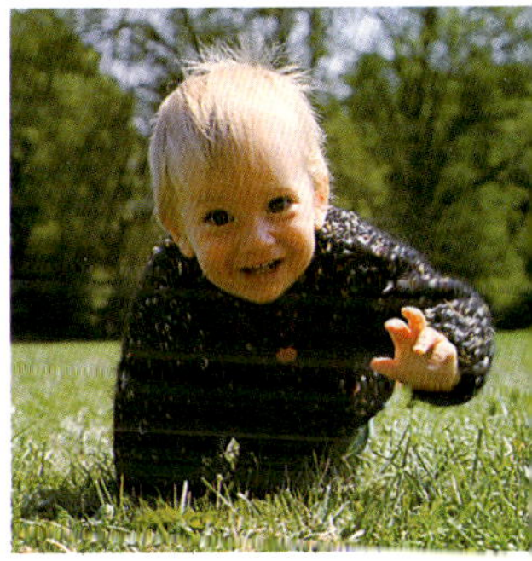

Viele Kinder sind allergiegefährdet.

Typische Anzeichen einer beginnenden Allergie
Mögliche Allergiezeichen bei Ihrem Baby können Hautausschläge, Asthma, Koliken, langsame Gewichtszunahme, abstehende Haare, eine trockene Haut, ständige Unruhe und häufiges Schreien sein.

Lebensmittel mit hohem Allergierisiko sind Kuhmilch und Milchprodukte, Eier, Soja, Nüsse, Erdnussbutter, Zitrusfrüchte, Schokolade, Fisch und Rindfleisch.

Sollte Ihr Baby eines oder mehrere der genannten Symptome aufweisen, können Sie versuchen, bei Ihrer eigenen Ernährung ein, zwei verdächtige Nahrungsmittel wegzulassen. Wählen Sie ein Nahrungsmittel aus und streichen Sie es für zwei bis drei Wochen von Ihrem Speiseplan. Vergessen Sie dabei bitte nicht, auf ausreichende Nährstoffzufuhr zu achten. Spätestens nach Ablauf einer Woche sollte eine spürbare Besserung eintreten. In diesem Fall werden Sie diese Diät vielleicht über einen längeren Zeitraum einhalten müssen.

Zwillinge

Adressen von Selbsthilfegruppen finden Sie im Service-Teil → 182 ff.

Zwillinge zu stillen bietet neben den bereits bekannten Vorzügen des Stillens noch eine Reihe weiterer Vorteile. In den ersten Tagen nach der Geburt unterstützen die Kontraktionen während des Stillens die Rückbildung der stärker gedehnten Gebärmutter. Der Körperkontakt fördert den Bindungsaufbau zu den zwei kleinen Persönchen. Stillen spart der Mutter wöchentlich acht bis zehn Stunden Zeit – sofern sie ihre Babys teilweise gleichzeitig stillt –, denn sie muss keine Flaschen vorbereiten und reinigen. Durch den Infektionsschutz der Muttermilch sind die Babys außerdem gesünder. Stillen entspannt die Mutter, ein Vorteil, wenn beide Kinder gleichzeitig weinen. Nicht zuletzt ist die finanzielle Ersparnis erheblich und könnte beispielsweise in eine Haushaltshilfe für die ersten Wochen investiert werden.

Vorschläge für das Stillen von Zwillingen

Einigen Müttern von Drillingen und Vierlingen ist es gelungen, ihre Babys voll zu stillen. Auf alle Fälle brauchen Sie viel praktische Unterstützung und eine qualifizierte Stillberatung.

Auch Mütter von Zwillingen können genügend Milch für die ausschließliche Ernährung beider Babys bilden. Ihren erhöhten Nährstoffbedarf decken Sie am besten durch mehrere kleine Mahlzeiten täglich. Ein guter Stillbeginn wird wie bei allen Babys durch frühes, häufiges und ausschließliches Stillen sichergestellt. Eine gute Haltung und das optimale Fassen der Brust sind sehr wichtig.
Manchmal muss eines der Babys am Anfang auf der Intensivstation behandelt werden – manchmal sind es auch beide. Wenn Stillen noch nicht möglich ist, beginnen Sie sofort mit dem Pumpen. Verwenden Sie dazu eine gute elektrische Pumpe mit Doppelpumpset. Optimal ist die Ernährung mit alternativen Zufütterungsmethoden wie dem Brusternährungsset und das Weglassen von Flasche und Schnuller.

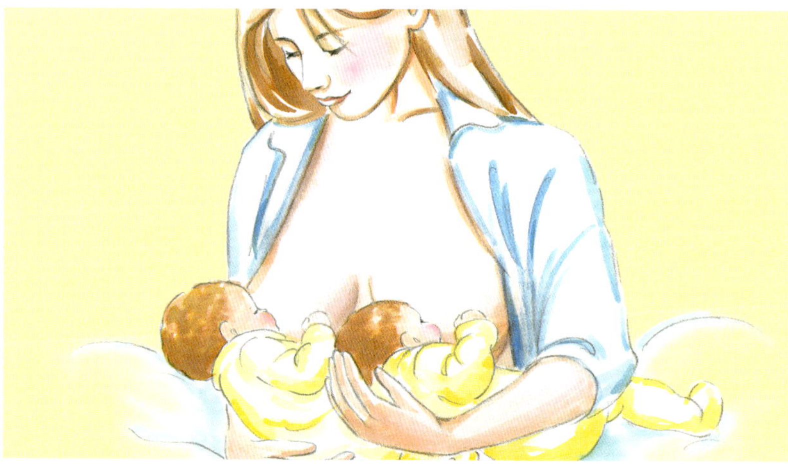

Parallelhaltung bei Zwillingen: ein Baby im Rückengriff, eines im Wiegegriff.

Am Anfang oder wenn eines der Babys Schwierigkeiten beim Saugen hat, werden Sie die Kinder wahrscheinlich einzeln stillen wollen. Ein großer Sessel oder ein Sofa ermöglichen Ihnen dabei, das zweite Baby zugleich neben sich zu haben. Vor allem später bringt das gleichzeitige Stillen beider Babys große Vorteile: Es stimuliert die Milchbildung besser, keines der Babys muss warten, und Sie sparen Zeit. Zwei mögliche Positionen sind abgebildet. Kleine Babys können Sie gleichzeitig im Wiegegriff anlegen, die Beine überkreuzen sich dann vor Ihrem Bauch (X-Position). Wenn Sie auf dem Rücken liegen, können Sie ebenfalls beide gleichzeitig stillen.

Ein Stillkissen ist bei Zwillingen sehr praktisch.

Bald werden Sie Ihren eigenen Rhythmus finden. Wenn ein Baby schwächer saugt, ist es wichtig, jedes Baby an beiden Brüsten trinken zu lassen, damit die Milchbildung gleichmäßig stimuliert wird. Durch den Seitenwechsel wird auch die Auge-Hand-Koordination optimal gefördert. Bei manchen Müttern jedoch bekommt jedes Baby seine Brust und reguliert selbst seinen Bedarf. Wenn die Babys gut zunehmen, können Sie sie nach Intuition und individuellem Bedarf anlegen. Wenn eines der Babys oder beide nicht genügend zunehmen, sollten Sie sich für einige Tage Notizen machen, wie oft jedes Baby gestillt wurde und wie viele nasse Windeln und Stuhlgang es hatte.

Nachts schlafen Zwillinge besser, wenn sie sich gegenseitig spüren. Wenn sie in Ihrem Bett oder einem Bettchen gleich neben Ihrem schlafen, lassen sich nächtliche Stillmahlzeiten am einfachsten bewerkstelligen. Vielleicht wecken Sie das zweite Baby nach dem Stillen des ersten, um anschließend selbst länger am Stück schlafen zu können.

Bei Zwillingen brauchen Sie vor allem Unterstützung für den Haushalt, damit Sie frei für das Stillen und die Versorgung der Babys sind. Kümmern Sie sich frühzeitig um eine Haushaltshilfe (zu bekommen über lokale Hauspflegedienste) und nehmen Sie Hilfsangebote an.

Als stillende Zwillingsmutter brauchen Sie vor allem Hilfe im Haushalt.

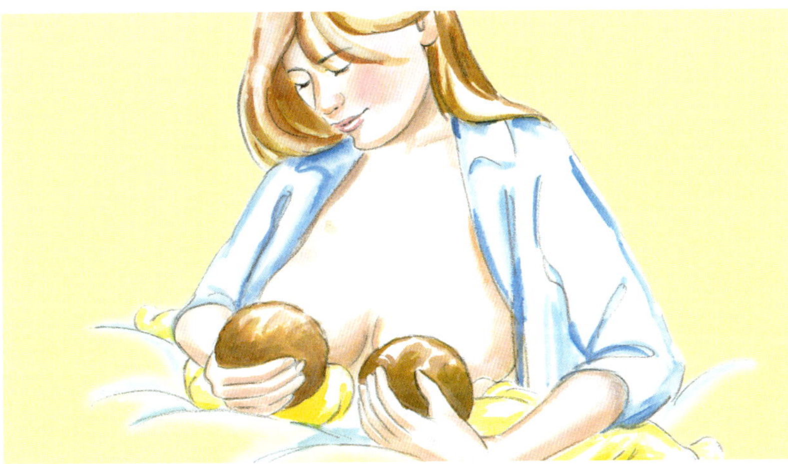

Rückengriff für beide Zwillinge – ein Stillkissen ist hilfreich.

Ausnahmesituationen

Gerade in schwierigen Situationen kann das Stillen neue Perspektiven eröffnen und Trost spenden.

Als Mutter eines kleinen Babys können Sie sich plötzlich, meist überraschend und unerwartet, in einer Ausnahmesituation befinden – durch eine Frühgeburt, eine schwere Krankheit, eine Behinderung und anderes. Allen diesen Situationen ist gemeinsam, dass das Baby das Stillen besonders braucht, gleichzeitig aber gerade beim Stillen oft Schwierigkeiten zu überwinden sind.

Ausnahmesituationen bringen Eltern an ihre Grenzen und es ist wahrscheinlich, dass auch Sie sich zwischendurch immer wieder am Ende fühlen. Versuchen Sie jeden Tag aufs Neue, die für Ihre Familie richtigen Entscheidungen zu treffen.

Gerade in schwierigen Situationen kann das Stillen trotz der besonderen Herausforderungen den Bindungsaufbau zwischen Ihnen und Ihrem Baby ermöglichen oder verstärken, beispielsweise nach einer Trennung durch einen Klinikaufenthalt. Muttermilch und die Nähe beim Stillen können nur Sie Ihrem Kind geben. Im Anschluss an eine akute Krisensituation hilft das Stillen Ihnen und Ihrem Kind, das Durchgestandene zu verarbeiten und allmählich zu einem normalen Alltag zu finden. Manche Mütter empfinden gerade das Stillen als das Beste in einer Ausnahmesituation – das eigentlich Schwere bringt die Situation selbst mit sich – und sie finden im Stillen ein Stück Sinngebung. Aus diesen Gründen kann es für Sie und Ihre Familie die richtige Entscheidung sein, alle Kräfte zu mobilisieren, um das Stillen zu ermöglichen. Sehr hilfreich ist dabei die Unterstützung einer Laktationsberaterin oder auch die Organisation einer Haushaltshilfe. Wichtig ist es, sich realistische und erreichbare Ziele zu stecken.

Unabhängig davon, ob Sie Ihr Kind stillen, ist es in vielen Ausnahmesituationen sehr hilfreich, Kontakt zu einer Selbsthilfegruppe aufzunehmen. Adressen finden Sie im Service-Teil → Seite 182 ff.

Eine Ausnahmesituation beansprucht manchmal auch so viel Kraft und Energie, dass das Stillen nicht als Hilfe, sondern als zusätzliche Belastung empfunden wird. In einem solchen Fall konzentrieren Sie all Ihre Kräfte auf Nähe und Bindung zu Ihrem Kind und auf das Durchstehen der schwierigen Situation.

Ihr Baby auf der Neugeborenen-intensivstation

Wenn Ihr Baby nach der Geburt auf die Intensivstation verlegt werden muss, werden Sie von tiefen Emotionen aufgewühlt. Zuerst erleben Sie Schock, dann vielleicht Wut, Zweifel und Niedergeschlagenheit. All diese Gefühle sind verständlich. Erst allmählich werden Sie lernen, die Lage so zu akzeptieren, wie sie ist. Das hilft Ihnen, das Beste aus der Situation zu machen und sich für Ihr Baby einzusetzen.

Ihr Baby seelisch unterstützen

Das Wichtigste sowohl für Ihr Baby als auch für Sie selbst ist so viel Kontakt wie möglich. Die medizinische Behandlung Ihres Babys ist die Aufgabe des Fachpersonals, aber alles andere – und ganz besonders die Sorge um sein seelisches Wohlergehen – ist die Sache der Eltern. Wenn Ihr Kind sich geborgen fühlt, trägt das wesentlich zur Besserung seines Gesundheitszustandes bei. Es spürt Ihre Gegenwart, auch wenn Sie es nicht aus dem Bettchen nehmen dürfen. Es erkennt Ihre Stimme, spürt Ihre Hand und Ihre Zuwendung. Sprechen Sie, singen Sie leise zu Ihrem Kind, streicheln Sie es. Übernehmen Sie einen Teil seiner Pflege. Wenn Sie Ihr Kind herausnehmen dürfen, tun Sie es so oft wie möglich, am besten Haut an Haut. Ihre Nähe, Ihre beständige Anwesenheit und der Körperkontakt unterstützen Ihr Baby wesentlich bei seinem Kampf mit der Krankheit.

Babys, die gleich nach der Geburt auf die Intensivstation verlegt werden, brauchen genauso Nähe und Körperkontakt wie gesunde Neugeborene.

Für Ihr krankes Baby Muttermilch pumpen

Warum auch immer Ihr Kind eine Intensivbehandlung braucht, Ihre Muttermilch ist auch Medizin für Ihr Baby, die durch nichts gleichwertig zu ersetzen ist. Nur Sie können ihm etwas geben, das die moderne Technologie nicht zur Verfügung hat: Ihre Milch mit lebendigen Zellen, vielen Abwehrstoffen, optimal abgestimmten Fetten und lebenswichtigen Eiweißen.

Geben Sie Ihrem Baby Muttermilch, auch wenn die Zukunft ungewiss ist.

Fangen Sie möglichst wenige Stunden nach der Geburt, spätestens innerhalb der ersten 24 Stunden, mit dem Pumpen an. Wenn Ihnen keine Pumpe gebracht wird, fragen Sie selbst danach. Manchmal heißt es, die Mutter soll sich zuerst ausruhen. Lassen Sie sich diese Entscheidung nicht abnehmen. Für Sie selbst wird es später anstrengender sein, wenn die Milchbildung am Anfang nicht gut in Gang gekommen ist. Beginnen Sie zu pumpen, unabhängig von Ihren langfristigen Plänen bezüglich des Stillens. Gerade das Kolostrum ist besonders wertvoll für Ihr krankes Baby. Ein erfreulicher Nebeneffekt des Pumpens ist, dass die Stillhormone Ihr Durchhaltevermögen und Ihre Frustrationstoleranz erhöhen – und das können Sie jetzt brauchen.

Am besten benützen Sie eine elektrische Pumpe mit Doppelpumpset. Wenn ein längerer Krankenhausaufenthalt zu erwarten ist, geht erfahrungsgemäß bei den meisten Müttern die gepumpte Milchmenge nach etwa sechs Wochen zurück. Denken Sie nicht an die Menge, die Ihr winziges Baby jetzt braucht, sondern an das Volumen, das es bei seiner Entlassung benötigen wird. Damit Sie auch dann genügend Milch pumpen können, ist es notwendig, am Anfang auf Überschuss zu pumpen. Bei Überschuss haben Sie auch genügend Milch, um Ihrem Baby die fettreichere Hintermilch zu geben.

Mehr zum Thema Pumpen → Seite 95 ff.

Ein großes Schultertuch oder eine weite Bluse ermöglichen Ihnen, Ihren Körper beim Pumpen etwas zu bedecken.

Um einen Überschuss zu erhalten, pumpen Sie in den ersten zwei Wochen täglich mindestens achtmal oder öfter ab. Pumpen Sie immer noch ein, zwei Minuten weiter, nachdem keine Milch mehr kommt. Pumpen Sie, wann immer es geht, am Bett Ihres Babys oder mit Ihrem Kind auf dem Arm. Die kostbare Zeit verbringen Sie am besten in der Nähe des Babys, nicht in einem Pumpzimmer.
Wenn Ihre Milchbildung trotz intensiven Pumpens zurückgeht, können Sie sich nach medikamentöser Unterstützung der Milchbildung erkundigen. Wenn Ihnen das Pumpen lästig wird, sprechen Sie mit einer Laktationsberaterin über mögliche Erleichterungen. Ihre Unterstützung macht Ihnen vielleicht auch Mut, selbst unter schwierigen Bedingungen nicht aufzugeben.

Beruhigung des Babys

Kranke Babys lieben wie alle Säuglinge die Nähe, die Stimme und die Berührung der Mutter und können sich dadurch oft beruhigen. Auf Intensivstation werden Sie wahrscheinlich nicht 24 Stunden bei Ihrem Baby sein können. In Ihrer Abwesenheit ist ein Beruhigungssauger für ein schwer krankes Baby im Krankenhaus anders zu beurteilen als für ein gesundes Baby zu Hause. Der Schnuller ist ein Notbehelf für schwer kranke Säuglinge und weniger nachteilig als die Erhöhung von ruhig stellenden Medikamenten. Äußerste Hygiene, insbesondere bei Antibiotikabehandlung und der Gefahr von Soor, ist allerdings erforderlich. Nach der Entlassung haben Sie die Möglichkeit, den Schnuller wieder wegzulassen.

Kontakte zum Personal und nach außen

Machen Sie das Beste aus der Situation, in der Sie und Ihr Kind sich befinden, auch wenn Pumpen und Stillen nicht so gelingen, wie Sie es sich vorstellen.

Ein guter Kontakt mit dem Personal der Intensivstation ist für Sie und Ihr Baby äußerst wichtig. Sie werden eventuell viele Stunden, Tage oder sogar Wochen dort verbringen. Als Eltern sind Sie durch die Sorge um Ihr Baby angespannt, doch auch das Personal arbeitet konzentriert und unter Anspannung. Diese extreme Situation stellt große Anforderungen an den zwischenmenschlichen Umgang. Wenn Sie im Stationsbetrieb Frust erleben, versuchen Sie, sich durch Telefonate außerhalb ein Ventil zu schaffen.
Versuchen Sie, die Abläufe auf der Station zu akzeptieren, auch wenn Sie von anderen Möglichkeiten gelesen oder gehört haben, die derzeit nicht für jede Intensivstation möglich sind. Sie sind wahrscheinlich angewiesen auf dieses Zentrum mit seinen speziellen Fachkenntnissen. Die optimale gesundheitliche Versorgung Ihres Babys hat Vorrang vor bestmöglichen Stillbedingungen (auch wenn diese gerade für die Gesundheit Ihres Babys wünschenswert wären).

Sorgen Sie auch für sich

Ein Baby auf der Intensivstation zu begleiten geht an die Substanz. Stundenlang fast unbeweglich an seinem Bett zu stehen und es zu streicheln ist wesentlich anstrengender als die normale Versorgung eines Säuglings im Alltag. Denken Sie daher auch an sich selbst. In erster Linie brauchen Sie etwas Hochwertiges zum Essen. Vergessen Sie also nicht, immer eine Kleinigkeit für zwischendurch einzustecken. Scheuen Sie sich auch nicht, Freunde um Hilfe zu bitten, damit Sie von anderen Aufgaben entlastet sind.
Es ist wichtig, dass Sie Ihr Kind, Ihre Situation und auch das Stillen nicht mit anderen Kindern vergleichen. Eventuell müssen Sie in allen Bereichen andere, für Sie realistische Ziele stecken. Aber gerade Ihre Begleitung in der Krankheit kann eine enge Bindung zwischen Ihnen und Ihrem Kind entstehen lassen.

Eltern eines schwer kranken, vielleicht sogar chronisch kranken Kindes zu sein ist eine besondere Herausforderung.

Frühgeborene Babys

Viele Kinder auf Neugeborenenintensivstationen sind frühgeborene Babys. In zahlreichen Krankenhäusern wird es heute den Müttern (und Vätern) ermöglicht, auch ganz kleine Babys Haut an Haut auf den Oberkörper zu legen. Dieser intensive Körperkontakt tut beiden sehr gut. Er hilft, die Beziehung zwischen Eltern und Kind aufzubauen und die Nähe der zu früh beendeten Schwangerschaft fortzusetzen. Zusätzlich stabilisieren sich Temperatur, Atmung, Sauerstoffsättigung und Blutzuckerspiegel des Frühgeborenen. Nehmen Sie jede Möglichkeit zu diesem intensiven Kontakt wahr, der auch »Känguruen« genannt wird.

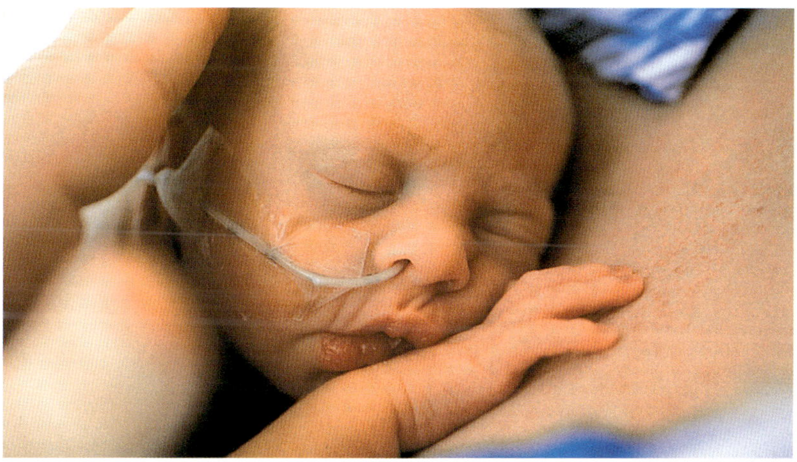

Der Hautkontakt beim Känguruen tut Baby und Mutter gut.

Muttermilch für das Frühgeborene

Das Kolostrum der Mutter enthält bei Frühgeborenen noch mehr Abwehrstoffe als bei Termingeborenen. Die Inhaltsstoffe der Muttermilch, insbesondere die essenziellen Fettsäuren, unterstützen die Entwicklung der Augen und des Gehirns und schützen vor Infekten, die für ein Frühgeborenes wesentlich bedrohlicher sind.
Pumpen Sie von Anfang an auf Überschuss. Später kann die Gewichtszunahme Ihres Babys verbessert werden, indem Sie die Milch am Anfang des Abpumpens und die fettreiche Hintermilch (am Ende des Abpumpens) jeweils in getrennten Flaschen sammeln. Alternativ können Sie auch Muttermilch im Kühlschrank aufrahmen lassen. Ihrem Baby wird dann der fettreichere Anteil gefüttert. Beides ist nur möglich, wenn Sie Muttermilch auf Überschuss pumpen. Lassen Sie sich von einer erfahrenen Fachkraft hinsichtlich dieser speziellen Möglichkeiten beraten. Wegen seiner Unreife benötigt das Frühgeborene in bestimmten Phasen eventuell zusätzliche Gaben von Phosphor und Kalzium, möglicherweise auch Eiweiß.
Zunächst wird ein kleines Frühgeborenes meist mit der Sonde ernährt. Dies kann auch auf Ihrem Körper geschehen. Wenn Ihr Baby nicht mehr beatmet wird, legen Sie es während des Sondierens an Ihre Brust, auch wenn es noch nicht saugt. So lernt es, das Sattwerden mit der Nähe der Brust zu verbinden. Halten Sie Ihr Baby beim Känguruen immer wieder so, dass sein Kopf in der Nähe der Brust ist. Allmählich wird es die Brustwarze kennen lernen. Später lassen Sie Ihr Baby an der leeren Brust saugen (nach dem Pumpen). Dann kann es während des Saugens an der Brust sondiert werden und bekommt die ersten Tropfen direkt von der Brust. Allmählich lernt Ihr Baby das Saugen an der Brust. Optimal ist die Zufütterung während des Stillens. Wenn dies nicht möglich ist, zeigt die Erfahrung, dass Frühgeborene bei Zufütterung mit der Flasche weniger anfällig für eine Saugverwirrung sind als Termingeborene.

Die Ersterfahrung im Mund des Frühgeborenen sollte die Brust sein.

Stillen zu Hause

Zuerst tagsüber, anschließend nach der Entlassung oder bei 24-Stunden-Rooming-in lernt Ihr Frühgeborenes allmählich, nach Bedarf an der Brust zu trinken – eine gute Chance, das Stillen zu etablieren.
Manche Frühgeborene erleben keinen so günstigen Stillbeginn. Möglicherweise geht die Muttermilch trotz aller Bemühungen beim Pumpen stark zurück oder Ihr Baby weiß nicht, wie es an der Brust saugen soll. Müttern gelingt es immer wieder, auch in solchen Situationen wieder zum Stillen zu kommen. Verwenden Sie dazu das Brusternährungsset mit Anleitung einer Laktationsberaterin und füttern

Mehr zum Thema Stillen mit dem Brusternährungsset **→ Seite 152 ff.**

Sie die benötigte Menge Milch während des Stillens zu. Zunächst brauchen Sie Zeit, um sich zu Hause einzuleben und nach den vielen Wochen medizinischer Überwachung vor allem Ihrer mütterlichen Beobachtung zu vertrauen und die Angst vor zu wenig Gewichtszunahme zu verlieren. Die Unterstützung durch eine Laktationsberaterin und/oder eine Hebamme erleichtert Ihnen den Übergang.
Allmählich wird Ihr Baby mit der Brust vertrauter werden. Wenn sich die Situation stabilisiert hat, können Sie die Milchbildung langsam steigern und immer weniger zufüttern. Gelingt es Ihnen mit viel Geduld, voll, teilweise oder sogar über längere Zeit zu stillen, werden Sie das nach dem schweren Beginn sehr schätzen. Es hilft Ihnen und Ihrem Baby, die Wochen auf der Intensivstation zu verarbeiten.

Genießen Sie auch zu Hause die Gelegenheit zu viel Hautkontakt mit Ihrem Kind.

Schwere Krankheiten des Babys

Eine schwere Krankheit Ihres Babys kann auch nach den ersten Tagen oder wesentlich später zum Vorschein kommen. Bei fast allen Krankheiten ist Muttermilch für das Kind von großem Vorteil. Wenn Ihr Baby durch die Krankheit derart geschwächt ist, dass es nicht aus der Brust trinken kann, können Sie ihm gepumpte Milch mit der Sonde geben, bis es wieder an der Brust saugen kann.
Es gibt nur eine einzige, sehr seltene Stoffwechselkrankheit, die Galaktosämie, bei der Ihr Kind überhaupt keine Muttermilch erhalten darf. Im Falle einer anderen Stoffwechselkrankheit, der Phenylketonurie, darf Ihr Kind zumindest teilweise gestillt werden.
Wenn Sie sich auf das Stillen gefreut haben, ist dies für Sie vermutlich ein schmerzlicher Verzicht. Aber gerade die Sehnsucht nach dem Stillen wird Ihnen Wege aufzeigen, Nähe und Bindung zu Ihrem Kind auch unabhängig vom Stillen zu genießen.

Viele akute und chronische Krankheiten werden durch Muttermilchernährung positiv beeinflusst.

Mehr über eine Erziehung mit Nähe ohne Stillen **→ Seite 160 f.**

Schwere Krankheiten der Mutter

Auch Sie als Mutter können eine chronische Krankheit haben oder in der Stillzeit schwer erkranken. Bei sehr vielen ernsthaften Krankheiten ist es trotz erschwerter Bedingungen möglich zu stillen. Manchmal erfolgt der Rat zum Abstillen aus dem Bemühen um Rücksicht auf Sie als kranke Mutter ohne nähere Informationen über die eventuellen Auswirkungen auf das Stillen. Kümmern Sie sich selbst um umfassende Informationen und befragen Sie Ihren Arzt oder eine Laktationsberaterin hinsichtlich Ihres speziellen Falls. Nur bei wenigen Erkrankungen der Mutter ist Muttermilchernährung nicht angezeigt: bei der sehr seltenen Virusinfektion HTLV-1, bei Hyperlipoproteinämie, einer Fettstoffwechselstörung, und bei einer Krebserkrankung, die mit Chemotherapie behandelt wird. Bei manchen Krankheiten ist eine kurzfristige Stillunterbrechung, die durch Pumpen überbrückbar ist, erforderlich. Bei anderen wiederum brauchen Sie spezielle Unterstützung, vor allem Entlastung von anderen Aufgaben. Im Falle einer chronischen Krankheit, die Einschränkungen mit sich bringt, wird Ihnen gerade die Erfahrung, Ihr Kind an der Brust ernähren zu können, Trost spenden.

Das ältere Baby im Krankenhaus

In zahlreichen Kinderkrankenhäusern gibt es mittlerweile spezielle Mutter-Kind-Zimmer, fragen Sie danach.

Ein krankes Baby in der Klinik braucht dringend die ständige Anwesenheit seiner Mutter. Die Trennung von ihr ist ein zusätzlicher Stressfaktor zur Krankheit. In sehr vielen Krankenhäusern kann bei Kindern in den ersten Lebensjahren die Mutter mit aufgenommen werden. Wenn Ihnen dies nicht automatisch angeboten wird, fragen Sie selbst nach. Für Ihr Baby bedeutet Ihre dauernde Nähe Sicherheit und Geborgenheit und eine unkomplizierte Fortsetzung des Stillens. In Ihrer Nähe kommt es viel besser mit Untersuchungen und Behandlungen zurecht. Sein Vertrauen erleidet keinen Bruch und nach dem Krankenhausaufenthalt wird es dann höchstwahrscheinlich ausgeglichen die nächsten Entwicklungsschritte durchlaufen.

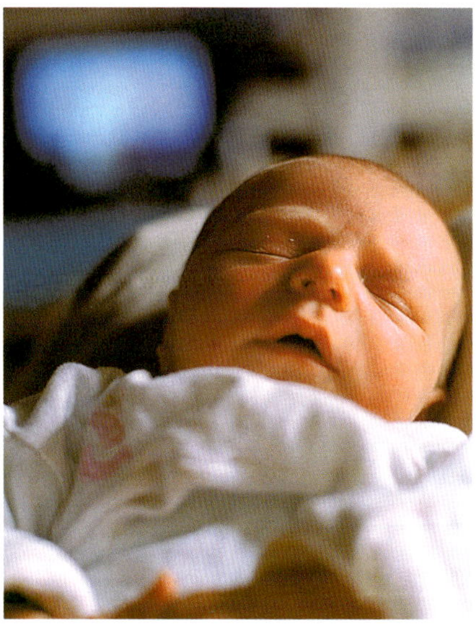

Im Krankenhaus ist Ihre Nähe für Ihr krankes Baby besonders wichtig.

Fragen Sie nach, ob an der Klinik eine Laktationsberaterin arbeitet, die Ihnen behilflich sein könnte. Wenn Ihr Baby nicht aus dem Bett genommen werden darf, müssen Sie etwas erfinderisch sein, zum Beispiel über das Bett gebeugt stillen. Stützen Sie sich so ab, dass Sie sich nicht verspannen. Ein großes Schultertuch gibt Ihnen dabei etwas Privatheit. Bei einem Baby, das aus dem Bett genommen werden darf, verkürzt das Tragen im Tuch die langen Stunden. Stillen im Krankenhaus ist besonders hilfreich unmittelbar vor und nach Untersuchungen und schmerzhaften Eingriffen.

Für Sie als Mutter ist es sehr anstrengend, 24 Stunden mit Ihrem Baby oder Kleinkind im Krankenhaus zu verbringen. Die Folgen einer Trennung nach dem Krankenhausaufenthalt auszugleichen ist aber in den meisten Fällen kräftezehrender. Wenn 24-Stunden-Rooming-in sich überhaupt nicht verwirklichen lässt, versuchen Sie, das Beste aus der Situation zu machen und so viele Stunden wie möglich bei Ihrem Kind im Krankenhaus zu verbringen. Pumpen Sie in den übrigen Stunden, um die Milchbildung aufrechtzuerhalten.

Wenn die Mutter ins Krankenhaus muss

In diesem Fall ist es optimal, wenn Ihr Baby Sie in die Klinik begleitet. Wahrscheinlich werden Sie zusätzliche Hilfe aus der Familie oder dem Freundeskreis benötigen – jemand, der oder die sich um das Baby kümmert und es Ihnen zum Stillen meist im Liegen bringt. Eine Variante wäre, dass Ihr Baby nur tagsüber im Krankenhaus ist. Der Gedanke ist ungewöhnlich, aber etliche Mütter haben das bereits getan. Einige Mütter konnten es sich in Absprache mit dem Krankenhaus organisieren, dass sie als erwachsene Patientin auf einer Kinderstation aufgenommen worden sind. Dort ist alles für die Versorgung eines Babys vorhanden, und dem Pflegepersonal ist der Umgang mit Kindern vertraut. Erkundigen Sie sich, welche Kosten für eine Hilfe für Ihr Baby übernommen werden und ob sich damit die Betreuung des Babys im Krankenhaus in Ihrer Nähe organisieren lässt.
Die Nähe Ihres Kindes kann Ihnen gerade bei einem Krankenhausaufenthalt viel bedeuten, ebenso hat es Vorteile für Ihr Baby. Wenn sich keine dieser Möglichkeiten verwirklichen lässt, hilft Pumpen, um die Milchbildung aufrechtzuerhalten.
Stillen Sie Ihr Baby bei einem geplanten Krankenhausaufenthalt vorher nicht ab. Die Erfahrung des Abstillens und der Trennung wären für Sie beide eine seelische Belastung. Außerdem hilft das Stillen nach dem Krankenhausaufenthalt, die Erfahrungen zu verarbeiten und wieder zum normalen Alltag zurückzukehren.

Eine Operation steht an

Wenn Ihr Baby operiert werden muss, braucht es Ihre Begleitung ganz besonders. Patienten müssen vor einer Operation für eine gewisse Zeit nüchtern bleiben, damit der Magen leer ist, ein Erbrechen während der Narkose ausgeschlossen wird und Speisereste nicht in die Lunge gelangen. Muttermilch ist leicht verdaulich und verlässt innerhalb einer Stunde den Magen. Deswegen kann bei voll gestillten Säuglingen die Stillpause vor einer Operation verkürzt werden. Stillen Sie am besten bis zum letztmöglichen Zeitpunkt, den Ihr Arzt Ihnen zugesteht – bei einem Operationstermin am Morgen das letzte Mal in der Nacht. Wenn eine längere Phase der Nüchternheit verlangt wird oder sich der Operationstermin verzögert, beruhigen Sie Ihr Baby mit anderen Mitteln, beispielsweise im Tragetuch, durch sanftes Schaukeln und Singen. Sehr wichtig ist auch Ihre Einstellung zur Operation. Je besser Sie sie akzeptieren, desto gelassener werden Sie auch Ihr Baby beruhigen.

Auch wenn Ihr Baby operiert werden muss, können Sie meist ohne größere Unterbrechung weiterstillen.

Weitere Informationen findet Ihr Arzt in der Fachliteratur: Arzneiverordnung in Schwangerschaft und Stillzeit → Seite 181

Wann Sie nach der Operation des Babys wieder stillen dürfen, hängt von der Art des Eingriffs ab – bei manchen Operationen können Sie bald nach dem Erwachen aus der Narkose stillen. Eine längere Stillpause sollten Sie durch Pumpen überbrücken.
Wenn Sie als Mutter operiert werden, müssen Sie selbst zwar nüchtern bleiben, können Ihr Kind aber bis zur letzten Minute stillen, was Sie vermutlich beruhigen wird. Nach der Narkose dürfen Sie wieder stillen, sobald Sie in der Lage sind, Ihr Baby zu halten. Auch bei der Anwendung von Lokalanästhetika (Betäubung) ist eine Stillpause in der Regel nicht erforderlich.

Babys mit einer Spalte

Wenn Ihr Baby mit einer Spalte der Lippe, des Kiefers und/oder des Gaumens geboren wird, sind Sie verständlicherweise aufgewühlt. Der Anblick einer Spalte ist sehr ungewohnt. Erst allmählich werden Sie sich daran gewöhnen. Konzentrieren Sie sich auf die emotionalen Bedürfnisse Ihres Babys und nicht auf sein Aussehen.
Unabhängig von der Ernährungsweise brauchen Mutter und Kind eine intensive Phase der ersten Bindung nach der Geburt. Lassen Sie Ihr Baby die Brust suchen oder versuchen Sie, es anzulegen. So bekommt es eine erste Prägung auf die Brust und Sie machen gemeinsam die ersten Bindungsschritte.
Ein Baby mit einer Spaltbildung, das sonst keine Auffälligkeit zeigt, ist ein gesundes Kind und es besteht keine Notwendigkeit, es auf eine andere Station zu verlegen. Wenn Ihr Kind verlegt werden soll, fragen Sie nach den Gründen, und bemühen Sie sich, mit ihm zusammenzubleiben, wenn es nur irgendwie möglich ist.

Verschiedene Spalttypen

Es gibt unterschiedliche Spalten. Eine Spalte der Lippe allein ermöglicht das Stillen in den meisten Fällen wie bei einem Kind ohne Spalte. Spalten des Gaumens – sei es mit oder ohne Lippenspalte, sichtbar oder unter der Schleimhaut verborgen – stellen für das Stillen ein wesentlich größeres Problem dar. Das Baby kann kein Vakuum erzeugen, das notwendig ist, um die Brust im Mund zu behalten.
Die Behandlung eines Babys mit einer Spalte ist die Aufgabe eines Spaltteams, dem außer dem Chirurgen noch andere Fachkräfte angehören. Es gibt unterschiedliche Konzepte bezüglich Anzahl, Zeitpunkt und Vorgehensweise der Operationen, die sich unterschiedlich auf die Familie und das Stillen auswirken. Informieren Sie sich in Ruhe und haben Sie Vertrauen in das behandelnde Team.

Das Stillen eines Babys mit Spaltbildung

Muttermilchernährung und Stillen haben für ein Baby mit einer Spalte zusätzliche Vorteile zu den bereits bekannten. Die Spalte erhöht die Infektionsgefahr, insbesondere für das Mittelohr. Muttermilch und zusätzlich die Belüftung des Ohres durch die Saugbewegungen beim Stillen reduzieren diese Gefahr deutlich. Das Stillen fördert die Entwicklung der Mundmuskulatur und schafft damit bessere Voraussetzungen für die spätere Operation.

Nach der Operation beschleunigt Muttermilch die Wundheilung.

Bis Ihr Baby die Nahrungsaufnahme erlernt, dauert es vermutlich etwas. Beginnen Sie in jedem Fall gleich nach der Geburt, intensiv zu pumpen. Je früher dem Baby eine Trinkplatte angepasst wird, desto besser (vorzugsweise am ersten Lebenstag). Die Trinkplatte ist eine nach einem Abdruck formgenau gefertigte kieferorthopädische Platte, die die Spalte am Gaumen verschließt und jeweils vor der Mahlzeit eingesetzt wird. Sie erleichtert das Trinken und verhindert, dass die Zunge sich daran gewöhnt, die Spalte auszufüllen. Bevor eine Trinkplatte zur Verfügung steht, legen Sie Ihr Baby in aufrechter Position an, um zu verhindern, dass es sich verschluckt. Mit Trinkplatte können Sie das Baby in unterschiedlichen Positionen anlegen.

Vor dem Stillen hilft ein kurzes Pumpen, den Milchspendereflex auszulösen. Wenn Sie Ihr Baby anlegen, müssen Sie die Brust in seinem Mund halten, damit es sie nicht verliert. Sie können auch die Brust während des Saugens ausstreichen, massieren oder Wärme anwenden. Bei einer Spalte im Gaumen muss Ihr Baby lernen, die Milchseen durch melkende Bewegungen der Zunge und mit Druck der Kieferleisten zu entleeren. Einige Babys lernen das so effektiv, dass sie selbst genügend Milch aus der Brust trinken können. Meist ist es allerdings erforderlich, nach dem Stillen noch zu pumpen.

Wegen verschluckter Luft sollten Sie sich nach dem Stillen genügend Zeit zum Aufstoßenlassen nehmen.

Ausreichende Nahrungsaufnahme

Die meisten Babys benötigen anfänglich eine Zufütterung, bis die Mundmuskulatur kräftiger wird. Optimal ist die Zufütterung während des Stillens, weil so die Prägung an die Brust erhalten bleibt. Kleben Sie dazu beispielsweise einen Sondenschlauch an die Brust und spritzen behutsam Milch in den Mund Ihres Babys, während es angelegt ist. Es gibt auch andere Möglichkeiten der Zufütterung. Finden Sie gemeinsam heraus, was bei Ihnen beiden am besten funktioniert. Es gibt kein Patentrezept für alle Situationen. Die Erfahrungen von Müttern mit Spaltbabys sind unterschiedlich: Einige Kinder lernen die Ernährung direkt von der Brust, andere werden gestillt und parallel zugefüttert. Manche werden voll mit abgepumpter Muttermilch ernährt, andere erhalten künstliche Milch.

Mehr über die Zufütterungsmöglichkeiten in der Broschüre »Lasst uns etwas Zeit« **→ Seite 187**

Es ist sehr günstig, die Milchbildung durch Pumpen bis nach der (den) Operation(en) aufrechtzuerhalten. Nach dem Verschließen der Spalte besteht die Chance, das Stillen ohne Hilfsmittel zu erlernen. Da sich aber alles verändert hat, muss auch dieser Schritt neu erlernt werden. Wenn es nicht anders geht, steht auch die Möglichkeit einer langsamen Umgewöhnung von der Flasche zur Brust offen.
Die Ernährung eines Babys mit Lippen- und Gaumenspalte benötigt sehr viel Zeit. Von einigen Krankenkassen werden deswegen die Kosten für eine Haushaltshilfe übernommen. Sie sollten sich aber in jedem Fall um zusätzliche Unterstützung im Haushalt bemühen. Die Beratung durch eine Laktationsberaterin mit Erfahrung in diesem Bereich ist für die Begleitung beim Stillen sehr empfehlenswert.

Babys mit einer Behinderung

Adressen von Selbsthilfegruppen **→ Seite 182 ff.**

Ein behindertes Baby ist ein besonderes Kind und für Sie als Eltern eine enorme Herausforderung. Die Verarbeitung der unerwarteten Situation und der Abschied von der Hoffnung auf ein Kind ohne Behinderung werden zunächst all Ihre Kräfte beanspruchen. Vielleicht gelingt es Ihnen trotzdem, die Gefühle und Bedürfnisse Ihres Kindes in den Mittelpunkt zu stellen. Es gibt vielerlei sehr unterschiedliche Behinderungen wie das Down-Syndrom (Trisomie 21), spastische Lähmungen, Spina bifida (offener Rücken) und viele mehr. Sie werden für die Behinderung Ihres Kindes eine spezielle Beratung brauchen. Der Kontakt zu einer Selbsthilfegruppe für Eltern von Kindern mit demselben Problem ist dabei sehr hilfreich.
Auch bei einem behinderten Baby hat das Stillen zusätzliche Vorteile zu den allgemein bekannten. Durch den Infektionsschutz wird Ihr Baby wahrscheinlich gesünder sein und seine Kräfte fließen voll in seine Entwicklung ein. Die optimale Förderung der Mundmuskulatur und damit der Sprachentwicklung kann gerade beim behinderten Baby besondere Bedeutung haben. Außerdem fördert das Stillen die Mutter-Kind-Bindung. Diese hat einen großen Einfluss auf die Entwicklung des Babys und wird auch Ihnen als Mutter eine große Stütze sein, wenn es darum geht, die Behinderung und ihre Folgen anzunehmen. Manche behinderten Babys lernen das Stillen mühelos. Andere brauchen eine spezielle Unterstützung. Nehmen Sie Kontakt zu einer Laktationsberaterin auf und versuchen Sie, die in Ihrer Situation optimalen Möglichkeiten herauszufinden.

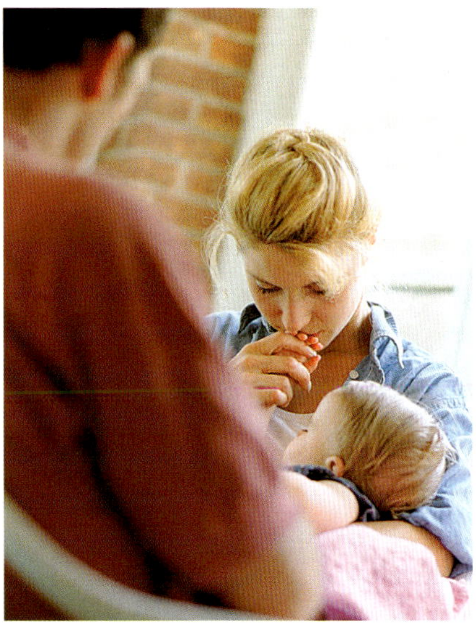

Der Austausch mit anderen betroffenen Eltern kann neue Perspektiven eröffnen und ermutigen.

Stillen nach einer Brustoperation

Nach einer Brustoperation können Sie in den meisten Fällen stillen, allerdings lässt sich im Vorhinein nicht sagen, wie viel Milch Sie haben werden. Dabei ist von entscheidender Bedeutung, welche Operationstechnik angewandt wurde. Je nachdem, ob und welche Nervenbahnen, Gefäße und Milchgänge durchtrennt worden sind, wird die Milchbildung beeinflusst. Wenn zur Zeit der Operation die Frage nach dem Stillen nicht ausreichend besprochen wurde, erkundigen Sie sich bei Ihrem Chirurgen jetzt danach.

Eine Operation an der Brust bedeutet nicht automatisch ein Stillhindernis. Erkundigen Sie sich bei Ihrem Arzt.

Implantate bei Brustvergrößerungen können so zwischen Brust und Brustkorb eingesetzt werden, dass dabei keine Bahnen durchtrennt werden. Nach Brustvergrößerungen stillen viele Frauen ohne Probleme.

Brustverkleinerungen werden nach den unterschiedlichsten Techniken durchgeführt. Achten Sie beim Stillbeginn auf eine optimale Handhabung, das heißt oft und lange genug stillen. Die Gewichtsentwicklung des Kindes muss sorgfältig beobachtet werden. Es kann sein, dass Sie Ihr Baby voll stillen können. Es ist allerdings auch möglich, dass Sie zwar Muttermilch bilden, die vorhandene Menge aber nicht ausreicht. Füttern Sie dann während des Stillens mit dem Brusternährungsset zu. Dieses Hilfsmittel ermöglicht es Ihnen, die Nähe des Stillens über lange Zeit zu genießen und die Muttermilch, die gebildet wird, Ihrem Baby zu geben. Auch eine teilweise Ernährung mit Muttermilch ist für Ihr Baby sehr wertvoll. Achten Sie in der Stillzeit auf Zeichen eines beginnenden Milchstaus. Später im Beikostalter ist längeres Stillen ohne ein Hilfsmittel möglich.

Mehr zum Thema Brusternährungsset → Seite 152 ff.

Operationen im Zuge einer Krebsbehandlung erfordern eine individuelle Beratung. Manchen Frauen ist es gelungen, ihr Baby auch an einer Brust voll zu ernähren.

Als behinderte Mutter stillen

Als Mutter mit einer Behinderung haben Sie genauso wie jede andere Frau die Möglichkeit, Ihr Baby zu stillen. Da Sie im Alltag mit Handicaps leben müssen, ist für Sie eine intensive Mutter-Kind-Bindung besonders wichtig. Außerdem ist es deutlich einfacher, ein Baby anzulegen, als ein Fläschchen zuzubereiten, damit zu füttern und es anschließend zu reinigen und aufzuräumen.

Unabhängig vom Stillen benötigen Sie eine kompetente Beratung, wie Sie den Alltag mit Ihrem Baby und seine Versorgung gestalten können – abgestimmt auf Ihre spezielle Behinderung. Unterstützung sollte sich eher auf die Aufgaben im Haushalt konzentrieren und Ihnen so viel Umgang wie möglich mit Ihrem Baby ermöglichen, Ihnen das

Baby zum Stillen reichen, statt eine Flasche zu füttern. Für das Stillen brauchen Sie ebenfalls eine spezielle Beratung, insbesondere Hilfe bei der für Sie optimalen Anlegehaltung, eventuell auch speziell angefertigte Kissen. Wenn Ihr Baby mobil wird und laufen lernt, wird das Stillen voraussichtlich einfacher werden. Diese Zeit des längeren Stillens können Sie dann besonders genießen. Mit entsprechender Unterstützung kann Stillen für Sie eine gute Erfahrung werden, die Sie nicht missen möchten.

Relaktation – erneuter Stillbeginn

Ein erneuter Stillbeginn nach dem Abstillen oder der Wiederaufbau zurückgegangener Milchbildung wird Relaktation genannt. Die Ausgangssituationen sind sehr unterschiedlich. Das Stillen wieder in Gang zu bringen, erfordert Anstrengung, Durchhaltevermögen und Gelassenheit. Sie benötigen die Begleitung einer erfahrenen Laktations- oder Stillberaterin, die Ihnen bei der realistischen Beurteilung Ihrer Situation hilft und Sie detailliert über Ablauf, Aufwand und mögliche Ergebnisse informiert. Danach liegt die Entscheidung bei Ihnen als Familie, was das Beste für Ihre Familiensituation ist und welche Maßnahmen Sie versuchen wollen. Sie können sich auch Teilziele stecken und später neue Entscheidungen treffen. Wie auch immer Sie sich entscheiden, steht Ihnen der Weg offen, sich intensiv um Nähe und Bindung zu bemühen, auch wenn das Stillen nicht gelingen sollte.

Nähe bei Flaschenernährung → Seite 160 f.

Das Brusternährungsset

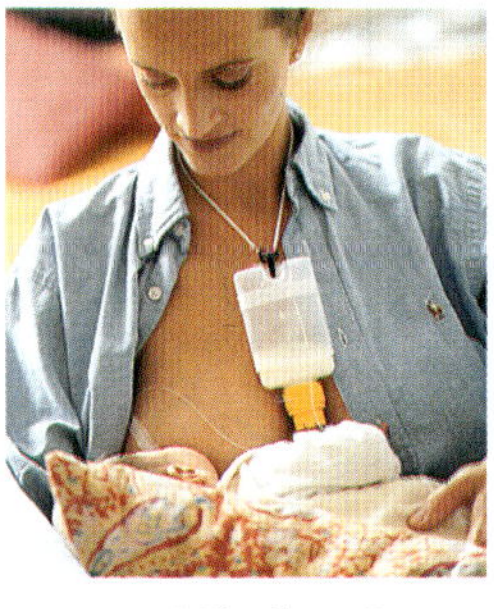

Mit dem Brusternährungsset bekommt Ihr Baby während des Stillens durch einen dünnen Schlauch zusätzliche Milch.

In vielen Fällen von Relaktation, aber auch in einigen anderen Stillsituationen ist das Hilfsmittel Brusternährungsset (BES) nützlich. Sein Zweck liegt darin, dem Baby während des Stillens zusätzliche Milch zuzuführen. Der große Vorteil dabei ist, dass die Prägung von Baby und Mutter auf Ernährung an der Brust verstärkt, die Flasche überflüssig, Saugverwirrung vermieden und die Brust während der Zufütterung zur Milchbildung angeregt wird. Das Brusternährungsset dient als Hilfsmittel für ausgewählte Situationen und hat seine Grenzen. Manchmal bewirkt schon eine kurzzeitige Benutzung den Durchbruch, in anderen Situationen wird eine längere Anwendung erforderlich und ermöglicht vielleicht das Stillen überhaupt.
Ein flaches Fläschchen, gefüllt mit Muttermilch oder künstlicher Milch, hängt kopfüber um den Hals der Mutter. Zwei dünne Schläuche werden an den Brüsten befestigt. Das Baby nimmt die Brust und den Schlauch in den Mund und erhält beim Saugen sowohl Milch aus der Brust als auch aus dem Brusternährungsset.

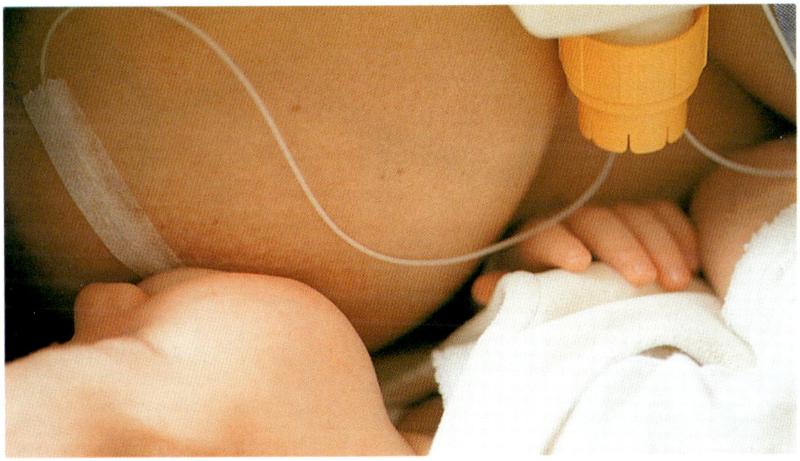

Das Baby bekommt die Milch gleichzeitig aus der Brust und durch den Schlauch

So wenden Sie das Brusternährungsset an

- Für Muttermilch, volladaptierte Milch und hypoallergene Milch brauchen Sie den dünnen oder mittleren Schlauch (mit braunem oder weißem Ring).
- Kleben Sie das Klebeband längs des Schlauches auf Brust und Warzenhof. Neben der Brustwarze steht der Schlauch frei und ragt etwas über die Warze hinaus. Der Schlauch soll in der Mitte der Oberlippe des Babys sein, daher muss er bei verschiedenen Stillpositionen unterschiedlich angeklebt werden.
- Legen Sie Ihr Baby mit dem Brusternährungsset genauso an wie ohne Hilfsmittel.
- Eine korrekte Stillposition und das gute Erfassen der Brust sind bei der Verwendung des Brusternährungssets unerlässlich.
- Die Schläuche lassen sich verschließen, indem sie in die Kerben geklemmt werden. Der Stillschlauch muss zum Trinken geöffnet werden. Meist ist es sinnvoll, auch den zweiten Schlauch offen zu halten: Die Milch fließt gleichmäßiger und schneller. Durch den zweiten Schlauch gelangt Luft ins Fläschchen.
- Wenn Sie das Brusternährungsset die ersten Male anwenden, ist es praktisch, den zweiten Schlauch zur automatischen Belüftung oben am Fläschchen anzukleben.
- Die Milch fließt schneller, wenn Sie das Fläschchen höher hängen oder einen dickeren Schlauch wählen.
- Am Anfang ist meist ein schnellerer Fluss sinnvoll, um das Baby zum Saugen an der Brust zu ermutigen. Später ist es dagegen ratsam, die Brusternährungsset-Mahlzeit an eine normale Stillmahlzeit mit abwechselnd langsamerem und schnellerem Fluss und Seitenwechsel anzupassen.

Das Anlegen ist genau beschrieben auf Seite 34 ff.

Füttern Sie je nach Situation mehrmals am Tag mit dem Brusternährungsset zu, stillen Sie vorher, nachher und zwischendurch ohne das Hilfsmittel.

Einigen Müttern ist es sogar gelungen, ihre Babys mit dem Brusternährungsset relativ spät systematisch von der Flasche zur Brust umzugewöhnen. Das Ziel ist es, das Baby liebevoll in die Erfahrung des Stillens einzuführen; jeglicher Frust würde diesem Ziel zuwiderlaufen. Deswegen wird der Umgewöhnungsprozess von der Flasche über das Stillen mit dem Brusternährungsset bis zum Stillen ohne ein Hilfsmittel in kleine Schritte aufgeteilt. Der Prozess erfordert Zeit, Geduld und die Begleitung einer Laktations- oder Stillberaterin, die mit dieser Umgewöhnung Erfahrung hat. Der Ausgang ist ungewiss. Erfahrungsgemäß dauert die Umgewöhnung je nach Alter mindestens mehrere Wochen.

Genaue Beschreibung im Artikel »Umgewöhnung von der Flasche zur Brust« → Seite 181

Genügend Milch, aber das Baby geht nicht an die Brust

Ein Sonderfall von Relaktation ist es, wenn Sie Ihr Baby voll mit gepumpter Muttermilch über die Flasche ernähren und das Baby nicht weiß, wie es die Milch direkt aus der Brust entleeren kann. Pumpen Sie weiter, damit genügend Milch vorhanden ist, sobald Ihr Baby das Trinken an der Brust gelernt hat. Es gibt verschiedene Möglichkeiten, wie Ihr Baby dies lernen kann:

Mehr über das eigenständige Suchen der Brust → Seite 25

- Legen Sie Ihr Baby Haut an Haut auf Ihren Oberkörper und nehmen Sie sich mindestens eine Stunde Zeit. Es kann sein, dass es die Brust selbst sucht wie ein Neugeborenes nach der Geburt. Sie können das immer wieder versuchen. Eine andere Möglichkeit ist ein gemeinsames Bad.
- Manchmal verhilft die kurzzeitige Anwendung des Brusternährungssets, gefüllt mit Muttermilch, zum Durchbruch, weil die Milch sofort fließt. Ihr Baby versteht plötzlich, dass es an der Brust durch Saugen Milch bekommt.
- Sie können für mehrere Tage Flasche und Schnuller weglassen und Ihr Baby mit dem Löffel oder einem Becher füttern. Die Wahrscheinlichkeit steigt, dass es danach zum Stillen bereit ist.
- Bei manchen Babys ist eine systematische Umgewöhnung von der Flasche zur Brust erforderlich – der Prozess ist abgekürzt, wenn die Brust reichlich Muttermilch bildet.

Das Baby saugt an der Brust, aber die Milch reicht nicht

Bei anderen Fällen von Relaktation ist das Baby zwar bereit, an die Brust zu gehen, aber die Milch reicht nicht aus. Die Hälfte ist schon gewonnen, wenn das Baby die Brust nimmt. Es gibt verschiedene Wege, die Milchmenge wieder zu steigern:

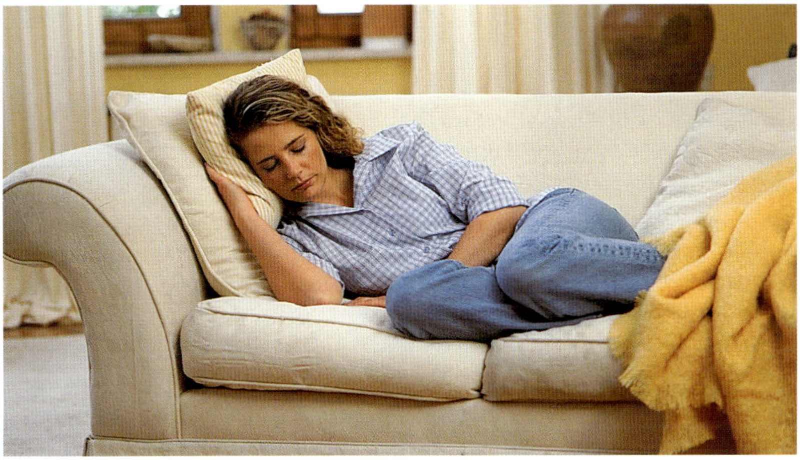

Ausruhen und oft stillen fördern die Milchbildung.

- Es könnte helfen, wenn Sie sich zwei, drei, vier Tage ins Bett legen, ausgedehnte Bäder nehmen und sich verwöhnen lassen. Andere tragen Ihr Baby herum, bei den kleinsten Zeichen von Saugbereitschaft wird es Ihnen sofort zum Anlegen gebracht. Viel Hautkontakt regt die Milchbildung und die Saugbereitschaft an. Stillen Sie zehn- bis zwölfmal täglich oder öfter und entspannen Sie sich so viel wie möglich. Dies ist ein gangbarer Weg, wenn die Gewichtssituation Ihres Babys nicht zu kritisch und dies von den äußeren Bedingungen her möglich ist.
- Wenn die Gewichtsentwicklung Ihres Babys zu kritisch ist (in den ersten drei bis vier Monaten weniger als wöchentlich 115 Gramm ab tiefstem Gewicht), müssen Sie zufüttern – vorzugsweise mit dem Brusternährungsset. Die Gesundheit Ihres Babys hat Vorrang vor allem anderen.
- Wenn Sie täglich 300 Milliliter oder mehr zufüttern, würde das sofortige Weglassen Sie beide überfordern. Steigen Sie auf Zufütterung mit dem Brusternährungsset um, lassen Sie Flasche und Schnuller weg und stillen Sie zwischendurch sehr oft ohne Hilfsmittel. Dies kann sehr bald Entspannung im Alltag bewirken.
- Allmählich können Sie die Milchbildung steigern. Lassen Sie sich Zeit, erwarten Sie nicht, die Schwierigkeiten allzu schnell zu überwinden. Akzeptieren Sie das Brusternährungsset und die Zufütterung an der Brust, die Ihrem Baby ermöglicht, überhaupt Ihre Milch von der Brust zu erhalten. Sie brauchen Begleitung und viel Ermutigung. Vielen Müttern gelingt es auf diesem Weg, wieder voll zu stillen. Andere müssen bis zum Einführen der Beikost etwas Milch zufüttern.
- Wenn Sie medikamentöse Unterstützung der Milchbildung erwägen, kontaktieren Sie eine Laktationsberaterin und Ihren Arzt.

Keine Milchbildung – und das Baby geht nicht an die Brust

Wenn das Baby schon älter ist, geht es viel mehr um Nähe und Bindung, die Milchbildung spielt meist eine untergeordnete Rolle.

Nach einer Stillpause muss Ihr Baby erst lernen, an die Brust zu gehen. Dies geschieht entweder spontan oder mit der systematischen Umgewöhnung von der Flasche zur Brust. Danach kann die Milchbildung wie beschrieben gesteigert werden. Fast alle Babys werden nach einer längeren Stillpause zuerst mit dem Brusternährungsset gestillt und später vielleicht ohne dieses Hilfsmittel weitergestillt. Haben Sie sich zu diesem Weg entschlossen, brauchen Sie fachlich kompetente Begleitung und so viel Unterstützung bei den täglichen Verrichtungen wie möglich. Relaktation hat immer einen ungewissen Ausgang. Dies zu akzeptieren ist Voraussetzung für ihr Gelingen.

Adoptivstillen

Ausführliche Informationen in »Stillen eines Adoptivkindes« **→ Seite 187**

Es kommt nicht häufig vor, aber es gibt die Möglichkeit, ein Adoptivbaby zu stillen. Manche Adoptivfamilien entscheiden sich für diesen nicht alltäglichen Weg. Sie schätzen die Unterstützung der Mutter-Kind-Bindung, den ausgedehnten Körperkontakt, die optimale Entwicklung der Mundmotorik und der Auge-Hand-Koordination, die Förderung der Sprache und die beruhigende Wirkung auf Mutter und Kind. Auch kleine Mengen der wertvollen Muttermilch bringen dem Baby gesundheitliche Vorteile und unterstützen die Infektabwehr.

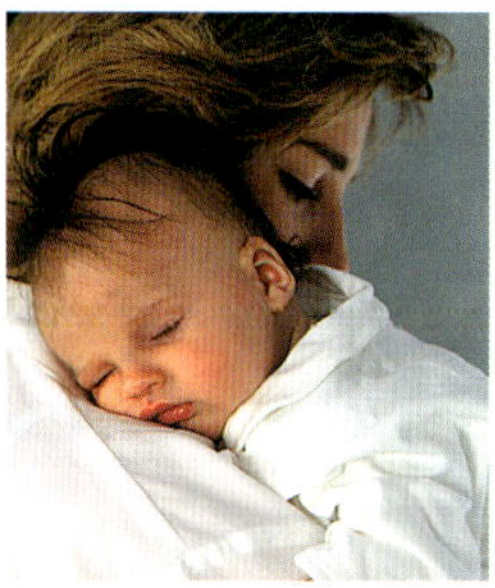

Nähe und Bindung aufbauen ist das Wichtigste für eine Adoptivfamilie.

Wie ist es möglich, dass ohne vorangehende Schwangerschaft Muttermilch gebildet wird? Nach einer Geburt wird durch die hormonelle Umstellung für eine kurze Zeit Milch automatisch gebildet. Auf Dauer kann die Milchbildung jedoch nur durch das regelmäßige Saugen des Babys aufrechterhalten werden. Bei einer Adoptivmutter sorgt ebenfalls das regelmäßige Saugen des Babys und der dadurch veränderte Hormonspiegel für die Milchbildung, nur viel langsamer und in kleineren Mengen.

Manche Adoptivbabys werden hauptsächlich zum Trost gestillt, ihre Nahrung bekommen sie zum größten Teil auf andere Weise. Andere erhalten ihre gesamte Nahrung von und an der Brust, meist mit Hilfe des Brusternährungssets. Der Anteil an Muttermilch kann sehr unterschiedlich sein; aber die Freude am Stillen hängt nicht von der Menge der Muttermilch ab.

In Industrieländern hat der überwiegende Teil der stillenden Adoptivmütter nie vorher ein Kind geboren. Bei diesen Müttern geht es um »induzierte Laktation«, das heißt, die Milchbildung muss erstmalig in Gang gebracht werden. Nach früherem Stillen spricht man auch bei einem Adoptivbaby von »Relaktation«.

In der Neugeborenenphase und in den ersten Wochen und Monaten gehen Sie etwa so vor

- Die erste Begegnung mit Ihrem Adoptivbaby hat eine besondere Bedeutung. Bemühen Sie sich darum, dass Sie die ersten ein, zwei Stunden als Familie allein und ungestört sein können.
- Lassen Sie das nackte Baby die Haut Ihres Oberkörpers spüren und nehmen Sie sich dafür viel Zeit.
- Wenn Ihr Baby bereit ist, spontan an die Brust zu gehen, füttern Sie es, sobald es die ersten Zeichen macht, an der Brust zu – entweder provisorisch mit einer Spritze oder, wenn sofort vorhanden, mit dem Brusternährungsset, damit die Brust eine positive Erfahrung bleibt und mit Nahrung verbunden wird.
- Einige Babys brauchen ihre ganze Kraft für die großen Umstellungen und benötigen ein bis zwei Wochen Zeit, um Veränderungen bei ihrer Ernährung akzeptieren zu können. Lassen Sie Ihrem Baby Zeit und füttern Sie es so, wie es das gewohnt war. Setzen Sie den direkten Hautkontakt fort.
- Sobald das Stillen mit dem Brusternährungsset gelingt, benutzen Sie es täglich maximal fünf- bis sechsmal, stillen Sie vorher, nachher und dazwischen oft ohne das Hilfsmittel. Verwenden Sie keine Flasche und keinen Schnuller.
- Eine gute Haltung, ein optimales Fassen der Brust und regelmäßiger Wechsel der Stillposition sind für den Aufbau der Milchbildung sehr wichtig.
- Die meisten Adoptivmütter in Industrieländern benutzen keine medikamentöse Unterstützung, deren Wirkung bislang ohnehin nicht ausreichend erforscht ist.

Je jünger das Baby ist, wenn es in die Familie kommt, desto größer ist die Chance, dass Adoptivmutter und Baby gemeinsam das Stillen erlernen.

Unterstützung und Entlastung durch eine Hilfe im Haushalt sind wesentlich für die stillende Adoptivmutter.

Jede Familie kann den Schwerpunkt des Adoptivstillens selbst wählen. Wenn sowohl Bindung als auch Muttermilch wichtig sind, ist sehr häufiges Stillen erforderlich. Liegt der Schwerpunkt bei der Bindung und die Milch wird nur als willkommener Bonus betrachtet, kann das Stillen im Alltag lockerer gehandhabt werden.
Je älter Ihr Adoptivbaby bei der Vermittlung ist, desto mehr Mühe wird es erfordern, es in die Erfahrung des Stillens einzuführen, und desto länger wird der Prozess dauern. Die systematische Umgewöhnung von der Flasche zur Brust ist eine Möglichkeit für diese Adoptivfamilie. Danach wird das Baby das Saugen an der Brust genießen, aber wahrscheinlich nur wenig Muttermilch bekommen. Manche Adoptivbabys haben im zweiten Lebenshalbjahr oder erst nach dem ersten Geburtstag auf diesem Weg das Stillen gelernt. Nicht jede Adoptivfamilie wird diesen Weg einschlagen – die ihn gegangen sind, haben ihn als Bereicherung erlebt.

Abschied von einem Baby

Schwangerschaft und Geburt sind elementare Erfahrungen des Lebens. Für manche Familien schließen sie auch die Erfahrung des Todes mit ein. Ein Baby zu verlieren ist ein unendlich tiefer Schmerz. Alles in Ihnen ist auf eine enge Mutter-Kind-Beziehung eingestimmt und nun stehen Sie ohne Ihr Baby da. Vielleicht gebären Sie Ihr Baby, nachdem es gestorben ist, oder es stirbt in den ersten Stunden, Tagen oder Wochen nach der Geburt – vielleicht in Ihren Armen. Der Schmerz des Abschieds und der Leere scheint kaum auszuhalten zu sein. Die in der Schwangerschaft gewachsene Bindung ist plötzlich wie abgeschnitten und hinterlässt eine tiefe Wunde.

Das Buch »Gute Hoffnung – jähes Ende« kann Sie begleiten **→ Seite 186.**

Sie haben Ihr Baby auf seinem Weg ins Leben und beim Sterben begleitet – sei es in der Schwangerschaft oder nach der Geburt. Ihre Nähe war ganz wichtig für Ihr Kind. Es hat Abschied genommen, aber die Zeit seines Lebens in und bei Ihnen ist unauslöschlich.

Es ist ganz wichtig, Zeit und Raum zum Abschiednehmen zu haben – für die Mutter, den Vater, die Geschwister – Ihr Baby zu halten, es zu sehen, Erinnerungen zu haben, es begraben zu können.

Ihr Körper spiegelt, was in Ihrem Inneren vorgeht. Er ist auf Stillen eingestellt und bildet Milch. Ohne das regelmäßige Saugen Ihres Babys wird die Milchbildung allmählich von selbst aufhören. Versuchen Sie, Ihre Milch als Zeichen der Erinnerung und Trauer zu verstehen, und lassen Sie sie zu wie auch die Tränen. Verschaffen Sie sich Erleichterung durch Duschen oder Baden, bequeme, gut sitzende Kleidung, Kühlung, sanfte Massage und vorsichtiges Ausstreichen der Milch. Streichen Sie gerade so viel aus, dass Sie Linderung spüren, aber nicht mehr, um die Milchbildung nicht anzuregen. Achten Sie auf Zeichen von beginnendem Milchstau. Nehmen Sie die Hilfe einer Laktationsberaterin oder Stillberaterin in Anspruch, die Sie in dem langsamen Abstillprozess unterstützt.

Abstillmedikamente haben oft körperliche und belastende psychische Nebenwirkungen, die den Schmerz der Trauer verstärken können. Langsames Abstillen ist auch ohne Medikamente möglich.

Ihre Sehnsucht, Ihr Baby zu stillen, kann zur Leitlinie für das Geschehen in dieser Zeit werden. Stillen ist immer ein Wechsel von Anlegen und Loslassen. Sie haben Ihr Baby angenommen und es gehalten, als es an der Zeit war, und viel zu früh müssen Sie es jetzt loslassen. In diesen schweren Wochen lässt das Gedicht eines unbekannten Autors das Geheimnis von Leben und Tod erahnen:

> Death can be likened to a mother
> who, upon hearing the cry of her baby
> gently shifts the infant from her right breast
> to suckle it from the left.

(Der Tod ist wie eine Mutter, die – als sie das Weinen ihres Babys hört – es sanft von ihrer rechten Brust hinübergleiten lässt, um es an ihrer linken Brust zu stillen.)

Wenn es anders läuft als erträumt

Wenn Sie die Erfahrung machen, dass das Stillen Ihres Babys nicht so gelingt, wie Sie es sich vorgestellt haben, ist es wichtig, sich zunächst Hilfe zu holen, um die Situation zu ändern. Die Gefahr ist groß, die Ursache bei sich zu suchen – vielleicht sogar ausschließlich bei sich selbst. Dies ist unrealistisch. Sie leben in einem Gefüge von Menschen, unter bestimmten äußeren Einflüssen, und viele Faktoren wirken auf Sie ein. Machen Sie sich selbst keine Vorwürfe, wenn es beim Stillen nicht so läuft, wie Sie es sich gewünscht haben.

Wenn volles Stillen nicht möglich ist

Das ausschließliche Stillen ist zweifellos die beste und auch einfachste Ernährungsmöglichkeit eines Säuglings. Manchmal ist es aber trotz des Wunsches oder aufgrund Ihrer Entscheidung nicht möglich. Sehr selten sind zu wenig Brustdrüsengewebe, ein krankhaft veränderter Hormonspiegel oder die Folgen einer Brustoperation die Ursache für nicht ausreichende Milchbildung.

Selbst die kleinste Menge Muttermilch ist für Ihr Baby wichtig und unterstützt seine gesunde Entwicklung.

Doch auch die teilweise Ernährung mit Muttermilch hat große Vorteile für das Baby: Die Nähe wird Ihre Bindung stärken. Muttermilch, auch in geringen Mengen, unterstützt das Abwehrsystem des Babys sowie die Reifung seines Darmes und Gehirnes.

Wenn die Milchbildung nicht ausreicht, können Sie die notwendige Menge während des Stillens zufüttern, beispielsweise mit dem Brusternährungsset. Dies ist die optimale Weise, Ihr Baby zu stillen und es dabei teilweise mit Muttermilch und teilweise mit künstlicher Milch zu ernähren. Wenn Sie es möchten, kann dies nach Einführung der Beikost in begleitendes Stillen ohne ein Hilfsmittel übergehen.

Sie können auch mit der Flasche oder mit anderen Methoden zufüttern und jeweils vor und nach dem Füttern anlegen. Dabei wird erfahrungsgemäß die Dauer des Teilstillens eher kürzer sein.

Trauer um die nicht erlebte Stillbeziehung

Wenn es Ihnen überhaupt nicht möglich ist, Ihr Baby zu stillen, spüren Sie möglicherweise Trauer um die nicht erlebte Stillbeziehung.

In diesem Fall lassen Sie Ihre Emotionen zu, aber bleiben Sie nicht an diesem Punkt stehen. Versuchen Sie das, was Ihnen das Stillen Ihres Babys an Nähe und Bindung gegeben hätte, auch bei der Flaschenernährung anzuwenden.

Bindung und Nähe bei Flaschenernährung

Intensive Nähe und Bindung kann auch bei Flaschenernährung entstehen, wenn Sie sich bewusst darum bemühen.

Wenn Sie Ihr Baby nicht stillen, braucht das Baby einerseits einen Ersatz für die Muttermilch. Andererseits müssen Sie die psychischen und sozialen Komponenten des Stillens gezielt ausgleichen. Dazu gehört zum Beispiel, dass es durch Ihre Nähe lernt, Sie als Mutter zu erkennen, dass es durch intensiven Körperkontakt Geborgenheit erfährt und dass Sie gegenseitig auf Ihre Signale achten.

Flasche geben nach dem Vorbild des Stillens

Eine Flasche sollte nie mit einer Handtuchrolle abgestützt allein beim Baby bleiben, sonst besteht die Gefahr, dass es sich verschluckt.

- Geben Sie Ihrem Baby die Flasche immer in Ihrem Arm oder neben sich liegend auf dem Bett. Halten Sie die Flasche so nah wie möglich an Ihren Körper und drehen Sie Ihr Baby beim Trinken zu sich. Genießen Sie den Augenkontakt und die Kommunikation zwischen Ihnen beiden. Durch Seitenwechsel trainieren Sie die Auge-Hand-Koordination. Lassen Sie Ihr Baby die Flasche nicht selbst halten – dies wäre kein positiver Entwicklungsschritt, sondern trennt die Nahrungsaufnahme von der Beziehung. Wenn immer es möglich ist, füttern Sie die Flasche an Ihrer nackten Brust.
- Bauen Sie als Mutter die Beziehung zu Ihrem Baby nach dem Vorbild des Stillens auf, indem ausschließlich Sie ihm die Flasche geben. Diese erste intensive Bindung ist die Grundlage für alle späteren Bindungen, die Ihr Kind in seinem Leben eingehen wird. Für den Vater eröffnen sich viele andere Möglichkeiten, eine innige Beziehung zu seinem Baby aufzubauen. Wenn es Ihnen nicht möglich ist, Ihrem Baby immer die Flasche zu geben, sollten ein bis zwei feste Bezugspersonen diese Aufgabe übernehmen, beispielsweise Sie selbst und der Vater. Diese Kontinuität ist für die Entwicklung der Bindungsfähigkeit Ihres Kindes wichtig.
- Bei Beginn der Mahlzeit berühren Sie die Lippen Ihres Babys mit dem Sauger oder Ihrem Finger und warten ab, bis es den Sauger einsaugt. So lernt es, seine Bedürfnisse zu signalisieren. Drücken Sie den Sauger nicht gegen den Willen Ihres Babys in seinen Mund. Beachten Sie seine Zeichen, wenn es genug getrunken hat, und versuchen Sie nicht, es auch noch zum Trinken der letzten 20 Milliliter zu bewegen.

- Verwenden Sie einen weichen Flaschensauger, der so geformt ist, dass Ihr Baby den Mund genau wie an der Brust weit aufmachen muss. Das Loch sollte sehr klein sein, sodass die Flaschenmahlzeit wie eine Stillmahlzeit 20 bis 30 Minuten dauert. Nur so benutzt Ihr Baby ausreichend seine Mundmuskulatur, die es später beim Sprechen braucht, und bekommt genug Körperkontakt.
- Füttern Sie volladaptierte Säuglingsmilch (Milchsorten mit der Vorsilbe »Pre«), wenn nötig hypoallergene Sorten, aber keine Folgemilchsorten (ohne die Vorsilbe »Pre«). Volladaptierte Milch können Sie nach Bedarf füttern. Dadurch lernt Ihr Baby, seine Gefühle für Hunger und Sattsein zu beachten und seinen Ernährungsbedarf zu regeln – wichtig für das spätere Essverhalten. Volladaptierte Milch ist im Vergleich zu den Folgemilchsorten der Muttermilch in der Zusammensetzung am meisten angeglichen. Sie sollte aus diesen Gründen entgegen anders lautender Werbung während der gesamten Zeit der Flaschenernährung gegeben werden, bis Ihr Baby im zweiten Lebensjahr keine Milchnahrung mehr aus der Flasche benötigt. Folgemilchsorten enthalten größere Anteile von Kohlehydraten und Zucker. Sie dürfen nicht nach Bedarf gefüttert werden, sondern nur nach Packungsangabe, und können zu Überfütterung führen.

Sorgfältige Flaschenernährung bringt im Vergleich zum Stillen keine Zeitersparnis.

Die Bindung weiter stärken

Wenn Ihr Baby zusätzlich zur Nahrungsaufnahme noch ein Saugbedürfnis hat, lassen Sie es das Saugen an Ihrem sauberen Finger oder einem Beruhigungssauger für begrenzte Zeiten immer in Ihren Armen genießen – wie es beim Stillen der Fall wäre. Achten Sie auf seine Signale. Stundenlange Benutzung eines Beruhigungssaugers, vielleicht sogar während längerer Schlafperioden, ist nicht gesund.

Körperkontakt und die beständige Nähe der Mutter sind Schlüssel zu Bindung und Vertrauen. Es braucht die Gewissheit Ihrer ständigen Anwesenheit. Nehmen Sie es mit – innerhalb der Wohnung oder wenn Sie ausgehen. Wenn eine Trennung unumgänglich ist, gleichen Sie diese vorher und nachher durch intensive Nähe aus. Ein Baby, das mit der Flasche ernährt wird, braucht viel Körperkontakt – in Tragehilfen, beim gemeinsamen Baden und nachts in Ihrem Bett. Das Füttern von Beikost im Schoß und ein Kinderwagen, in dem Ihr Baby mit dem Gesicht zu Ihnen sitzt, sind weitere Möglichkeiten. All dies wird die Geborgenheit und das Selbstvertrauen Ihres Kindes wachsen lassen.

Wenn Sie Ihr Baby im Schoß füttern, wird die Nähe der Anfangszeit fortgesetzt.

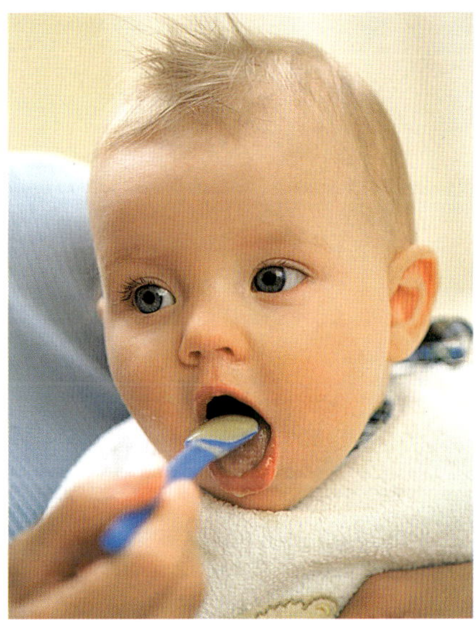

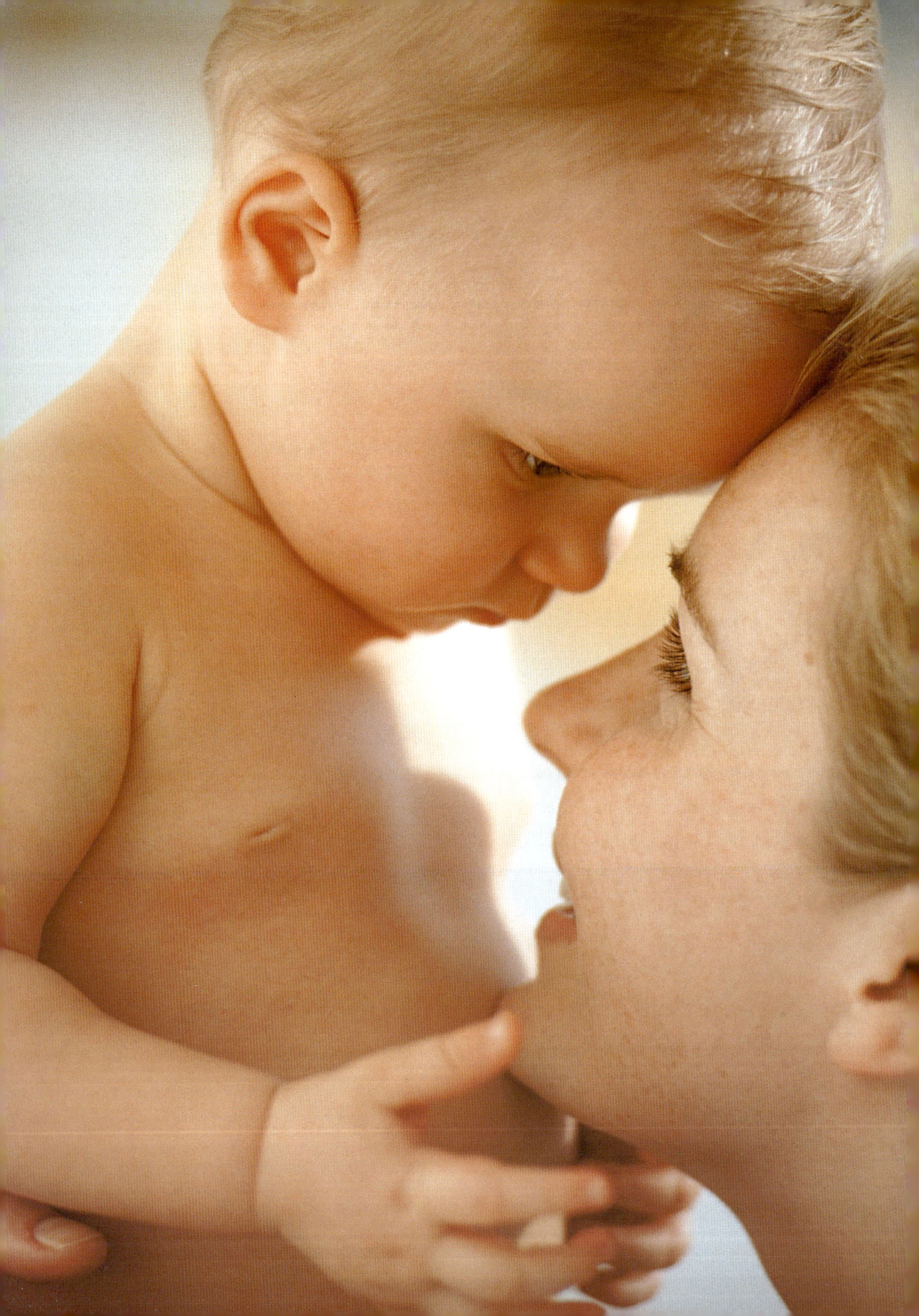

Auf dem Weg zum Kleinkind

Die ersten großen Entwicklungsschritte hat Ihr Kind nun bereits hinter sich. Es ist wacher geworden und zeigt zunehmend Interesse an seiner Umwelt. Im Laufe der letzten Monate ist es mit Hilfe Ihrer Milch enorm gewachsen und seine Gesichtszüge haben sich verändert. Allmählich wird aus dem Säugling ein großes Baby und schon bald ein Kleinkind.

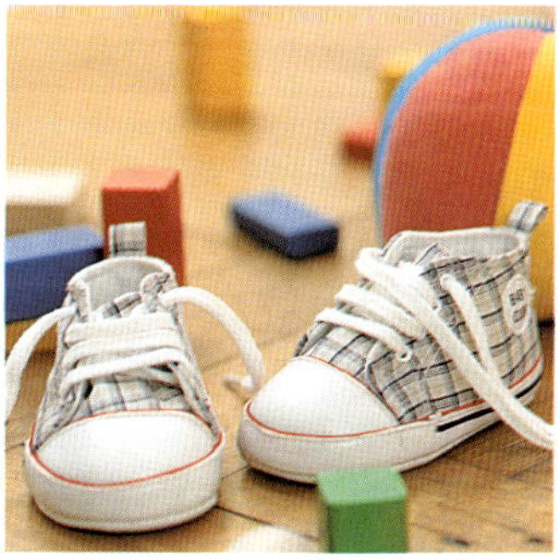

Kennzeichnend für diese neue Phase ist das wachsende Interesse am Essen der »Großen«. Ihr Kind möchte etwas Neues probieren. Das Stillen eines älteren Babys oder Kleinkindes ist anders als am Anfang und schön auf seine Weise. Dabei gewinnt der emotionale Aspekt immer mehr an Bedeutung, während der Aspekt der Ernährung langsam in den Hintergrund tritt.

Irgendwann verliert Ihr Kind das Interesse an der Brust und das Stillen klingt schließlich aus, doch die Stillerfahrung wird Sie und Ihr Kind auch in der Zukunft begleiten.

Das Stillen läuft weiter

Im Alter von vier, fünf Monaten hat sich das Stillen im Vergleich zur Anfangszeit deutlich verändert. Sie und Ihr Kind haben sich aufeinander eingestellt und das Baby kann die Brust immer besser entleeren. Die Mahlzeiten fallen in der Regel kürzer aus und die Stillintervalle sind länger geworden.

Ältere Babys sind sehr neugierig und interessieren sich in zunehmendem Maße für ihre Umwelt.

Während ein Neugeborenes im Saugen versinkt, die Augen schließt und nichts anderes zu hören oder zu sehen scheint, lässt sich ein älteres Baby leicht ablenken. Es interessiert sich für alles, was sich in seiner Umgebung regt. Vielleicht hört es während des Stillens ein Geräusch, lässt die Brust los und wendet den Kopf, setzt möglicherweise mehrmals ab. Für Sie als Mutter kann das recht irritierend sein, doch für ein älteres Baby ist das normal. Denken Sie daher nicht, dies sei ein Signal, dass es nicht mehr an der Brust trinken möchte. Unter Umständen ist es sinnvoll, sich zum Stillen in einen ablenkungsfreien Raum zurückzuziehen. Möglicherweise lernt Ihr Kind aber auch, gleichzeitig zu saugen und zu schauen.

Wenn der erste Zahn kommt

Irgendwann erscheint der erste Zahn. In dieser Zeit kann es passieren, dass Ihr Baby an der Brust zubeißt. Das tut sehr weh und berührt auch automatisch Ihre Gefühle als Mutter. Es tut dies weder absichtlich, noch will es Ihnen damit wehtun, vielmehr probiert es eine neue Bewegung aus und weiß noch nicht, was sie bewirkt. Auch wenn Sie unwillkürlich zusammenzucken und Ihre Brust schmerzt, bemühen Sie sich, nicht zu heftig zu reagieren, um Ihr Kind nicht zu erschrecken. Machen Sie ihm mit einer sofortigen Unterbrechung und klaren Worten verständlich, dass es an der Brust nicht beißen darf. Bieten Sie ihm zum Zahnen einen Beißring an. Wenn sich das Beißen trotzdem wiederholt, halten Sie Ihren kleinen Finger bereit, um zu verhindern, dass es in die Brust beißt.

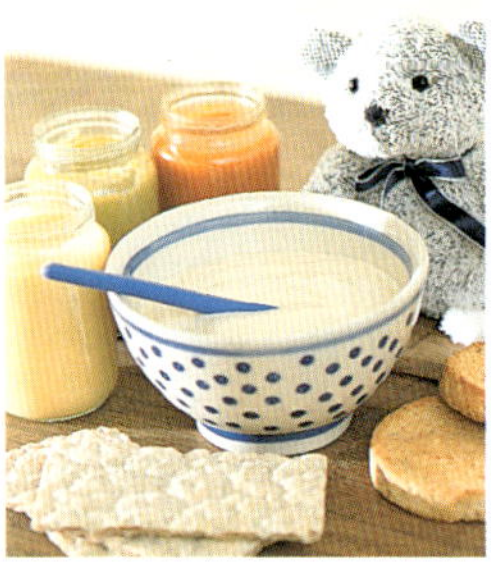

Ab dem Alter von etwa sechs Monaten ist der kindliche Organismus in der Lage, etwas anderes als Milch zu verdauen.

Mit Beikost beginnen

Ungefähr im Alter von sechs Monaten erwacht bei den meisten Kindern das Interesse für die Nahrungsmittel der Erwachsenen. Ihr Baby möchte alles probieren, was Sie essen. Es zeigt dies mit glänzenden Augen, Fußstrampeln oder ausgestreckten Armen. Inzwischen kann Ihr Baby sich schon unmissverständlich ausdrücken.

In der zweiten Hälfte des ersten Lebensjahres ist es empfehlenswert, dem Baby im Rahmen einer Mahlzeit zunächst die Brust und erst dann etwas anderes, die Beikost, anzubieten. Neu eingeführte Lebensmittel sollten die Muttermilch nicht zu schnell ersetzen. Die erste feste Nahrung dient nur zum Ausprobieren und Kennenlernen, zum Beispiel eine zerdrückte Kartoffel oder Banane, eine reife Birne oder ein Löffel Apfelmus. Zwingen Sie Ihr Baby nicht, eine angebotene Speise aufzuessen. Es ist günstig, zunächst nur ein einziges Lebensmittel einzuführen, damit Sie eine eventuelle allergische Reaktion frühzeitig und eindeutig erkennen. Außerdem ist es vorteilhaft, mit Kuhmilch, Kuhmilchprodukten, Weizen und Eiern bis zum Alter von neun bis zwölf Monaten zu warten, denn diese Lebensmittel führen am häufigsten zu Nahrungsmittelunverträglichkeiten.
In den ersten Wochen wird es wahrscheinlich bei kleinen Mengen bleiben – hauptsächlich trinkt Ihr Baby Muttermilch, und zusätzlich erhält es ein oder zwei Teelöffel Beikost. Allmählich – je nach den Bedürfnissen Ihres Babys – wird die Menge mehr. Wie beim Stillen achten Sie bei Ihrem Kind auf die Signale von Hunger oder Sattsein. Meistens ist der Übergang von Mitessen zu eigenem Essen fließend. Auf einmal merken Sie, dass Ihr Kind schon eine größere Portion isst.
Industriell gefertigte Breie in Gläschen sind zwar praktisch, aber ziemlich teuer und auch kein Muss. Mahlzeiten für Babys lassen sich relativ einfach aus der Familienküche entwickeln, beispielsweise indem Sie eine Portion Gemüse vor dem Würzen abzweigen und mit der Gabel zerdrücken.

Ein Kleinkind möchte gern auch mit dem Essen der »Großen« experimentieren.

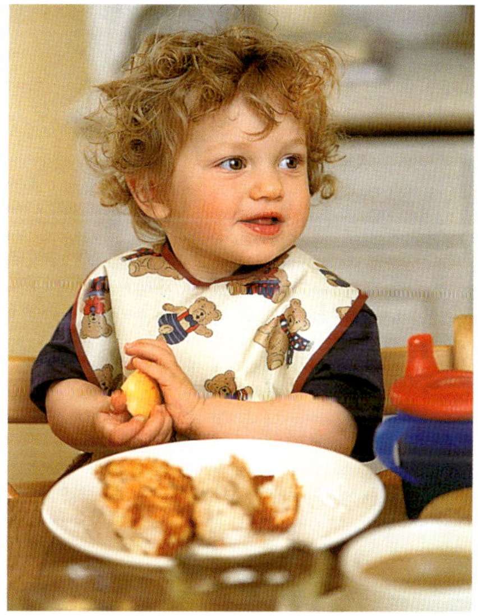

Tipp Füttern Sie Ihr Baby auf dem Schoß statt in einem Babysitz, so bekommt es den wichtigen Körperkontakt. Einen Kinderhochstuhl braucht es erst, wenn es schon (fast) allein sitzt und die ersten Versuche mit dem Löffel macht.

Wenn Sie Ihrem Kind nicht nur fein pürierte Breie geben, sondern auch mit der Gabel zerdrücktes, gekochtes Gemüse, gewöhnt es sich allmählich an das Kauen und wird später gröbere Speisen nicht verweigern.

Natürlich geht am Anfang noch viel daneben und Sie müssen nachher putzen. Aber mit dem Essen übt Ihr Kind auch Geschicklichkeit und lernt, dass es selbst etwas dazu tun muss, um satt zu werden.
Schritt für Schritt entwächst Ihr Kind dem Säuglingsalter und entwickelt sich zum Kleinkind. Es trinkt noch an der Brust, vielleicht weniger, eventuell auch noch unvermindert. Ihr Kind beginnt, auch Wasser zu trinken, zuerst aus einer Trinklerntasse, später aus einem Becher. Gestillte Kinder können von der Brust ohne den Umweg über eine Flasche direkt auf die Tasse übergehen.

Wie lange stillen?

Die Frage, wie lange die Stillzeit dauert, lässt sich nicht pauschal beantworten. Jedes Stillpaar ist anders, und das Stillen ist eine Beziehung, die auf Gegenseitigkeit beruht. Sie müssen die Antwort auf diese Frage daher selbst herausfinden.
In den ersten etwa sechs Monaten ist ausschließliches Stillen die optimale Ernährung für einen Säugling. Danach bringt die Fortsetzung des Stillens neben der allmählichen Einführung von Beikost viele gesundheitliche und psychologische Vorteile für Mutter und Kind.

Das empfehlen Fachleute

Die Amerikanische Akademie der Kinderärzte empfiehlt, ein Kind im ersten halben Jahr ausschließlich zu stillen und dann mindestens bis zum Ende des ersten Lebensjahres neben der Beikost weiterzustillen – danach, solange Mutter und Baby dies wünschen. Die Weltgesundheitsorganisation (WHO) empfiehlt eine Stillzeit von mindestens zwei Jahren für Kinder überall auf der Welt, anschließend je nach Wunsch.

Jede Stilldauer ist ein Gewinn für das Baby und Ihre Beziehung.

Nicht in jeder Situation lässt sich verwirklichen, was theoretisch optimal wäre. Ob weiter gestillt wird oder nicht, ist Sache der Beteiligten, von Mutter und Kind. Der Vater ist ebenfalls einbezogen. Wenn Sie länger stillen möchten, spricht sehr vieles dafür und nichts Grundsätzliches dagegen.

Stillen nach dem ersten Geburtstag

Lassen Sie sich nicht von anderen beirren, wenn Sie und Ihr Kind das Stillen genießen.

Wie lange Sie insgesamt stillen möchten, das müssen Sie am Anfang noch nicht entscheiden. Wenn Sie sich beim Anblick eines gestillten Kleinkindes befremdet fühlen, sind Sie nicht allein. So geht es vielen Frauen. Doch im Laufe der Zeit kann sich das ändern: Wenn Sie Ihr Kind heranwachsen sehen und seine Bedürfnisse spüren, kann die Situation für Sie später anders aussehen. Vielleicht wachsen Sie fast unmerklich in das Stillen Ihres Kleinkindes hinein.
Ein Kind zu stillen, das bereits krabbelt oder läuft, ist ein völlig anderes Erlebnis als das Stillen eines Neugeborenen. Es saugt nicht mehr so regelmäßig, weniger häufig und nicht so lang an der Brust wie ein kleines Baby, die emotionale Komponente wird zunehmend wichtiger. Tagsüber ist das Kleinkind vor allem damit beschäftigt, seine Umwelt zu erobern. Voller Selbstvertrauen und Neugier macht es sich auf Entdeckungsreise. Zwischendurch aber kehrt es immer wieder zum si-

cheren Hafen zurück, um sich Trost und Ermutigung zu holen. Dieses Verhalten lässt sich mit der Bewegung eines Jo-Jos vergleichen – sich immer wieder entfernen und zurückkommen – und ist jahrelang in der Mutter-Kind-Beziehung zu finden; es nimmt nur im Verlauf der Zeit unterschiedliche Formen an.

Besonders hilfreich ist das Stillen bei den alltäglichen kleinen Wehwehchen, natürlich auch bei Krankheiten oder medizinischen Eingriffen. Sie werden Ihr Kleinkind oft nur sehr kurz anlegen, vielleicht etwas länger morgens, abends vor dem Einschlafen und nachts. Viele Mütter genießen diese innigen Minuten der Nähe und die Möglichkeit, ihr Kind auf einfache Weise zu trösten.

Im Laufe des zweiten Lebensjahres wird das Stillen immer privater. Meist finden Mutter und Kind ein eigenes Wort für das Stillen. Mit zunehmendem Alter des Kindes ist es möglich, das Stillen je nach Situation auf einen späteren Zeitpunkt zu verschieben. Ein Problem sind häufig Bemerkungen Außenstehender, sei es innerhalb der Familie oder außerhalb. Auf negative Äußerungen müssen Sie aber nicht antworten. Sie brauchen sich auch nicht zu rechtfertigen.

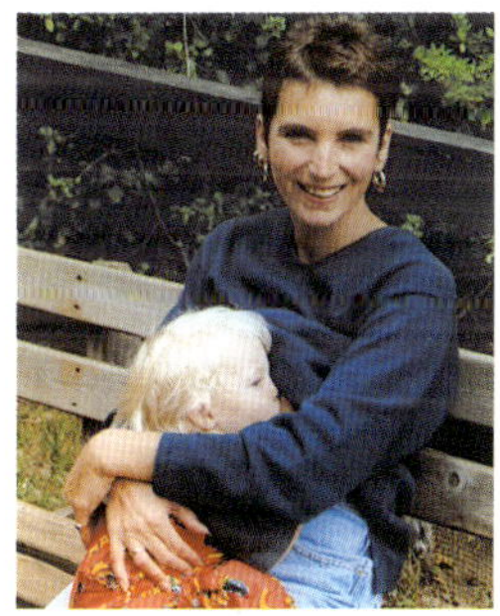

Auch größere Kinder genießen die Geborgenheit an der Brust.

Die Beziehung zu Ihrem Kind ändert sich

Während der ersten Monate war es äußerst wichtig, dass Sie als Eltern auf alle Bedürfnisse Ihres Babys sofort oder sobald als irgend möglich eingegangen sind. Es ist jetzt nach wie vor wichtig, auf seine Bedürfnisse zu reagieren, allerdings gibt es immer wieder Momente, in denen ein kurzer Aufschub erforderlich ist.

In manchen Bereichen ist es notwendig, Grenzen zu setzen. Fangen Sie mit wenigen »Nein« an, die Sie durchhalten können, zum Beispiel das Berühren der Herdplatte, der Waschmaschine, das Hinauslaufen auf die Straße. Seien Sie dabei liebevoll, aber verhalten Sie sich Ihrem Kind gegenüber eindeutig und konsequent. Ein größeres Kind zu stillen und intensiv auf seine Bedürfnisse einzugehen, bedeutet nicht, alle seine Wünsche uneingeschränkt zu erfüllen.

Für die meisten Familien ist es in dieser Zeit äußerst hilfreich, auf einen gleichmäßigen Rhythmus im Tagesablauf zu achten. Die Kinder können sich auf diese Weise besser orientieren. Außerdem schätzen viele Kinder in diesem Alter sehr, wenn ihre Gegenstände eine feste Ordnung haben.

Unabhängig vom Stillen vollzieht sich in der Zeit um den ersten Geburtstag ein grundsätzlicher Wandel in der Mutter-Kind-Beziehung.

Wenn Sie Ihr Leben und das Ihres Kindes so weit wie möglich aufeinander abstimmen, kommen Sie jetzt vermutlich am besten zurecht. Am ehesten gelingt Ihnen das, wenn Sie versuchen, Ihre täglichen Aktivitäten Schritt für Schritt gemeinsam mit Ihrem Kind zu erledigen, und wenn Sie Ihr Leben so organisieren, dass auch die Bedürfnisse Ihres Kindes darin ausreichend Platz haben.

Vorteile des längeren Stillens

Biologisch gesehen ist langes Stillen optimal: Das Abwehrsystem des Kindes wird weiterhin gestärkt und die Brust der Mutter bildet sich langsam und damit schonend zurück.

Längeres Stillen hat verschiedene Vorteile. Zum einen erhält das Kind einen beträchtlichen Teil seines Kalorien- und Eiweißbedarfs aus der Muttermilch, nicht zu vergessen die in der Milch enthaltenen Vitamine und Mineralstoffe. Manche Abwehrstoffe in der Muttermilch steigen mit zunehmender Stilldauer sogar an. Gerade das ältere Kind kommt ja bereits mit vielen Keimen in Berührung. Die Natur bietet dem gestillten Kind bis weit in das Kleinkindalter einen gewissen Immunschutz und auch für die Mutter nimmt der Schutz gegen einige Krankheiten mit jedem Stilljahr zu.

Nicht nur körperlich, sondern auch psychologisch betrachtet, hat längeres Stillen Vorteile: Die Bedürfnisse Ihres Kindes nach Saugen, Augen- und Körperkontakt sowie mütterlicher Nähe bleiben weiterhin bestehen und Sie können sie befriedigen, indem Sie Ihr Kind stillen. Es ist wichtig, diese Bedürfnisse zu verstehen und zu akzeptieren.

Natürliches Abstillen

Das Stillen ausklingen zu lassen hilft Stress zu vermeiden.

Das Stillen langsam wie von selbst ausklingen zu lassen ist der sanfteste und zugleich natürlichste Weg. Die Mutter folgt den Signalen des Babys für das Abstillen und geht auf seine Bedürfnisse, an der Brust zu saugen, ein, wenn sie vorhanden sind, dazwischen beobachtet sie die Entfaltung vielfältiger neuer Interessen.

Es ist sehr unwahrscheinlich, dass ein Baby im Laufe des ersten Jahres von selbst auf die Idee kommt, sich abzustillen. Die Häufigkeit der Stillmahlzeiten variiert sehr stark, aber insgesamt werden sie im Allgemeinen nach und nach seltener und kürzer. Das Kleinkind isst bereits am Familientisch, und das Saugen an der Brust hat eine andere Bedeutung bekommen.

Tipp

Wenn Sie das Stillen langsam und sanft ausklingen lassen möchten, bieten Sie Ihrem Kind die Brust nicht mehr aktiv an, lehnen aber seinen Wunsch, gestillt zu werden, auch nicht ab. Auf diese Weise wird das Stillen allmählich weniger.

Sie als Mutter werden beobachten, dass Sie Ihrem Kind mit der Brust nun etwas Neues geben. Das Sattwerden steht nicht mehr so stark im Vordergrund, dafür scheint die Brust zu einer Quelle seelischer Nahrung geworden zu sein, die auf mühelose Weise das Gleichgewicht und Selbstvertrauen des kleinen Kinderherzens wiederherstellen kann. Für ein Kleinkind sind schon kleine Erschütterungen im Alltag

– Hinfallen, ein wehes Knie, ein kleiner, schmerzhafter ärztlicher Eingriff, Erschrecken durch plötzlichen Lärm, auch Übermüdung – allumfassende Katastrophen. Es ist erstaunlich, wie schnell und mühelos das Saugen an der Brust das verlorene Gleichgewicht wiederherstellt. Das Kind spürt intensiv die Verbindung zu seiner Mutter und gewinnt wieder Zutrauen. Mit der Zeit erweitern sich die Möglichkeiten, ein Kind zu trösten, und es ist wichtig, dass das Stillen nicht die einzige Möglichkeit bleibt. Manchmal genügt ein verständnisvoller Blick oder das Kind tröstend in den Arm zu nehmen.
Wenn Sie immer weniger stillen, geht auch die Milchbildung allmählich zurück – nach dem Prinzip von Angebot und Nachfrage. Irgendwann werden mehrere Tage bis zum nächsten Stillwunsch verstreichen. Die meisten Mütter wissen nicht genau, wann das Stillen endgültig aufgehört hat. Irgendwann war es das letzte Mal – sei es im zweiten oder dritten Lebensjahr oder auch später. Das Kind ist satt geworden – nicht nur von der Muttermilch, sondern auch von der Erfahrung des Saugens an der Brust – und wendet sich nun verstärkt anderen Erfahrungen zu.

Mehr zum Prinzip von Angebot und Nachfrage → Seite 12 f.

Als Mutter das Abstillen aktiv einleiten

Der Wunsch, die Stillbeziehung zu beenden, kann auch von Ihnen kommen, zum Beispiel weil Ihr Baby öfter trinken will, als Sie es möchten, oder weil Sie sich beim Stillen nicht wohl fühlen. Unabhängig davon, welche Gründe Sie dafür haben, sollten Sie Ihre Gefühle ernst nehmen. Auch wenn das Abstillbedürfnis nicht vom Kind kommt, kann es von der Brust entwöhnt werden, ohne darunter zu leiden – geduldig Schritt für Schritt.

Mehr über Nähe bei Flaschenernährung → Seite 160 f.

! Wichtig

Fragen Sie sich zunächst, warum Sie nicht mehr stillen möchten. Häufige Ursachen sind Schlafstörungen, Trotzreaktionen des Kindes, das Gefühl, ständig verfügbar sein zu müssen, oder für Ihr Empfinden zu häufiges Trinken. Wichtig ist, sich mit den Ursachen zu befassen.

Die Lösung, manchmal allein die Erkenntnis der Probleme nimmt Druck weg. Wenn Sie dem Kind Ihre Aufmerksamkeit konsequent auf eine andere Art und Weise schenken, lässt sein Bedürfnis, an der Brust zu saugen, bedeutend nach und Sie können vielleicht auf der reduzierten Basis zufrieden weiterstillen.

Gerade in der Phase, in der das Stillen weniger wird, braucht Ihr Kind viel Zeit mit Ihnen.

So erleichtern Sie Ihrem Kind den Abschied von der Brust

Manchmal ist es nötig, ein Kind aktiv abzustillen. Auch in diesem Fall lauten die Schlüsselworte: geduldig und langsam (wenn möglich), denn das Bedürfnis des Kindes nach der Brust und mütterlicher Nähe

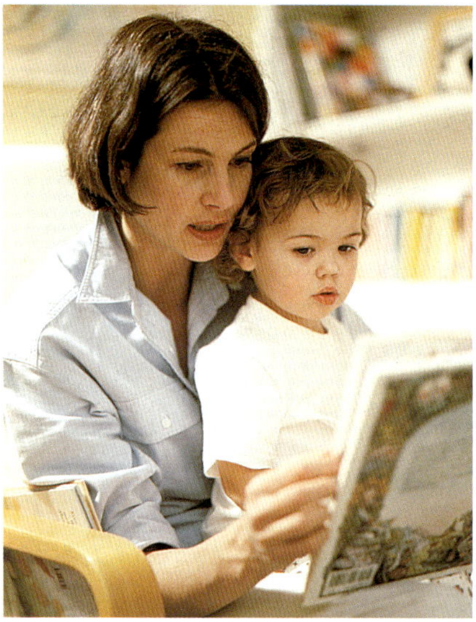

bleiben weiterhin bestehen, auch wenn die Mutter nicht weiter stillen möchte oder kann. Während der Abstillphase ist es sehr wichtig, dass Sie Ihrem Kind nicht gleichzeitig Ihre Person und Ihre Aufmerksamkeit entziehen, sondern sich intensiv mit ihm beschäftigen. Kinder unter einem Jahr kommen meist besser mit dem Abstillen zurecht, wenn ihnen ein Saugersatz – Milch in der Flasche – angeboten wird, da das Saugbedürfnis in diesem Alter noch sehr stark ausgeprägt ist. Betrachten Sie die ersten Versuche als Einladung an Ihr Kind, die Flasche auszuprobieren. Für ein Baby, das vorsichtig mit neuen Erfahrungen umgeht, kann es hilfreich sein, wenn Sie ihm abgepumpte Muttermilch in der Flasche anbieten, damit nicht alles in der neuen Situation fremd ist. Halten Sie Ihr Baby im Arm, aber vielleicht in einer anderen als der gewohnten Stillposition. Wenn es die Flasche ablehnt, geben Sie ihm kurz die Brust und probieren es anschließend noch einmal. Es geht nicht darum, innerhalb kürzester Zeit, sondern möglichst liebevoll und schmerzlos von der Brust auf die Flasche umzustellen. Wenn sich Ihr Kind erst einmal an die Flasche gewöhnt hat, können Sie langsam jeweils eine Brustmahlzeit durch die Flasche ersetzen. Lassen Sie zwischen den einzelnen Schritten immer einige Tage verstreichen, damit die Umstellung für Ihr Kind und Ihre Brüste nicht zu abrupt ist.

Wenn Kinder die Nacht mit der Flasche im Mund verbringen, ist das Zahnkariesrisiko hoch. Lassen Sie es in Ihren Armen saugen und einschlafen und legen es ohne Flasche hin.

Gemischte Gefühle

Wenn Sie gemischte Gefühle gegenüber dem Abstillen haben, unabhängig davon, ob die Initiative von Ihnen oder Ihrem Kind ausging, besprechen Sie diese Empfindungen mit Menschen, denen Sie vertrauen. Das Abstillen ist genau wie die Geburt ein weiterer Schritt der Abnabelung des Kindes von seiner Mutter – und umgekehrt. Als Mutter freuen Sie sich auf der einen Seite über die Entwicklung Ihres Kindes, auf der anderen Seite sind Sie möglicherweise über den Verlust dieser unwiederbringlichen Zeit traurig. In den nächsten Jahren werden Sie noch viele solcher bittersüßen Abkoppelungen erleben, bis ein selbstbewusster, selbstständiger Mensch seinen eigenen Weg geht.

Rückbildung der Brust

Im Laufe des Abstillens wird das Drüsengewebe allmählich wieder kleiner. In der späteren Stillphase ist die Brust ohnehin nicht mehr so groß wie am Anfang. Sie bildet aber weiterhin Milch nach Bedarf. Am Ende eines langsamen, für Sie schonenden Abstillprozesses erreicht das Drüsengewebe zwar sein Ausgangsvolumen, aber das Fettgewebe und damit die Brust können noch etwas kleiner sein als vor der Schwangerschaft. Nach dem Abstillen baut sich das Fettgewebe allmählich auf und die Brust bekommt wieder ihre gewohnte Größe.
Nach schnellem Abstillen können Sie Spannungsgefühle und Stauungen sowie auch einige Zeit danach Milch in der Brust spüren – dies wird von selbst ein Ende finden.

Maßnahmen zur Erleichterung
→ Seite 126, 158

In der Stillzeit wieder schwanger

Manche Mütter werden während der (meist späten) Stillzeit erneut schwanger. Das gestillte Kind braucht auch jetzt Ihre Zuwendung und will wahrscheinlich weitergestillt werden. Bei einer komplikationslosen Schwangerschaft kann dies für Sie beide stimmig sein und es bestehen weder für das Ungeborene noch für die Mutter Bedenken. Einzige Ausnahme ist es, wenn ausgeprägte vorzeitige Wehen auftreten. In diesem Fall oder wenn Sie Ihrem Kind die Brust nicht mehr geben möchten, stillen Sie es auf sanftem Weg ab.

Die Milchbildung geht im Laufe der Schwangerschaft deutlich zurück, und auch der Geschmack der Milch verändert sich.

Geschwister gleichzeitig stillen

Wenn Sie während der Schwangerschaft gestillt haben, ergibt sich häufig, dass Sie Ihr älteres Kind auch nach der Geburt weiterstillen. Das größere Kind sieht das Baby an der Brust und will ebenfalls saugen. Es möchte plötzlich – für eine Zeit lang – all das, was mit dem Baby geschieht, vielleicht sogar wieder wesentlich öfter saugen als vorher. Wenn Sie auf seine Wünsche nach Möglichkeit eingehen, wird es bald wieder zu seinem gewohnten Rhythmus zurückkehren.
Für das gleichzeitige Stillen beider Kinder – auch »Tandemstillen« genannt – ist es sinnvoll, einige Regeln mit dem älteren Kind zu vereinbaren, zum Beispiel: »Das Baby hat immer Vorrang«, oder: »Du darfst immer abends trinken.«
Tandemstillen ist nicht für jede Familie geeignet. Diejenigen, die sich darauf einlassen, schätzen besonders, dass die Eifersucht auf das Baby in der Regel deutlich geringer ausfällt und oft auf lange Sicht eine enge Beziehung zwischen den beiden Geschwistern entsteht.

Die Zusammensetzung der Milch entspricht dem Alter und den Bedürfnissen des jüngeren Kindes.

Nach der Stillzeit

Mit dem Ende der Stillzeit beginnt eine neue Phase im Verhältnis zwischen Ihnen und Ihrem Kind. In den ersten Wochen und Monaten standen Ernährung und Pflege des Babys im Vordergrund, jetzt späht Ihr Kind beim Kochen schon neugierig über den Küchentisch und nimmt regen Anteil an Ihren Aktivitäten. Auf beiden Seiten entstehen neue Bedürfnisse. Die grundlegenden Aspekte – der Wunsch nach Nähe, Bindung, Verständigung, körperlicher und seelischer Nahrung – bleiben aber bestehen. Sie nehmen mit fortschreitendem Alter des Kindes allerdings andere Formen an und werden facettenreicher.

Das Bedürfnis nach Bindung, Kommunikation, körperlicher und seelischer Nahrung nimmt im Verlauf des Heranwachsens unterschiedliche Formen an.

Während Sie Ihr Baby in den ersten Monaten mit Milch ernährt haben, werden Sie später für einen abwechslungsreichen Speiseplan und regelmäßige Mahlzeiten sorgen. In der Stillzeit haben Sie Ihrem Kind vor allem beim Saugen an Ihrer Brust Geborgenheit und Nähe gegeben. Nach dem Abstillen bleibt das Bedürfnis nach innigem Körperkontakt zwischen Mutter und Kind bestehen, aber Sie geben es ihm auf andere Weise: durch Schmusen, Händchenhalten beim Spazierengehen, Über-den-Kopf-Streicheln oder nächtliches Kuscheln im Elternbett, um nur einige Beispiele zu nennen.

Ihre Verständigung hat mit den Signalen des Babys für Hunger und Sattsein begonnen. Im Laufe der Zeit ist Ihre Kommunikation durch die sich entfaltende Sprache, Gesten, Tränen und Umarmungen bereichert worden. Die Freude, ein Neugeborenes zu nähren und es zu versorgen, wird durch neue Aufgaben abgelöst. Jetzt geht es darum, dem Kind eine anregende Umgebung in Geborgenheit zu schaffen und es liebevoll bei seinen einzelnen Entwicklungsschritten zu begleiten, damit es sich ungehindert entfalten kann.

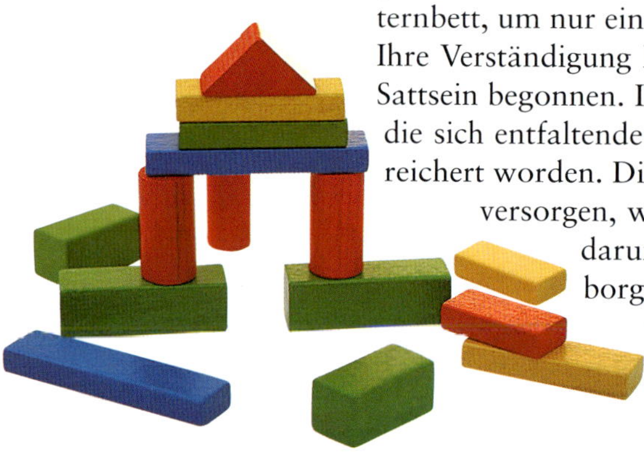

Beim Stillen gelernt – später angewandt

Die Stillzeit verändert Sie als Mutter und Frau. Sie werden sich später an Haltungen und Abläufe erinnern, die Sie in der Stillzeit gelernt haben. Manchmal werden Sie plötzlich intuitiv erkennen, welche Reaktion in einer bestimmten Situation angemessen ist.

Von der Erfahrung des Stillens können Sie das Vertrauen auf die Zukunft übertragen, dass Ihr Kind seine Bedürfnisse signalisiert; und wenn Sie seine Signale nicht sofort verstehen, werden diese zunehmend stärker. Sie brauchen also Ihrem Kind die Wünsche nicht vorab von den Lippen abzulesen. Beim Stillen haben Sie auch das Vertrauen

gelernt, dass Sie auf seine wesentlichen Bedürfnisse eingehen und Ihr Kind unterstützen können, diese zu befriedigen.
Das Stillen ist auch ein Bild für eine Erziehungshaltung. Das Kind braucht eine vorbereitete Umgebung in Verbindung mit einem geliebten Menschen. Beim Baby ist das die Nahrungsquelle an der Brust der Mutter, beim älteren Kind sind das körperliche und geistige Nahrungsquellen in der Geborgenheit einer liebevollen Beziehung. Jedes Kind braucht unterstützende, leitende, wissende Hände – ein Baby die Hände der Mutter, die weiß, wie sie es am besten anlegt und ihm damit das wirkungsvolle Saugen an der Brust ermöglicht.
Aber das Wesentliche erarbeitet sich das Kind aktiv und intensiv selbst – beim Baby ist dies das Entleeren der Brust, beim älteren sind es die vielen Entwicklungsschritte. Das Kind weiß selbst, wann seine Bedürfnisse befriedigt sind – das Baby spürt, wann es gesättigt ist und lässt dann voll innerem Frieden die Brust los. Damit ist die Rolle der Mutter im Erziehungsprozess beschrieben – wissend, behutsam lenkend und liebevoll begleitend.

In der Babyzeit beginnt die liebevolle, behutsame Begleitung des Kindes. Das Stillen hilft, in die Rolle hineinzuwachsen.

Auch der Rhythmus des Stillens ist ein Bild für später. Das Kind kommt, saugt, lässt los. Dieser Wechsel von Eingehen auf das Bedürfnis, Halten und Nähren, anschließend Gehenlassen wiederholt sich in unterschiedlichster Form bis zum Erwachsenwerden. Das Kleinkind versichert sich immer wieder der Mutter und läuft erneut auf Entdeckungsreise los. Das Schulkind ist stolz auf seine Selbstständigkeit und möchte abends kuscheln wie ein Baby. Der Heranwachsende plant seine ersten größeren Unternehmungen, dazwischen erzählt er nebenbei und lässig am Küchentisch.
Sie haben die grundlegenden Vorgänge beim Stillen kennen gelernt. Diese Erfahrung wird Ihnen später helfen, ähnliche Abläufe zu erkennen und darauf einzugehen. Altersgemäßer Körperkontakt wird sich leicht ergeben und Sie werden zum Beispiel auf Ihr Kind in einer Phase, in der es verunsichert ist, mehr eingehen, und sich eher zurückziehen, wenn es voll Selbstvertrauen ist. Stillen ist eine gute Schule für das Gleichgewicht zwischen Zuwendung und Loslassen.

Ausblick

Vielleicht haben Sie die Stillzeit als unkompliziert und harmonisch erlebt und blicken auf erfüllte Monate oder Jahre zurück. Möglicherweise mussten Sie aber auch größere Herausforderungen oder Schwierigkeiten bestehen und sind dadurch besonders eng mit Ihrem Kind zusammengewachsen. In beiden Fällen war es Ihre ganz persönliche Geschichte. Die Erinnerung an Ihre Stillzeit, die Sie wahrscheinlich nicht missen möchten, wird Sie begleiten.

Service-Teil

Auf den folgenden Seiten finden Sie ergänzende Informationen und Ratschläge rund um das Thema Stillen: eine Zusammenstellung häufiger Fragen, verschiedene Unterstützungsmöglichkeiten, eine Adressenliste mit Hinweisen, wo Sie bei Bedarf weiterführende, kompetente Hilfe finden, sowie empfehlenswerte Buchtitel und Quellen, die diesem Buch zugrunde liegen.

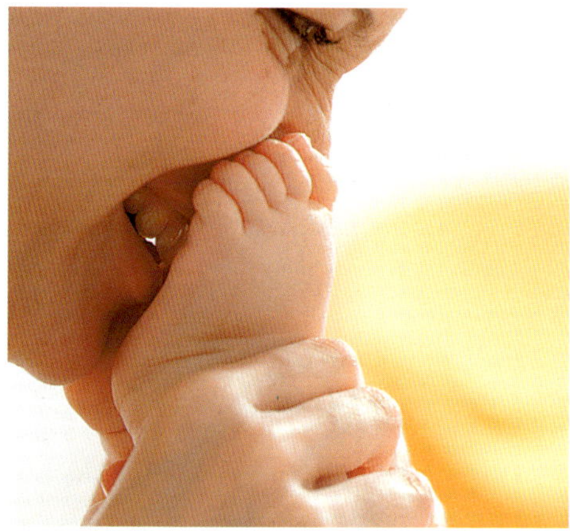

Wichtige Fragen kurz beantwortet

Was ist ein stillfreundliches Krankenhaus?

▶ Das Kinderhilfswerk UNICEF und die Weltgesundheitsorganisation WHO verleihen Krankenhäusern das Prädikat »stillfreundlich« nach einer unabhängigen Begutachtung. Voraussetzung ist, dass diese Häuser einem Zehn-Schritte-Programm folgen, das Rahmenbedingungen für eine gute Stillförderung im Wochenbett beinhaltet. In der Regel vergehen zwei Jahre bis zur Anerkennung, in denen sich das Personal durch Fortbildungen und interne Besprechungen intensiv mit dem Thema Stillen auseinander setzt. Dieser Prozess ist es, der Veränderungen innerhalb eines Krankenhauses bewirkt.

Doch selbst in einem stillfreundlichen Krankenhaus können nicht immer alle Aspekte der Stillförderung berücksichtigt werden, und es gibt Unterschiede zwischen den einzelnen Einrichtungen. Nicht jede Mutter wird ein Krankenhaus mit der Auszeichnung in ihrer Nähe finden. Die Zahl der Häuser mit dem Prädikat »stillfreundlich« wächst derzeit im deutschsprachigen Raum langsam, aber beständig. Die Adressen der ausgezeichneten Kliniken erfahren

Sie über die nationalen Komitees von UNICEF.
Selbstverständlich bemühen sich auch Mitarbeiter und Mitarbeiterinnen in den vielen Krankenhäusern ohne das Prädikat »stillfreundlich« darum, Mütter beim Stillen zu unterstützen. Am besten machen Sie sich von vornherein Gedanken, wie Sie sich den Stillbeginn vorstellen, und sprechen rechtzeitig mit dem Klinikpersonal darüber.
Eine sehr positive Auswirkung der Initiative »stillfreundliches Krankenhaus« ist es, dass sich durch sie auch in vielen Kliniken, die diese Auszeichnung nicht anstreben, einiges bewegt hat. Beispielsweise war es vor 10 bis 15 Jahren noch eine Ausnahme, wenn einer Mutter gestattet wurde, ihr Kind rund um die Uhr bei sich zu behalten. Heute wird das zwar nicht immer praktiziert, aber die Möglichkeit dazu besteht in fast allen Krankenhäusern – ein großer Fortschritt für Mütter und ihre Kinder.

Mit welcher Brust soll ich die Stillmahlzeit beginnen?

▶ Es ist sinnvoll, bei jeder neuen Mahlzeit mit einer anderen Brust zu beginnen und dem Baby nach etwa zehn Minuten, wenn es die Brust loslässt, die andere Seite anzubieten. Auf diese Weise wird die Milchbildung auf beiden Seiten gleichmäßig angeregt. Manche Frauen achten genau darauf, welche Brust gerade an der Reihe ist. Für die meisten genügt es, die jeweilige Seite nach Gefühl zu wählen, je nachdem, welche Brust sich voller anfühlt.

Verwöhne ich mein Baby, wenn ich immer sofort auf seine Bedürfnisse eingehe?

▶ Indem Sie auf die Signale Ihres Babys eingehen, erfüllen Sie seine elementaren Bedürfnisse nach Sicherheit, Nähe und Geborgenheit. Das gibt ihm eine stabile Grundlage für die spätere Entfaltung seiner Persönlichkeit. Wenn Sie Ihr Baby nicht lange weinen lassen, sondern es zu beruhigen versuchen, lernt es bald, Ihnen zu vertrauen. Verwöhnen würden Sie Ihr Baby nur, wenn Sie ihm etwas abnähmen, was es schon kann. Das geschieht zum Beispiel, wenn die Mutter Zeitpunkt und Dauer des Stillens bestimmt, anstatt es ihrem Baby zu überlassen, wann es trinken möchte (dazu gibt es Ausnahmen, Seite 49), wenn Sie Ihm vorbeugend einen Schnuller in den Mund stecken, obwohl es auch ohne zufrieden ist, wenn ein Kind, das sich selbst beschäftigt, mit Reizen überschüttet wird oder wenn es immer fein pürierte Beikost zu essen bekommt, obwohl es schon mit gröberen Speisen zurechtkommt, um nur einige Beispiele zu nennen.

Service-Teil

Muss ich auf die Brust drücken, damit mein Baby beim Trinken genügend Luft bekommt?

▶ Ein richtig angelegtes Baby berührt die Brust mit der Nase oder drückt sie sogar ins Brustgewebe. Luft bekommt es seitlich durch die Nasenlöcher. Es ist nicht notwendig, ihm mehr Platz zum Atmen zu verschaffen, indem Sie mit dem Daumen oder einem anderen Finger auf Ihre Brust drücken. Dabei könnte es leicht passieren, dass Sie Brustgewebe aus seinem Mund ziehen und das Baby die Brust dann nicht mehr optimal erfasst. Daher nehmen Sie Ihre Brust im C-Griff und lassen den Daumen locker aufliegen. Den Kopf des Babys halten Sie so nahe wie möglich an Ihre Brust. Sollte Ihr Baby mehr Platz zum Atmen brauchen, wird es dies zeigen. Ein Baby, das Schnupfen hat, kann nicht mehr durch die Nase atmen. In diesem Fall unterbricht es das Stillen öfter.

Wie komme ich von einem Brusthütchen wieder los?

▶ Brusthütchen (auch Stillhütchen genannt) bestehen aus Silikon oder Latex und werden beim Anlegen vor die Brustwarze gehalten. Das Baby fasst dann beim Stillen die Brustwarze mit dem Brusthütchen. Dieses Hilfsmittel ist allerdings nicht empfehlenswert, weil es eine Saugverwirrung (siehe auch Seite 58) und den Rückgang der Milchbildung verursachen kann. Zudem ist die Entwöhnung von einem Brusthütchen oft nicht einfach. Verwenden Sie ein solches Stillhütchen nur in einer Ausnahmesituation, unter fachlicher Anleitung und nur für sehr kurze Zeit. Es kommt vor, dass Müttern im Wochenbett ein Brusthütchen empfohlen wird und sie später Schwierigkeiten haben, davon loszukommen.

Gelassenheit, Geduld und Entschlossenheit helfen, das Baby liebevoll zu entwöhnen. Versuchen Sie immer wieder, Ihr Baby auch ohne Stillhütchen anzulegen, vor allem bei den allerersten Hungerzeichen oder wenn Ihr Kind noch nicht richtig wach ist, aber brechen Sie den Versuch sofort ab, wenn es frustriert ist und anfängt zu weinen.

Beim Stillen mit Brusthütchen achten Sie darauf, dass Ihr Baby die Brust optimal erfasst hat (siehe Seite 36 ff.). Sie können auch versuchen, das Hütchen während des Saugens herauszuziehen, oder Sie lassen das Baby kurz absetzen und eine andere Person zieht es blitzschnell weg, während Sie Ihr Baby sofort wieder anlegen. Das funktioniert allerdings nur, wenn das Brusthütchen nicht zu dick ist. Brusthütchen, bei denen die Oberlippe Kontakt mit der mütterlichen Haut hat, erleichtern den Übergang. Manche Mütter schneiden immer wieder etwas vom Rand des Brusthütchens weg, bis es auch ohne geht. Fachkundige Unterstützung kann Ihnen bei der Entwöhnung helfen.

Wenn diese mit den genannten Vorschlägen nicht klappt, Ihr Baby gut zunimmt und Sie reichlich Milch haben, sollten Sie sich nicht verdrießen lassen, sondern mit Brusthütchen weiterstillen. Manchmal gelingt später eine spontane Entwöhnung.

Darf ich Zitrusfrüchte, Kohl und Milchprodukte essen oder verursachen sie Blähungen?

▶ Jede Kultur hat ihre eigenen Vorstellungen, was eine stillende Mutter unbedingt zu sich nehmen und was sie auf gar keinen Fall essen sollte. Diese sind sehr unterschiedlich. Die meisten Babys vertragen es sehr gut, wenn ihre Mütter essen, was ihnen schmeckt – einschließlich verschiedener Gemüse- und Früchtesorten, Milchprodukte und anderer Speisen. Einige reagieren empfindlich auf das eine oder andere Lebensmittel. Es gibt keine verbindliche Regel. Finden Sie selbst heraus, was Ihr Baby verträgt und was nicht.

Mein Baby leidet unter Koliken, wie kann ich ihm helfen?

▶ Ein Baby, das unter einer Kolik leidet, weint mit hoher Stimme. Es hat Schmerzen. Seine Bauchdecke ist oft hart, es zieht die Knie an und hat Magenkrämpfe. Das kann mehrmals am Tag und unterschiedlich lang vorkommen. Eine mögliche Ursache könnte sein, dass Ihr Baby zu viel Luft geschluckt hat, zum Beispiel durch ausgedehntes Saugen an einem Schnuller oder wenn es beim Stillen die Brust nicht gut erfasst hat. Korrigieren Sie, um Koliken zu vermeiden, zunächst die Stillhaltung. Wenn das Baby nicht lange genug an einer Seite trinkt, kann das ebenfalls zu Koliken führen. Zigarettenrauch verstärkt dieses Problem.

Nachdem Sie all diese Punkte beachtet und verschiedene Beruhigungsmöglichkeiten ausprobiert haben (siehe Seite 88 ff.) und die Koliken bei Ihrem voll gestillten Kind noch immer anhalten, überprüfen Sie Ihre Ernährung. Kuhmilchprodukte gehören beispielsweise zu den Lebensmitteln, die am häufigsten Reaktionen beim Baby verursachen. Streichen Sie alle Kuhmilchprodukte für mindestens eine Woche völlig von Ihrem Speiseplan. Nach drei bis acht Tagen sollte eine Besserung eingetreten sein. Danach oder später führen Sie Kuhmilchprodukte langsam wieder ein, beginnend mit etwas Hartkäse und Joghurt in der ersten Woche, etwas weichem Käse in der zweiten Woche und so weiter. So können Sie herausfinden, welche Produkte Ihr Baby verträgt und welche nicht.
Andere Lebensmittel, die unter Umständen Koliken verursachen können, sind Rindfleisch, Eier, Weizen, Zitrusfrüchte, einige Gemüsesorten (unter Umständen Kohl- und Zwiebelgewächse), aber auch Eisentabletten. Verzichten Sie jeweils nur auf ein Lebensmittel, damit Sie die Reaktion Ihres Babys gut beurteilen können. Mit zunehmendem Alter vertragen die meisten Kinder wieder mehr Lebensmittel.

Service-Teil

Brauche ich einen Milchbildungstee?

▶ In Apotheken und Naturkostläden werden Milchbildungstees angeboten. Dabei handelt es sich um eine Mischung verschiedener Kräuter. Ihre Wirkung wurde bislang zwar nicht systematisch erforscht, aber viele Frauen haben die Erfahrung gemacht, dass sich diese Teemischungen günstig auf ihre Milchmenge auswirken. Neben fertigen Mischungen können Sie sich Ihren Tee auch selbst zusammenstellen (lassen). Bewährt haben sich beispielsweise folgende Mischungen:
1 Teil Hopfen
1 Teil Melissenblüten
1 Teil Holunderblüten
1 Teil Fenchelsamen, Anis und Kümmel gemischt.
Oder:
2 Teile Bockshornklee
1 Teil Kümmel
1 Teil Anis
1 Teil Fenchel.
Wechseln Sie die Kräuterteemischung von Zeit zu Zeit. Tee zu trinken sollte Ihnen Freude machen – Sie können mehrere Tassen im Laufe eines Tages nach Durst trinken, aber zwingen Sie sich nicht zu großen Mengen. Zu viel zu trinken reduziert wiederum die Milchmenge. Milchbildungstees sind kein Muss, viele Frauen stillen, ohne einen speziellen Tee zu trinken. Vorsicht: Salbei- und Pfefferminztee hemmen die Milchbildung.

Muss ich mir wegen Schadstoffen Sorgen machen?

▶ Schadstoffe können auf vielen Wegen zum Baby gelangen, auch über die Muttermilch aus Ihrer Nahrung oder aus Ihrem Fettgewebe. Den Anteil, den das Baby während der Schwangerschaft über die Plazenta erhält, können Sie nur bedingt beeinflussen. Die Schadstoffkonzentration in der Muttermilch nimmt im Laufe der Stillzeit und mit jedem Kind ab. Deshalb ist es nicht sinnvoll, die Stilldauer wegen möglicher Schadstoffe zu beschränken. Die getrunkene Milchmenge und die Konzentration in der Milch werden weniger, gleichzeitig wird das Baby größer. Wenn Sie Ihrem Baby statt Muttermilch Fertignahrung geben, fehlen ihm die wichtigen Inhalts- und Abwehrstoffe der Muttermilch. Unabhängig von der Schadstoffbelastung bestätigen zahlreiche Untersuchungen die positive Langzeitwirkung des Stillens.
Die derzeit vorhandene Schadstoffbelastung der Umwelt sollte uns immer wieder zu umweltbewusstem Verhalten anspornen. Ihr persönlicher Beitrag könnte eine gesunde Ernährung sein. Um zu verhindern, dass zu viele Schadstoffe aus Ihrem Fettgewebe in die Milch gelangen, sollten Sie während der Stillzeit nicht extrem abnehmen. Nur wenn Sie beispielsweise durch Berufstätigkeit einer außergewöhnlich hohen Schadstoffbelastung ausgesetzt sind oder waren, sollten Sie sich speziell beraten lassen.

Wo finde ich Hilfe und Unterstützung?

▶ Eine gute Stillberatung zum richtigen Zeitpunkt kann sehr hilfreich sein. Je nach Situation sind unterschiedliche Beratungsangebote angemessen, wobei sich die verschiedenen Möglichkeiten ergänzen.

Hebammen

Nach der Geburt haben Sie Anspruch auf Hebammenbetreuung. Die Kosten werden von der Krankenkasse übernommen. Die in der Nachsorge tätige Hebamme kommt ins Haus (nach einer Hausgeburt, einer ambulanten Geburt oder nach der Entlassung aus der Klinik) und berät Sie bei allen Fragen rund um das Frühwochenbett. Stillen ist ein Teil des Arbeitsgebietes von Hebammen, daher kann bei Spezialfragen eine Ergänzung sinnvoll sein. Manche Hebammen sind gleichzeitig Laktationsberaterinnen IBCLC.

Still- und Laktationsberaterinnen

Still- und Laktationsberaterinnen und Laktationsberater IBCLC (International Board Certified Lactation Consultant) kommen überwiegend aus medizinischen und sozialen Berufen und haben einschlägige Erfahrung in der Mutter-Kind-Betreuung. Sie absolvieren eine berufsbegleitende Ausbildung und schließen mit einer international anerkannten Prüfung ab.
Laktationsberaterinnen bieten fachkundige Stillberatung an und sind professionell auf vielen Gebieten der Stillberatung tätig, sei es in Krankenhäusern, in der Fortbildung, in Hebammenpraxen oder ähnlichen Einrichtungen. In freier Praxis bieten Laktationsberaterinnen Müttern auch Einzelberatung an, einige verleihen Pumpen und verkaufen Stillhilfsmittel sowie themenspezifische Literatur.
In der Schweiz übernehmen die Krankenkassen die Kosten für drei Beratungen pro Kind. In Österreich übernimmt der Verein Kinderbetreuung für seine Mitglieder eine Beratung je Kind. In Deutschland werden die Kosten für eine Stillberatung nur in Einzelfällen von der Krankenkasse übernommen, einen entsprechenden Antrag sollten Sie aber immer stellen. Nach oder neben der Einzelberatung ist der Besuch einer Stillgruppe für die meisten Mütter sehr hilfreich.
In diesem Buch werden Still- und Laktationsberaterinnen IBCLC durchgehend Laktationsberaterinnen genannt. In der Schweiz heißen sie auch diplomierte Stillberaterinnen.

Stillgruppen

Die La Leche Liga (LLL) bietet in zahlreichen Ländern Stillgruppen an. Sie werden von einer LLL-Beraterin geleitet, die Sie im Bedarfsfall auch telefonisch erreichen können. Die LLL stellt hohe Anforderungen an ihre Bewerberinnen. Alle verfügen über ausgedehnte eigene Stillerfahrung, machen eine Ausbildung innerhalb der LLL und arbeiten ehrenamtlich. Der Besuch einer Stillgruppe ist für viele Mütter für die Vielzahl der üblichen Fragen in der Stillzeit eine große Unterstützung. Der Schwerpunkt liegt auf der Beratung von Mutter zu Mutter und dem gegenseitigen Aus-

tausch. Manche LLL-Beraterinnen haben sich in spezielle Fragestellungen eingearbeitet.
Stillberaterinnen der Arbeitsgemeinschaft Freier Stillgruppen (AFS) in Deutschland sind ebenfalls ehrenamtlich in Stillgruppen und in telefonischer Beratung tätig. Die AFS bietet für ihre Stillberaterinnen eigene Ausbildungsseminare an. Die Schwerpunkte der Ausbildung und der Beratungstätigkeit sind etwas anders als bei der LLL.
Alle mit großem Einsatz ehrenamtlich arbeitenden Stillberaterinnen sind auf Spenden, Mitgliedsbeiträge und den Verkauf von Publikationen zur Deckung ihrer Unkosten angewiesen.
Spezialfragen können außerhalb des Rahmens der ehrenamtlichen Stillberatung liegen und eine Beratung durch eine geprüfte Laktationsberaterin erfordern.
In diesem Buch werden ehrenamtliche Stillberaterinnen der LLL oder der AFS durchgängig Stillberaterinnen genannt.

Stimmen die Stillinformationen in der Werbung?

▶ Allein in der Bundesrepublik Deutschland wird jährlich Babynahrung im Wert von mehr als 390 000 000 DM verkauft. Die Babynahrungsindustrie hat folglich ein Interesse daran, dass nicht alle Mütter stillen und dass sie vor allem nicht zu lange stillen. Informationen in der Werbung, in Broschüren und Werbezeitschriften enthalten oft eine Mischung aus Wahrheiten und Halbwahrheiten, die es den Müttern erschweren, den Werbungsanteil deutlich zu erkennen. Eine häufige Formulierung ist zum Beispiel: »Muttermilch ist das Beste für Ihr Baby, aber wenn sie nicht ausreicht, geben Sie ihm …« Der erste Teil ist zwar korrekt, aber die Milchmenge ist keine unabänderliche Tatsache. Wenn sie nicht ausreicht, brauchen Sie statt künstlicher Milch eine kompetente Stillberatung.
Daher ist es wichtig, der Werbung wachsam und kritisch zu begegnen. Entscheiden Sie, von wem Sie Rat und schriftliche Informationen annehmen wollen. Wenden Sie sich an Organisationen, die das Stillen fördern und Sie mit Fachwissen unterstützen können. Laktationsberaterinnen IBCLC, Beraterinnen der La Leche Liga und AFS-Beraterinnen dürfen keine Gelder von der Babynahrungsindustrie annehmen.

Leidet meine Figur durch das Stillen?

▶ Ihre Figur leidet nicht durch das Stillen, ganz im Gegenteil. Stillen erleichtert die langsame Gewichtsabnahme nach der Geburt und trägt damit zu einer schonenden Rückbildung bei. Die Brust wächst vor allem während der Schwangerschaft und kehrt anschließend zu ihrer ursprünglichen Größe zurück, unabhängig davon, ob Sie stillen oder nicht. Daher verändern vor allem die Schwangerschaft und der natürliche Alterungsprozess das Äußere Ihrer Brust, nicht aber das Stillen. Bei großen Brüsten ist ein gut sitzender BH empfehlenswert.

Quellen

Den Informationen in diesem Buch liegt folgende Fachliteratur zugrunde:

1. Akré J. Die physiologischen Grundlagen der Säuglingsernährung. Würzburg: Arbeitsgemeinschaft Freier Stillgruppen (AFS), 1994
2. American Academy of Pediatrics (AAP). Breastfeeding and the Use of Human Milk (RE9729), Policy Statement. Pediatrics 1997; 100:1035-1039
3. Guóth-Gumberger M. Infoblätter zum Adoptivstillen. Facharbeit im Rahmen der Vorbereitung auf das Examen zur Still- und Laktationsberaterin IBCLC, 1998, unveröffentlicht
4. Guóth-Gumberger M. Stillen mit dem Brusternährungsset. München: La Leche Liga Deutschland, 1992
5. Guóth-Gumberger M. Umgewöhnung von der Flasche zur Brust. Stillnachrichten: 2/94
6. Hormann E, Savage F. Relactation – A Review of Experience and Recommendations for Practice. Geneva, Schweiz: World Health Organization, 1998
7. Hormann E. Stillen eines Adoptivkindes und Relaktation. München: La Leche Liga Deutschland, 1998
8. International Lactation Consultant Association (ILCA). Leitlinien für das Stillmanagement während der ersten 14 Lebenstage auf wissenschaftlichen Grundlagen. VELB, November 2000
9. International Lactation Consultant Association (ILCA), Editor. Journal of Human Lactation. Official Journal of ILCA
10. Klaus H M, Kennel J H, Klaus P H. Der erste Bund fürs Leben – Die gelungene Eltern-Kind-Bindung und was Mütter und Väter dazu beitragen können. Reinbek bei Hamburg: Rowohlt, 1997
11. Lawrence R, Lawrence M. Breastfeeding: Guide for the Medical Profession, 5th ed, St. Louis, Missouri, USA: Mosby, 1999
12. Mohrbacher N, Stock J. Handbuch für die Stillberatung. München: La Leche Liga Deutschland, 2000
13. Nationale Stillkommission, Springer S (Hg.). Sammlung, Aufbewahrung und Umgang mit abgepumpter Muttermilch für das eigene Kind im Krankenhaus und zu Hause – Empfehlungen vom 2. März 1998. Leizpig: Leipziger Universitätsverlag, 1998
14. Renfrew M, Fisher Ch, Arms S. Bestfeeding, Getting Breastfeeding Right for You. Berkeley, California: Celestial Arts, 1990
15. Riordan J, Auerbach K. Breastfeeding and Human Lactation. 2nd ed, Sudbury, MA, USA: Jones and Barlett, 1999
16. Schaefer Ch, Spielmann H. Arzneiverordnung in Schwangerschaft und Stillzeit. 6. Auflage, München: Urban & Fischer 2001
17. Verband Europäischer Laktationsberaterinnen (VELB), Herausgeber. Laktation und Stillen. Fachblatt für Still- und Laktationsberatung
18. Verband Europäischer Laktationsberaterinnen (VELB). Skripten für die Ausbildung zur Vorbereitung auf das Examen zur Still- und Laktationsberaterin IBCLC, 1998/99, unveröffentlicht

Service-Teil

Adressen, die weiterhelfen

Deutschland

ABC-Club e.V. – Internationale Drillings- und Mehrlingsinitiative
Bethlehemstr. 8
30451 Hannover

Aktionsgruppe Babynahrung e.V. (AGB)
Untere Maschstr. 21
37073 Göttingen
Informationsmaterial zur Förderung des Stillens

Aktionskomitee »Kind im Krankenhaus« e.V.
Bundesgeschäftsstelle
Kirchstr. 34
61440 Oberursel

Ameda AG
Münchnerstr. 16
85774 Unterföhring
Milchpumpen und Stillhilfsmittel

Arbeitsgemeinschaft Freier Stillgruppen e.V. (AFS)
Rüngsdorferstr. 17
53173 Bad-Godesberg
Stillgruppen, Beratung, Publikationen

Berufsverband Deutscher Laktationsberaterinnen IBCLC e.V. (BDL)
Saarbrückener Str. 157
38116 Braunschweig
Adressen von Still- und Laktationsberaterinnen IBCLC

Bund deutscher Hebammen e.V.
Postfach 1724
76006 Karlsruhe

Bund freiberuflicher Hebammen Deutschlands e.V. (BFHD)
Am alten Nordkanal 10
41748 Viersen

Bundesverband behinderter und chronisch kranker Eltern e.V. (BbE)
Lerchenweg 16
32584 Löhne
Beratung, Literatur zum Thema

Bundesverband »Das frühgeborene Kind« e.V.
Malplaquetstr. 38
13347 Berlin

Deutsche Arbeitsgemeinschaft Selbsthilfegruppen e.V.
Friedrichstr. 28
35390 Gießen
Adressen von Selbsthilfegruppen

Didymos Erika Hoffmann GmbH
Alleenstr. 8
71638 Ludwigsburg
Vertrieb von Tragetüchern

Frauenmilchbank der Universitätskinderklinik Leipzig
Oststr. 21–25
04317 Leipzig
Adressen von Milchbanken

Gesellschaft für Geburtsvorbereitung, Familienbildung und Frauengesundheit, Bundesverband
Dellestr. 5
40627 Düsseldorf

La Leche Liga Deutschland e.V. (LLLD)
Dannenhamp 25
32479 Hille
Stillgruppen, Beratung, Publikationen

Medela Medizintechnik GmbH & Co.
Postfach 1148
85378 Eching
Milchpumpen, Stillhilfsmittel (inklusive Brusternährungssets)

NAKOS – Nationale Kontakt- und Informationsstelle zur Anregung und Unterstützung von Selbsthilfegruppen
Wilmersdorferstr. 39
10627 Berlin
Adressen von Selbsthilfegruppen

Selbsthilfevereinigung für Lippen-Gaumen-Fehlbildungen e.V.
Wolfgang Rosenthal Gesellschaft
Hauptstr. 184
35625 Hüttenberg

Verband Alleinerziehender Mütter und Väter
Bundesverband
Beethovenallee 7
53173 Bonn
Adressen von regionalen Gruppen

Verband Europäischer Laktationsberaterinnen (VELB)
a) Landessekretariat Deutschland Nord/Ost
Delpweg 14
30457 Hannover

b) Landessekretariat Deutschland Süd/West
Klosterweg 10a
83512 Wasserburg
Adressen von Still- und Laktationsberaterinnen IBCLC

Verein zur Förderung der WHO/UNICEF-Initiative »Stillfreundliches Krankenhaus« (BFHI) e.V.
Hombergerstr. 22
50965 Köln
Adressen stillfreundlicher Krankenhäuser

Verwaiste Eltern in Deutschland e. V.
Fuhrenweg 3
21391 Reppenstedt

Österreich

Ameda
c/o Bio Koreska
Thaliastr. 60
1160 Wien
Milchpumpen, Stillhilfsmittel

Fachbuchversand Stillen
Lindenstr. 20
2362 Biedermannsdorf
Vertrieb von Büchern und Videos zum Thema Stillen

Frauenmilchsammelstelle Kinderklinik Graz
Auenbruggerplatz 30
8036 Graz

Frauenmilchsammelstelle Semmelweisklinik
Bastiengasse 36–38
1180 Wien

Hebammen-Zentrum
Lazarettgasse 6/2/1
1090 Wien

Ulrike Kern easycare
Zirkusgasse 35
1020 Wien
Vertrieb von Tragetüchern

La Leche Liga Österreich (LLLÖ)
Berneckerstr. 6
4820 Bad Ischl
Stillgruppen, Beratung, Publikationen

Medela
c/o bständig verbandstoffabrik gmbh
Postfach 90
1172 Wien
Milchpumpen, Stillhilfsmittel (inklusive Brusternährungssets)

Österreichischer Dachverband für Vorbereitung auf Geburt und Elternsein
Gilgegasse 15
1090 Wien

Österreichisches Hebammengremium
Spörlingasse 3-5/2
1060 Wien

Österreichisches Komitee für UNICEF
Hietzinger Hauptstr. 55
1130 Wien
Adressen stillfreundlicher Krankenhäuser

Österreichische Plattform für Alleinerziehende
Carnerigasse 34
8010 Graz

SIGIS – Österreichische Selbsthilfegruppen im Gesundheitsbereich
c/o Fonds Gesundes Österreich
Mariahilferstr. 156
1150 Wien
Adressen von Selbsthilfegruppen

Verband Europäischer Laktationsberaterinnen (VELB)
Landessekretariat Österreich
und
Verein der Still- und Laktationsberaterinnen Österreichs IBCLC (VSLÖ)
Lindenstr. 20
2362 Biedermannsdorf
Adressen von Still- und Laktationsberaterinnen IBCLC

Verein Kinderbegleitung
4841 Ungenach 51
Gesundheitsvorsorge für Kinder, Kostenübernahme einer Laktationsberatung für Mitglieder

Schweiz

Ameda AG Medizintechnik
Bösch 106
6331 Hünenberg ZG
Milchpumpen, Stillhilfsmittel

Berufsverband Schweizerischer Stillberaterinnen (BSS)
Postfach 686
3000 Bern 25
Adressen von Still- und Laktationsberaterinnen IBCLC, Informationen über Milchbanken

Geneva Infant Feeding Association (GIFA)
Case postale
1211 Genève 19 GE
Informationsmaterial zur Förderung des Stillens, Europäische Regionalstelle des International Baby Food Action Network (IBFAN)

Stiftung KOSCH
Laufenstr. 12
4053 Basel
Adressen von Selbsthilfegruppen

La Leche Liga Schweiz (LLLCH)
Postfach 197
8053 Zürich
Stillgruppen, Beratung, Publikationen

Medela AG
Lättichstr. 4
6341 Baar
Milchpumpen, Stillhilfsmittel (inklusive Brusternährungssets)

Schweizer Hebammenverband -Sekretariat
Flurstr. 26
3000 Bern 25

Schweizer Stiftung zur Förderung des Stillens
Franklinstr. 14
8050 Zürich
Adressen stillfreundlicher Krankenhäuser

Schweizer Verband Alleinerziehender Mütter und Väter (SVAMV)
Postfach 199
3000 Bern 16

Verband Europäischer Laktationsberaterinnen (VELB)
Landessekretariat Schweiz
Postfach 139
6055 Alpnach Dorf
Adressen von Still- und Laktationsberaterinnen IBCLC

Sonstige deutschsprachige Gebiete

Kontaktadresse
Anneliese Neycken IBCLC
Haagenstr. 11
4700 Eupen/Belgien

La Leche Liga
Andrea Santin
Grubergasse 3
39010 Tscherms/Italien

Verband der Still- und Laktationsberaterinnen Südtirols
Rass 11
39040 Natz/Schabs/Italien

Mütterberatung/Väterberatung des Liechtensteinischen Roten Kreuzes
Heiligkreuz 25
9490 Vaduz/Liechtenstein

La Leche League Luxembourg
c/o Rita Schroeder
29, rue Follereau
1529 Luxembourg/Luxemburg

Service-Teil

Bücher, die weiterhelfen

Eltern werden – Eltern sein

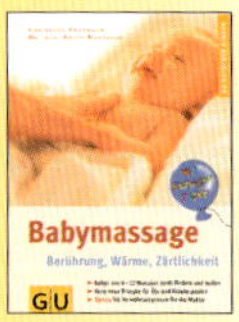

Babymassage – Berührung, Wärme, Zärtlichkeit. Christina Voormann, Govin Dandekar. Gräfe und Unzer Verlag, München
Babymassage, beschrieben und illustriert für das Alter von 0 bis 12 Monaten, ergänzt durch Massagen für Mütter

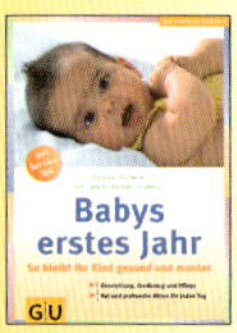

Babys erstes Jahr – So bleibt Ihr Kind gesund und munter. Gerda Pighin, Bernd Simon. Gräfe und Unzer Verlag, München
Ein Ratgeber für Entwicklung, Gesundheit und Verhalten im ersten Lebensjahr

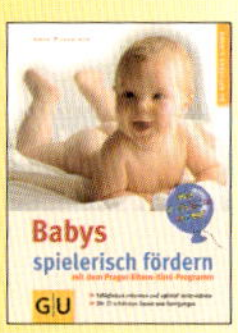

Babys spielerisch fördern mit dem Prager Eltern-Kind-Programm. Anne Pulkkinen. Gräfe und Unzer Verlag, München
Mit diesem Programm können Eltern ihr Baby vom ersten Lebensmonat an gezielt und ohne Leistungsdruck fördern

Das »24-Stunden-Baby« – Kinder mit starken Bedürfnissen verstehen. William Sears. La Leche Liga Schweiz, Zürich
Unentbehrliche Hilfe für alle Eltern, die ein Baby mit besonderen Bedürfnissen haben

Ein Baby will getragen sein – Alles über geeignete Tragehilfen und die Vorteile des Tragens. Evelin Kirkilionis. Kösel Verlag, München
Ausführliche Erklärungen zur Bedeutung des Tragens und zu dessen gesundheitlichen Auswirkungen, Tipps zur Auswahl der Tragehilfe, außerdem detaillierte Bindeanleitungen mit vielen Zeichnungen

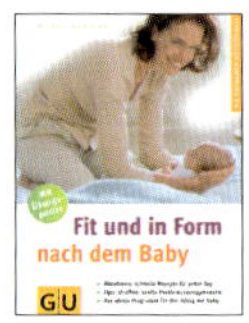

Fit und in Form nach dem Baby. Dagmar von Cramm. Gräfe und Unzer Verlag, München
Viele Gymnastikübungen, auch mit Baby, außerdem Ernährungs- und Pflegetipps

Geburtshäuser – Ganzheitliche Geburt als Alternative. Dorit Zimmermann, Verlag C. H. Beck, München
Ausführliche Information über Geburtshäuser in Deutschland, der Schweiz und Österreich

Gute Hoffnung – jähes Ende. Fehlgeburt, Totgeburt und Verluste in der frühen Lebenszeit. Begleitung und neue Hoffnung für Eltern. Hannah Lothrop. Kösel Verlag, München
Ein einfühlsames Begleitbuch für Eltern, die ihr Baby verlieren, und alle, die sie unterstützen wollen

Schlafen und Wachen – Ein Elternbuch für Kindernächte.
William Sears. La Leche Liga Schweiz, Zürich
Eine Erklärung für den Schlafrhythmus von Babys und eine Ermutigung für liebevolle, einfühlsame Kinderbetreuung in der Nacht

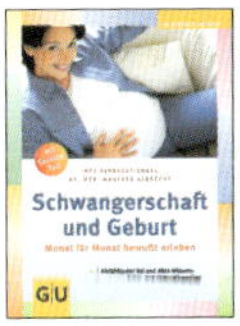

Schwangerschaft und Geburt.
Ines Albrecht-Engel, Manfred Albrecht. Gräfe und Unzer Verlag, München
Ausführliche Informationen über Schwangerschaft und Geburt

Tränen nach der Geburt – Wie depressive Stimmungen bewältigt werden können.
Elisabeth Geisel. Kösel Verlag, München
Verständnis für Stimmungstiefs nach der Geburt und Anregungen zu ihrer Überwindung

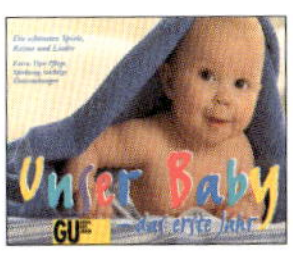

Unser Baby – das erste Jahr.
Gräfe und Unzer Verlag, München
Ein Baby-Kalender mit schönen Spielen, Reimen und Liedern zum Vorsingen

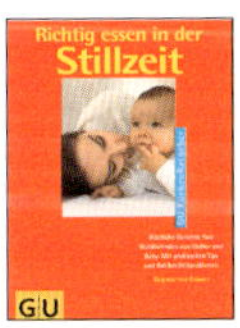

Richtig essen in der Stillzeit.
Dagmar von Cramm. Gräfe und Unzer Verlag, München
Gut zuzubereitende Gerichte für die Stillzeit mit genauen Nährwert-, Vitamin- und Mineralstoffangaben

Verschiedene Stillsituationen

Lasst uns etwas Zeit – Wie Kinder mit einer Lippen- und Gaumenspalte gestillt werden können.
Christa Herzog Isler, Klaus Honigmann. Medela AG-Sonderausgabe
Eine ausführliche Anleitung mit vielen Fotos

Stillen eines Adoptivkindes und Relaktation – Eine ausführliche Anleitung für Adoptivmütter mit Hinweisen für Mütter, die nach einer Stillpause wieder stillen wollen.
Elizabeth Hormann. La Leche Liga Deutschland, München
Informationen für die persönliche Entscheidung und praktische Anleitung

Stillen eines Babys mit Down-Syndrom.
Teresa Board. La Leche Liga Deutschland, München
Anleitung und Hilfe beim Stillen eines Kindes mit Down-Syndrom

Stillen von Frühgeborenen.
Gwen Gotsch. La Leche Liga Deutschland, München
Einfühlsame Begleitung beim Stillen eines Babys, das zu früh geboren wurde

Wir stillen noch – über das Leben mit gestillten Kleinkindern.
Norma Jane Bumgarner. La Leche Liga Deutschland, München
Ein hilfreicher und praktischer Begleiter für Mütter, die ihre Kinder länger stillen

Sachregister

Wichtiger Hinweis

Alle Angaben in diesem Buch wurden sorgfältig erarbeitet und kritisch überprüft. Als Eltern sind Sie aufgerufen, sich bei vorbeugenden Maßnahmen und bei Selbstbehandlungen an die in diesem Buch gegebenen Anleitungen zu halten. Es ist jeweils vermerkt, wenn fachliche Hilfe erforderlich bzw. unumgänglich ist. Beachten Sie die aufgezeigten Grenzen der Selbstbehandlung! Wenn Sie sich bei der Behandlung nicht sicher sind, wenn unvorhersehbare oder unklare Begleitumstände auftreten, sei es bei Ihnen oder Ihrem Kind, oder wenn Symptome von den im Buch beschriebenen abweichen, fragen Sie unbedingt einen Arzt oder eine andere kompetente Fachkraft. Sie sind verpflichtet, in eigener Verantwortung zu entscheiden, ob und inwieweit Sie die im Buch dargestellten Maßnahmen anwenden möchten.
Aus den USA gibt es einen Bericht, dass es bei Kindern unter zwei Jahren, die mit ihren Eltern die Nacht im Bett verbracht haben, zu Todesfällen gekommen ist. Die angegebenen Gründe waren, dass sich das Baby in den Strukturen des Betts verheddert hat oder der Erwachsene das Kind erdrückt hat. Die Todesursachen waren nicht durch Autopsien belegt und über den Einfluss von Alkohol oder Drogen wurde keine Aussage gemacht. Der Bericht weist auf seine beschränkte Aussagekraft aufgrund der verwendeten Datenbasen hin. Sorgen Sie vor, dass derartige Gefahren vermieden werden. Erkundigen Sie sich beim Kinderarzt oder erfahrenen Fachleuten, worauf Sie besonders achten müssen.

Impressum

Zu den Autorinnen
Márta Guóth-Gumberger ist Still- und Laktationsberaterin IBCLC und Diplomingenieurin. Sie ist Adoptivmutter von drei Kindern und verfügt über lange Stillerfahrung.

Elizabeth Hormann ist Still- und Laktationsberaterin IBCLC und Diplompädagogin. Sie ist Mutter von fünf inzwischen erwachsenen Kindern, die alle gestillt wurden.

Illustrationen: Heidemarie Vignati

Fotoproduktion:
Anna Peisl
Styling: Astrid Hartmann

Weitere Fotos:
Baby Walz: Seite 82. Bilderberg: Seite 26 (Nomi Baumgartl), 72 und 156 (Nomi Baumgartl/Alete/BB), 121 (S. Elleringmann). Didymos: Seite 86, 99. GU: Seite 105 (Christian Dahl), 137 (Torsten Hoff), 172 (Ulla Kimmig), 4 u. 32 (Andrea Leiber), 79 und 174 (Anna Peisl), 9 (Sigrid Reinichs), 108 (Tom Roch), 134 (Thomas von Salomon), 52, 106, 123 (alle Studio Schmitz), 8, 102, 155, 161, 163, 164, 165 (alle Sandra Seckinger). Image Bank: Seite 170 (Ross Whitaker). image plus: Seite 125 (Michael Nischke). Initiative Stillfreundliches Krankenhaus/unicef Deutschland: Seite 20. Norbert Schäfer Pictures: Seite 116. Righard, Lennart: Seite 25. Schuster, Cornelia: Seite 167. The Stock Market: Seite 16 (Dann Tardif), 128 (Norbert Schäfer), 143 (Tom Stewart), 150 (Steve Prezant). Tony Stone Images: vordere Umschlagseite, Seite 1 (Chris Thomaidis), Seite 2, 4 o., 6 o., 114, 162 (alle Laurence Monneret), 22 (David Oliver), 23 (Dianne Fiumara), 120 (Camille Tokerud), 146 (Owen Franken).

Wir danken für ihre Mithilfe
Marianne Brosig, Dr. Judit Etspüler, Christa Herzog IBCLC, Dr. Lennart Righard, Dr. Christof Schaefer, Dr. Skadi Springer IBCLC, Kerstin Weiß, Ann-Marie Widström

Redaktion: Monika Rolle
Lektorat: Dorit Zimmermann
Bildredaktion: Christine Majcen-Kohl

Ihr Gräfe und Unzer Verlag
Redaktion Gesundheit
Postfach 86 03 25
81630 München
Fax: 089/41981-113
e-mail: leserservice@graefe-und-unzer.de

Herstellung: Maike Harmeier
Layout: Carsten Tschirner
Umschlaggestaltung: Independent Medien-Design, München
Satz: Johannes Kojer
Lithos: Repro Schmidt, Dornbirn
Druck und Bindung: Druckerei Auer, Donauwörth

ISBN 3-7742-4502-9

Auflage 5. 4. 3. 2.
Jahr: 04 03 02

Die **GU-Homepage** finden Sie im Internet unter **www.gu-online.de**

Umwelthinweis
Dieses Buch wurde auf chlorfrei gebleichtem Papier gedruckt. Um Rohstoffe zu sparen, haben wir auf Folienverpackung verzichtet.